全国高等医学院校配套教材
药学课程学习指导与强化训练
供药学、药剂学、临床药学、药品营销、中药学、制药工程、制剂工程等专业用

药剂学学习指导

主　编　滕　亮
编　者　(按姓氏笔画排序)
马桂芝
木巴拉克·依明江
古丽巴哈尔·卡吾力
李　军

科学出版社
北　京

内 容 简 介

为了帮助学生更好地理解、掌握、运用药剂学相关知识点，我们特参考《药剂学》教材和相关执业药师培训材料编写了本学习指导。本书分学习指导、强化训练、参考答案三部分，每部分均按教材章节顺序编写。其中学习指导采用线图、表格的形式将相关知识点进行串排，使所有知识点成为一个整体，便于学生理解、记忆；强化训练参考常见考试题型要求，将每章节的知识点分别采用A1型选择题、A2型选择题、配伍型选择题、判断题、填空题、简答题、计算题、处方分析等进行考查；在强化训练中引入了部分教材中可以见到的药剂学外语专业词汇，培养学生学习专业外语的兴趣，提高掌握专业词汇的能力。

本书不仅可以作为本专科生学习药剂学的配套教材，也可作为药学专业研究生和执业药师考试复习的参考用书。

图书在版编目(CIP)数据

药剂学学习指导/滕亮主编.—北京:科学出版社,2006
(全国高等医学院校配套教材·药学课程学习指导与强化训练)
ISBN 978-7-03-017909-8

Ⅰ.药… Ⅱ.滕… Ⅲ.药剂学-医学院校-教学参考资料 Ⅳ.R94

中国版本图书馆CIP数据核字(2006)第100886号

责任编辑:方 霞 夏 宇 / 责任校对:李奕萱
责任印制:徐晓晨 / 封面设计:黄 超

科学出版社出版
北京东黄城根北街16号
邮政编码:100717
http://www.sciencep.com
北京凌奇印刷有限责任公司印刷
科学出版社发行 各地新华书店经销
*
2006年8月第 一 版 开本:787×1092 1/16
2020年12月第六次印刷 印张:15 1/4
字数:362 000
定价:55.00元
(如有印装质量问题，我社负责调换)

前　言

药剂学是药学专业主要课程之一，是药学专业的主干课程，药学专业学生的必修课，也是一门综合性很强的应用科学。为积极配合临床治疗和指导制剂生产打下基础，药剂学的主要任务是学习药物剂型设计与制备的基础理论、基本技能和基本知识，以发挥药物的预期疗效，确保治疗达到有效、安全、稳定的目的。

学生学习本课程后应达到下列基本要求：

(1) 掌握各类剂型的特点、质量要求与应用，制剂制备的基本原理和方法，一些典型品种的制备工艺及原理。

(2) 掌握药物剂型设计的基本理论和基础学科知识在药剂学中的实际应用。

(3) 能够根据医疗需求选用适当的药物、赋形剂及附加剂，并将其制成安全、有效、稳定的制剂。

(4) 了解制剂生产中常用设备的基本原理、性能、使用及安全等方面的知识。

(5) 了解本学科的新成就、新技术和新发展。能初步查阅有关的中外文献资料和处方前试验设计方法。

为了达到上述学习目的和学习要求，帮助学生更好地掌握、理解、运用相关知识点，特参考《药剂学》教科书和相关执业药师培训材料编写本学习指导。

本书分学习指导、强化训练、参考答案三部分，每部分均按教材章节顺序编写。其中学习指导采用线图、表格的形式将相关知识点进行串排，使所有知识点成为一个整体，便于学生理解、记忆；强化训练部分参考常见考试题型要求，将每章节的知识点分别采用A1型选择题、A2型选择题、配伍型选择题、判断题、填空题、简答题、计算题、处方分析等进行考查；在强化训练中引入了部分教材中可以见到的药剂学外语专业词汇，培养学生学习专业外语的兴趣，提高掌握专业词汇的能力。

本书不仅可以作为本专科生学习药剂学的配套教材，也可作为药学专业研究生和执业药师考试复习的参考用书。

本书由滕亮负责学习指导部分编写及全书的审核，古丽巴哈尔·卡吾力负责强化训练部分第一至第四章的编写，木巴拉克·依明江负责强化训练部分第五至第八章的编写，李军负责强化训练部分第九至第十五章的编写，马桂芝负责强化训练部分第十六至第十九章的编写。

鉴于编写者的能力和编写时间所限，书中尚有错误未能一一校正，敬请广大读者批评指正并提出宝贵的意见和建议。

编　者

2006年7月

目　录

第三部分 参考答案

第一部分　学习指导

第一章 绪论学习指导

- 药物制剂
  - 处方设计
  - 基本理论
  - 制备工艺
    - 辅料：有利于制剂形态的形成；使制备过程顺利进行；提高药物稳定性；调节有效成分的作用或改善生理要求
  - 质量控制
    - 【药品标准】国家对药品质量、规格和检验方法所作的技术规定
    - 【药典(Pharmacopoeia)】一个国家记载药品规格、标准的法典。由国家组织的药典委员会编写，并由政府颁布施行，具有法律约束力。中华人民共和国药典：1953 版→1963 版→1977 版→1985 版→1990 版→1995 版→2000 版→2005 版；其他国家药典：美国药典(U.S.P.)、英国药典(B.P.)、日本药局方(J.P.)、国际药典(Ph.Int.)
  - 合理应用
    - 【处方】是医疗和生产部门的药剂调制的一项重要书面文件，是医师为某一患者预防或治疗需要而开写给药局的有关制备和发放药剂的书面凭证
    - 【法定处方】药典或部颁标准收载的处方，具法律约束力
    - 【医师处方】专为个别病人用药的书面文件
    - 【处方药(Prescription Drug, Ethical Drug)】是必须凭执业医师或执业助理医师处方才可调配、购买并在医生指导下使用的药品，所以只应针对医师等专业人员作适当的宣传介绍
    - 【非处方药(Nonprescription Drug, Over The Counter, OTC)】是由专家遴选的、不需执业医师或执业助理医师处方并经过长期临床实践被认为患者可以自行判断、购买和使用并能保证安全的药品。管理上的界定，非本质区别
  - 综合性应用技术科学
    - 【任务】基本理论；新剂型；新辅料；新机械、新设备；中药新剂型；生物技术药物制剂；新技术
    - 【分支学科】工业药剂学、物理药学、药用高分子材料学、生物药剂学、药物动力学、临床药学
  - 制剂学、调剂学
    - 【药物剂型】适合于疾病的诊断、治疗或预防的需要而制备的不同给药形式，药物剂型必须与给药途径相适应
    - 【药物制剂】各种剂型中具体药品名称
    - 【药物剂型的重要性】改变药物作用；调节作用速度；降低、消除毒副作用；靶向性；直接影响疗效
    - 【分类】
      - 途径
        - 胃肠道给药：如溶液剂、乳剂、混悬剂、散剂、颗粒剂、胶囊剂、片剂
        - 非胃肠道给药：注射给药、呼吸道给药、皮肤给药、黏膜给药、腔道给药
      - 分散系统：溶液型、胶体溶液型、乳剂型、混悬型、气体分散型、微粒分散型、固体分散型
      - 制法：不能包含全部剂型，不常用，如：浸出制剂、无菌制剂
      - 形态：液体剂型、半固体剂型、固体剂型、气体剂型
    - 【药物的传递系统(DDS)】以适宜的剂型和给药方式，用最小的剂量达到最好的治疗效果

第二章　液体制剂学习指导

类型		r(nm)	特征	类别、性质及质量评价	制法
均相液体制剂	低分子溶液剂	<1	分子或离子分散为澄明液体，稳定	溶液剂	溶解法、稀释法和化学反应
				芳香水剂：矫味、矫臭、分散剂，不稳定，不宜大量配制和久贮	溶解法、稀释法、蒸馏法
				糖浆剂：单糖浆，浓度 85%(g/ml)、64.7(g/g)。制含药糖浆、矫味剂、助悬剂	溶解法、混合法
				醑剂：浓度一般为 5%~10%，乙醇浓度为 60%~90%	溶解法、蒸馏法
				甘油剂：药物溶于甘油，专供外用	溶解法、化学反应法
				涂剂：多为消毒、消炎药的甘油溶液。也用乙醇、植物油等作溶剂	溶解法
				酊剂：毒、剧药品的酊剂 10g/ml；其他酊剂 20g/ml	溶解法、浸渍法、渗漉法
	高分子溶液剂	1~100	高分子，澄明，热力学稳定	①荷电性 ②渗透压 ③黏度与分子量 ④聚结特性：盐析、陈化、絮凝、胶凝	有限溶胀→无限溶胀
非均相液体制剂	溶胶剂	1~100	胶态多相体系，不稳定性	①双电层结构 ②性质：光学、电学、动力学、稳定性（聚结不稳定性、动力不稳定性，保护胶体）	①分散法：机械分散法、胶溶法、超声分散法 ②凝聚法：物理凝聚法、化学凝聚法
	乳剂	1000~100000	液体微粒分散形成多相体系，不稳定性	①组成=水相(W)+油相(O)+乳化剂 ②类型：水包油型(O/W)、油包水型(W/O)、复乳 ③乳化剂：表面活性剂、天然（阿、西、明、杏、黄）、固体微粒、辅助（↑η 及膜的强度） ④乳化剂的选择：乳剂类型；给药途径；乳化剂性能；混合乳化剂的选择 ⑤形成理论：降低表面张力，形成牢固的乳化膜 ⑥乳化剂对乳剂类型的影响：乳剂的类型主要由乳化剂的性质、HLB 值决定，其次是乳化膜的牢固性、相容积比、温度、制备方法 ⑦稳定性：分层、絮凝、转相、合并与破坏、酸败 ⑧质量评定：粒径、分层(3750r/min，≈1 年)、合并速度、稳定常数(离心前后光密度变化的百分率)	①干胶法 ②湿胶法 ③新生皂法 ④两相交替加入法 ⑤机械法 ⑥复乳剂：二步乳化法

续表

类型		r(nm)	特征	类别、性质及质量评价	制法
非均相液体制剂	混悬剂	500~10000	固态微粒分散形成多相体系，聚结、不稳定性	一、概述：毒剧药和剂量小者不宜，多为液体，也有干混悬剂 二、混悬剂的物理稳定性 ①粒子的沉降速度：$V=2r^2(\rho_1-\rho_2)\ g/m$ ②微粒的荷电与水化：双电层结构，水化膜。 ③絮凝与反絮凝：絮凝态的特点（沉降快，沉降面明显，沉降体积大，易分散）。阴离子的絮凝作用大于阳离子 ④晶型增长与转型 ⑤分散相的浓度与温度 三、混悬剂的稳定剂 ①助悬剂：能增加分散介质的黏度以降低微粒的沉降速度或增加微粒亲水性的附加剂。低分子助悬剂+高分子助悬剂（天然、合成或半合成、硅藻土、触变胶） ②润湿剂 ③絮凝剂与反絮凝剂 四、混悬剂的质量评定 ①沉降容积比：$0<F<1$ ②絮凝度（β）：表示絮凝所引起的沉降容积增加的倍数 ③重新分散试验 ④ζ 电位和流变学测定	①分散法：加液研磨（1 份药物加 0.4~0.6 份液体）；疏水性药物可加表面活性剂（润湿剂） ②凝聚法：物理凝聚法（醋酸可的松滴眼剂）、化学凝聚法（透视用硫酸钡）
常用溶剂：极性（水、甘油、DMSO） 半极性（乙醇、1，2-丙二醇、PEG300-600） 非极性（脂肪油、液体石蜡、醋酸乙酯）					
常用的附加剂：增溶剂、助溶剂、潜溶剂、防腐剂（尼泊金类、苯甲酸与苯甲酸钠、山梨酸、苯扎溴铵）、矫味剂（甜味剂、芳香剂、胶浆剂、泡腾剂）、着色剂					

第三章 灭菌制剂与无菌制剂学习指导

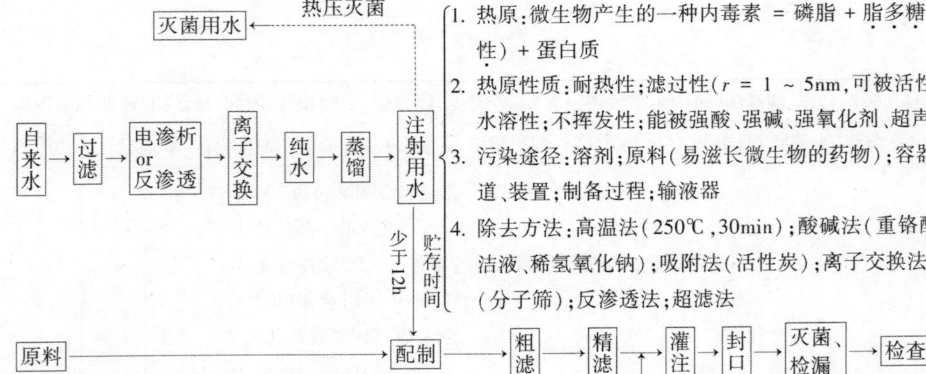

自来水 → 过滤 → 电渗析 or 反渗透 → 离子交换 → 纯水 → 蒸馏 → 注射用水

注射用水 --热压灭菌--> 灭菌用水

注射用水 --贮存时间少于12h--> 配制

注射用水：

1. 热原：微生物产生的一种内毒素 = 磷脂 + 脂多糖（强热原活性）+ 蛋白质
2. 热原性质：耐热性；滤过性（r = 1 ~ 5nm，可被活性炭吸附）；水溶性；不挥发性；能被强酸、强碱、强氧化剂、超声波破坏
3. 污染途径：溶剂；原料（易滋长微生物的药物）；容器、用具、管道、装置；制备过程；输液器
4. 除去方法：高温法（250℃，30min）；酸碱法（重铬酸钾硫酸清洁液、稀氢氧化钠）；吸附法（活性炭）；离子交换法；凝胶滤过法（分子筛）；反渗透法；超滤法

原料 → 配制 → 粗滤 → 精滤 → 灌注 → 封口 → 灭菌、检漏 → 检查 → 印字、包装 → 注射剂

原料：符合标准　注意小试　核对称量

配制：

（1）配制用具的选择与处理：夹层锅、不锈钢缸、搪瓷桶。前、后清洗，抑菌液（75%乙醇等）

（2）配制方法：浓配法、稀配法。

（3）仪器分用；活性炭影响药物的量，酸性中吸附力强而在碱性中"胶溶"或脱吸附，酸化、活化

（4）注射用油 150~160℃　1~2h 灭菌　麻油、茶油常用，酸值、碘值、皂化值

（5）等渗与等张调节

① 冰点降低数据法 $W=\frac{0.52-a\times c}{100\times b}\times V$

② 氯化钠等渗当量（与 1g 药物成等渗当量的氯化钠的量，X）法：$W_{NaCl}=\frac{0.9-C\times X}{100}\times V$

滤过：

Poiseuile 公式：$V=P\pi r^4t/8\eta l$

助滤剂

过滤装置：

1）砂滤棒

2）垂熔玻璃

3）微孔滤膜

灌注、封口：

1）注入量稍大于标示量

2）拉封、顶封

3）机械、手工灌封

4）通氮气、二氧化碳（碱性药、钙剂不可）

5）可能的问题：剂量不准、封口不严、大头、焦头、瘪头、爆头

检查：

澄明度

热原（家兔、鲎）

无菌

降压物质

注射剂：

1. 分类：溶液型、无菌粉末、混悬型、乳剂型
   其中无菌粉末适合遇水不稳定者、生物制剂。分为注射用冷冻干燥制品（冷冻干燥法）、注射用无菌分装产品（灭菌溶剂结晶法、喷雾干燥法）
   1）冷冻干燥制品：测定低共熔点 → 预冻（速冻法、慢冻法）→ 升华干燥（一次升华法、反复预冻升华法）→ 再干燥
   异常现象：含水量偏高、喷瓶、外形不饱满或萎缩成团粒
   2）注射用无菌分装产品
   A. 无菌粉末物理化性质（热稳定、CRH、晶形、松密度）→ 生产工艺（原材料准备 → 分装 → 灭菌、异物检查 → 印字包装）
   B. 存在问题：装量差异、澄明度、无菌度、吸潮变质
2. 给药途径：静脉、脊椎腔、肌内（< 5ml）、皮下注射（1 ~ 2ml）、皮内（0.2ml）
3. 特点：药效迅速、作用可靠；适于不宜口服的药物；适于不能口服的病人；可产生局部作用；使用不便且注射疼痛；制造过程复杂
4. 质量要求：无菌；无热原；澄明度；安全性；渗透压；pH 4 ~ 9；稳定性；降压物质

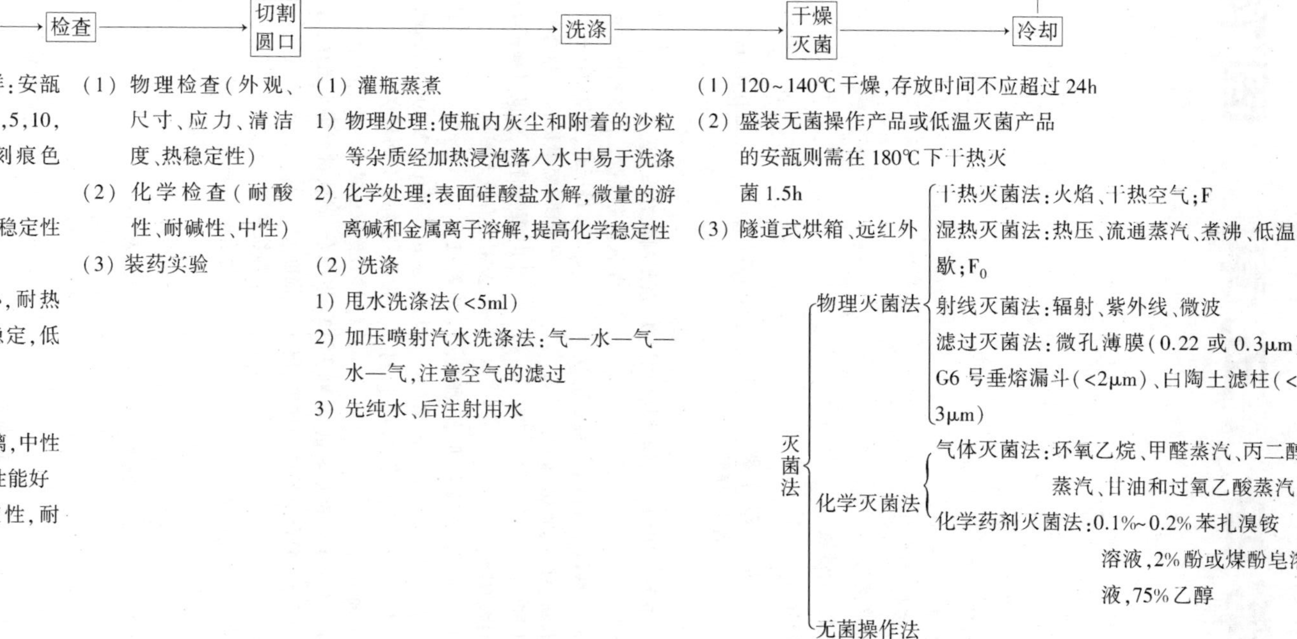

安瓿 → 检查 → 切割圆口 → 洗涤 → 干燥灭菌 → 冷却

安瓿

（1）注射剂容器的种类和式样：安瓿（有颈安瓿、粉末安瓿，1，2，5，10，20ml）、一次性注射器。刻痕色点曲颈易折安瓿

（2）安瓿的质量要求与注射剂稳定性的关系

安瓿的质量要求：膨胀小，耐热好，无色透明耐冲击；高稳定，低熔点，气、点、砂粒不能有

（3）玻璃种类

中性玻璃：低硼硅酸盐玻璃，中性或弱酸性含钡玻璃：耐碱性能好

含锆玻璃：高的化学稳定性，耐酸、耐碱性好

检查

（1）物理检查（外观、尺寸、应力、清洁度、热稳定性）

（2）化学检查（耐酸性、耐碱性、中性）

（3）装药实验

洗涤

（1）灌瓶蒸煮

1）物理处理：使瓶内灰尘和附着的沙粒等杂质经加热浸泡落入水中易于洗涤

2）化学处理：表面硅酸盐水解，微量的游离碱和金属离子溶解，提高化学稳定性

（2）洗涤

1）甩水洗涤法（<5ml）

2）加压喷射汽水洗涤法：气—水—气—水—气，注意空气的滤过

3）先纯水、后注射用水

干燥灭菌

（1）120～140℃干燥，存放时间不应超过24h

（2）盛装无菌操作产品或低温灭菌产品的安瓿则需在180℃下干热灭菌1.5h

（3）隧道式烘箱、远红外

灭菌法

- 物理灭菌法
  - 干热灭菌法：火焰、干热空气；F
  - 湿热灭菌法：热压、流通蒸汽、煮沸、低温间歇；F_0
  - 射线灭菌法：辐射、紫外线、微波
  - 滤过灭菌法：微孔薄膜（0.22 或 0.3μm）、G6 号垂熔漏斗（<2μm）、白陶土滤柱（<1.3μm）
- 化学灭菌法
  - 气体灭菌法：环氧乙烷、甲醛蒸汽、丙二醇蒸汽、甘油和过氧乙酸蒸汽
  - 化学药剂灭菌法：0.1%～0.2%苯扎溴铵溶液，2%酚或煤酚皂溶液，75%乙醇
- 无菌操作法

第四、五章　固体

主药　辅料

- 填充、崩解、黏、润、滑，片剂辅料要分清
- 糊精、钙盐、预胶化，淀、乳、糖、甘有微晶
- 吸收钙、镁、淀粉、铝，润湿水醇比不同
- 黏合常用糖、粉液，羟、聚、胶、纤带糊精
- 表活、淀粉、低取代，羧、酮交联产泡腾
- 二醇、烷基润滑水，酸、镁、钙、粉、油带氢
- 助流微粉、滑石粉，常用辅料记分明

粉碎、过筛 → 混和 →（润湿剂、黏合剂、崩解）→ 制软材 → 湿颗粒 →

粉碎、过筛

1. 粉碎：借助机械力将大块固体物料破碎成适宜程度的碎块或细粉的操作过程
(1) 粉碎度；粉碎的目的
(2) 粉碎机理：机械力>内聚力
(3) 粉碎机
1) 研钵
2) 球磨机：适合毒、剧、贵重物料及吸湿性、刺激性强的药物及无菌粉碎，密闭粉碎，效率低
3) 冲击粉碎机（万能粉碎机）
4) 流能磨：适用于抗生素、酶、低熔点及其他对热敏感的药物粉碎及无菌粉碎
2. 筛分（分级）：将不同粒度的混合物料按粒度大小进行分离的操作
(1) 制备方法：冲眼筛（模压筛）、编制筛
(2) 筛的规格：药典标准（一号筛至九号筛，孔径↓）；工业标准［"目"1英寸(25.4mm)长度上的筛孔数目］
(3) 筛分效率的影响因素：粒度、粒子的形态、密度小、带电性、含湿量

混和

1. 混合：把两种以上组分的物质均匀混合的操作
2. 混合度：标准偏差 σ 或 σ^2、混合度 M
3. 混合机制：对流、剪切、扩散，于同一过程不同时间段
4. 混合的影响因素
(1) 物料的粉体性质：粒度、形态、密度、含水量、流动性、黏附性、凝聚性等
(2) 设备类型：混合机的形状、尺寸、材质、表面情况
(3) 操作条件：物料的充填量、装料方式、混合比、混合机的转动速度、混合时间
5. 混合的原则及注意事项
组分的比例（稀释散、贮备散）、组分的堆密度、混合器械的吸附性、含液体或结晶水的药物、粉末的带电性、低共熔
6. 混合方式及设备
(1) 混合方式：搅拌、研磨、过筛
(2) 混合设备
1) 容器旋转型混合机：水平圆筒型、V型、双锥型
2) 容器固定型混合机：搅拌型、锥型垂直螺旋

制软材

1. 挤压制粒方法与设备
(1) 制软材是关键。设备有螺旋挤压式、旋转挤压式、摇摆挤压式
轻握成团、轻触即散。黏合剂的用量、混合时间、强度对颗粒硬度及密度有较大影响
(2) 特点
1) 粒度由筛网孔径大小调节，为圆柱形颗粒，粒度分布较窄
2) 颗粒松软由黏合剂的量决定
3) 有混合、制软材等多个工序，劳动强度大
4) 小颗粒费筛
2. 转动制粒：母核形成阶段（起模）→母核长大阶段（泛制）→压实阶段
3. 高速搅拌制粒
4. 流化床制粒
5. 复合型制粒
6. 喷雾制粒
7. 液相中晶析制粒法（球形晶析制粒法）

分剂量：目测法、重量法（准确、效率低）、容量法（准确性差、效率高）
↓
散剂：一般散六号筛、外用散七号筛、眼用散九号筛

片剂制备

- 制粒压片：湿法制粒；干法制粒
- 直接压片：直接粉末（结晶）压片；半干式颗粒（空白颗粒）压片

制剂学习指导

1. 空胶囊的制备
(1) 空胶囊的组成 = 明胶 + 附加剂(增塑剂、琼脂、遮蔽剂、防腐剂、矫味剂)
(2) 栓模法工艺:溶胶 → 蘸胶 → 干燥 → 拔壳 → 切割 → 整理
(3) 空胶囊的规格:000,00,0,1,2,3,4,5
2. 填充和封口:手工填充、机械填充;封口:涂胶法、锁口
3. 软胶囊剂的制备
(1) 影响软胶囊成形的因素:囊壁组成、药物性质与液体介质、混悬液
(2) 软胶囊的制备方法:滴制法、压制法

胶囊剂

颗粒剂

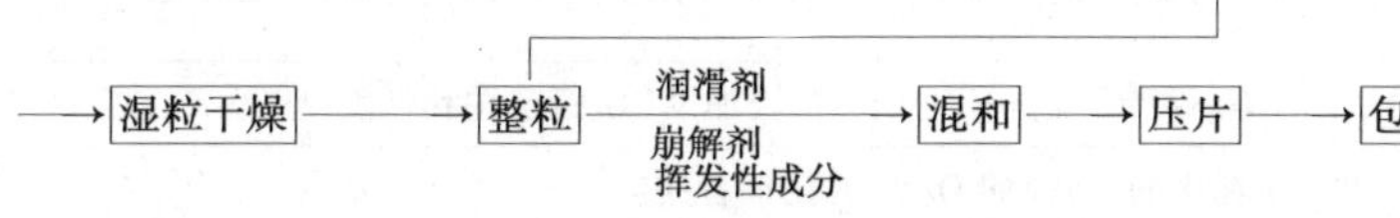

包装
多剂量:玻璃瓶、塑料瓶
单剂量:泡罩式、窄条式

1. 糖衣工艺:隔离 → 粉衣 → 糖衣 → 有色糖衣 → 打光
2. 薄膜衣材料
(1) 包衣材料
胃溶型:HPMC、HPC、Ⅵ号(Eudragit E)、PVP、MC、羟乙基纤维素
缓释性包衣材料:甲基丙烯酸酯共聚物、EC
肠溶性包衣材料:CAP、PVAP、甲基丙烯酸共聚物、CAT、HPMCP、EuS 100、EuL 100
(2) 增塑剂:增加柔顺性
用于纤维素类膜的增塑剂:甘油、丙二醇、PEG
用于脂肪族非极性聚合物的增塑剂:精制椰子油、蓖麻油、玉米油、液体石蜡、甘油单醋酸酯、甘油三醋酸酯、二丁基癸二酸酯、邻苯二甲酸二乙酯、邻苯二甲酸二丁酯

1. 干燥原理
传热(温差)与传质(分压差)同步;必要条件:物料表面水蒸气分压>干燥介质中水蒸气分压
2. 湿空气的性质:湿度(H)与相对湿度(RH)
3. 物料中水分的性质:平衡水分与自由水分(与物料的种类、空气的状态有关);结合水分与非结合水分(与物料性质有关)
4. 干燥速度(U):在单位时间、单位干燥面积上被干物料所能汽化的水分量, $kg/(m^2 \cdot s)$
5. 干燥方法与设备
(1) 干燥方法
操作方式分:常压式、真空式。
加热方式分:传导、对流、辐射、介电
(2) 干燥设备
1) 厢式干燥器:量少间歇干燥
2) 流化床干燥器:热敏性物质,但不适用于含水量高、易黏结成团的物料,要求粒度适宜
3) 喷雾干燥器
4) 红外干燥器:受热均匀、干燥快、质量好,电能消耗大
5) 微波干燥器:含水物料的干燥特别有利

(一) 片重计算
主药含量;颗粒重量
(二) 压片机:单冲、旋转;圆形、异形;一次压制、二次压制;双层压片机、片芯压片机
1. 单冲压片机:饲粉器、上下冲、模圈、出片调节器、片重调节器、压力调节器
2. 旋转式压片机:16、19、27、33、55、75 冲
(三) 压缩成形性的评价方法
1. 硬度与抗张强度 T_s
2. 脆碎度:<0.8%
3. 弹性复原率(E_R)
(四) 片剂成形的影响因素
可压性、熔点、结晶态与结晶水、黏合剂、润滑剂、水分、压力
(五) 制备中可能发生的问题及解决方法
1. 裂片:弹性复原及压力不匀,黏合剂,细粉
2. 松片:硬度不够,粉性,压力小
3. 黏冲:含水量,润滑剂,冲头,湿度
4. 片重差异超限:流动性、大小不匀、细粉多、斗内颗粒时多时少、冲头与膜孔吻合性不好
5. 崩解迟缓:压缩力、可溶性成分与润滑剂、物料的压缩成形与黏合剂、崩解剂
6. 溶出超限
7. 含量不均匀:混合不均匀、可溶性

第六章　半固体

类型			基质
软膏剂	油脂性	烃类	凡士林：黄、白，吸水性差
			石蜡、液体石蜡：调节稠度
		类脂类	羊毛脂：吸水性强，黏度大
			蜂蜡、鲸蜡：调节稠度或增加稳定性
			二甲基硅油：润滑剂，不可用作眼膏基质
	乳剂性	皂类	一价皂：O/W 型乳化剂
			多价皂：W/O 型乳化剂
		脂肪醇硫酸(酯)钠类	十二醇硫酸酯钠，阴离子型乳化剂。常与其他 W/O 乳化剂合用调整适当的 HLB 值
		高级脂肪醇及多元醇类	十六醇(鲸蜡醇)，十八醇(硬脂醇)：一定吸水力，增加 W/O 稳定性和稠度
			硬脂酸甘油酯：弱 W/O 乳化剂，与强的 O/W 乳化剂合用
			Span 与 Tweens 类：与碱类、重金属盐、酚类、鞣质均有配伍变化，Tweens 能抑制一些消毒剂、防腐剂的效能
		聚氧乙烯醚的衍生物类	平平加 O：O/W 型非离子，加用辅助乳化基才能制成乳剂型基质
			乳化剂 OP：O/W 型非离子，不宜与酚羟基类化合物配伍
	水溶性		CMC-Na；PEG 类固体、液体合用。易溶于水，吸水性强，对皮肤有刺激，不宜用于遇水不稳定的药物，与季铵盐类、山梨糖醇类、羟苯酯类有配伍变化
眼膏剂			常用混合油性基质【8 份凡士林、1 份液体石蜡、1 份羊毛脂(有表面活性作用、强吸水性、黏附性)】，150℃干热灭菌 1～2h。剂量较小且不稳定的抗生素等药物更合适
凝胶剂			水性凝胶基质：西黄蓍胶、明胶、淀粉、纤维素衍生物、聚羧乙烯、海藻酸钠+水、甘油、丙二醇；卡波普、纤维素衍生物
栓剂	油脂性基质		可可豆脂：慢升温，免转型；加入蜂蜡、鲸蜡可提高其熔点
		半(全)合成脂肪酸甘油酯	半合成椰油酯：吸水能力强、刺激性小
			半合成山苍子油酯：理化性质与可可豆脂相似
			半合成棕榈油酯：刺激性小、抗热能力强、化学性质稳定
			硬酯酸丙二醇酯：与热水可膨胀、无明显刺激性
	水溶性和亲水性基质		甘油明胶：水、明胶、甘油(10∶20∶70)，软化并缓慢地溶，药效缓慢，甘油具有保湿作用
			PEG200、400、600、1000、1540、4000、6000：混合使用，吸湿性较强，对黏膜有一定刺激性，加水可减轻
			聚氧乙烯(40)单硬酯酸脂类：商品代号为“S-40”
			泊洛沙姆：随聚合度增大，物态从液体、半固体至蜡状固体，易溶于水

制剂学习指导

制　备	质量检查	其　他
1. 研磨法：基质为油脂性半固体，药物不溶于基质。软膏板、乳钵 2. 熔融法：油脂性基质大量制备时，若不够细腻需进一步研磨。三滚筒软膏机 3. 乳化法	1. 主药的含量测定 2. 物理性质的检测：熔程；稠度(插入度100~300) 3. 刺激性：皮肤、黏膜试验 4. 稳定性：加速试验、耐热、耐寒试验 5. 药物释放、穿透与吸收的测定方法 A. 体外实验法：离体皮肤法；半透膜扩散法；凝胶扩散法；微生物法 B. 体内实验法	注意处方分析
净化条件下进行严格灭菌	装量；金属性异物；颗粒细度；微生物限度	
水(不)溶性药物+少量水、甘油，溶解→加入其他成分		
(1) 冷压法：搓捏、模型冷压 (2) 热熔法：基质加热熔化、加入药物、倾入涂有润滑剂的模型中、冷却、成栓。 1) 脂肪性基质的栓剂常用软肥皂、甘油、95%乙醇的混合物(1∶1∶5)为润滑剂；水溶性基质则用油性液体润滑剂(液体石蜡、植物油) 2) 药物的重量与同体积基质的重量的比值称为该药物对基质的置换价。 $DV=\frac{W}{G-(M-W)}$ $x=(G-\frac{y}{DV})\cdot n$	1. 重量差异：取10粒，超出规定限度的粒数不得多于一粒，并不得超出限度的一倍 2. 融变时限：油脂性基质的栓剂为30min，水溶性基质的栓剂为60min 3. 溶出速度试验与体内吸收试验 4. 稳定性和刺激性试验	1. 全身作用的栓剂：选择与药物溶解性质相反的基质。吸收途径： (1) 直肠上静脉→肝脏→大循环 (2) 直肠下静脉、肛门静脉→髂静脉→下腔大静脉→大循环；塞入肛门2cm处，避免首过效应 (3) 脂溶性非解离药物最易吸收 2. 局部作用的栓剂：释药慢的基质(水溶性基质)，减少吸收。液化时间不宜过长(<4h)

第七章 气雾剂学习指导

<table>
<tr><th>类 型</th><th colspan="2">分 类</th><th>吸 收</th><th>抛射剂(动力+溶剂)</th><th>制备工艺</th><th>质量评价</th></tr>
<tr><td rowspan="6">气雾剂</td><td rowspan="3">分散系统</td><td>溶液型:药物可溶于抛射剂及潜溶剂(乙醇或丙二醇),抛射剂约占20%~65%</td><td rowspan="6">1. 吸收速度很快
2. 影响药物吸收的因素:呼吸的气流、微粒的大小、药物的性质(分子量及脂溶性、吸湿性)</td><td rowspan="2">氟氯烷烃类(氟里昂):沸点低、易控制、稳定(在碱性或有金属存在时不稳定)、不易燃烧、毒性较小,脂溶性药物的溶剂。常用的有 F_{11}、F_{12}、F_{114}</td><td rowspan="6">阀门系统的处理与装配→药物的配置与分装→填充抛射剂(压灌法、冷灌法)</td><td rowspan="6">1) 安全、漏气检查
2) 装量与异物检查
3) 喷射试验和喷出总量检查
4) 喷射总次数与喷射剂量检查
5) 喷雾的药物粒度和雾滴大小检查
6) 有效部位的药物沉积量
7) 微生物限度检查
8) 无菌检查</td></tr>
<tr><td>混悬型:含水量(0.03%以下)、粒度极小(粒子5μm以下,不超过10μm);溶解度小、防止长晶;减少相间密度差;需加入表面活性剂作为润湿剂、分散剂和助悬剂</td></tr>
<tr><td>乳剂型:抛射剂为内相,药液为外相,乳化剂为中间相。常加入甘油做稳定剂</td><td rowspan="2">碳氢化合物:丙烷、正丁烷、异丁烷。易燃、易爆,不宜单独使用,常与氟里昂类合用</td></tr>
<tr><td>医疗用途</td><td>吸入用气雾剂、皮肤与黏膜用气雾剂以及空间消毒与杀虫用气雾剂</td></tr>
<tr><td rowspan="2">相组成</td><td>二相气雾剂:气相和液相,多有潜溶剂如乙醇、PEG、丙二醇</td><td rowspan="2">压缩气体类:二氧化碳、氮气、一氧化氮。液化后沸点较低,对容器要求较高。常用于喷雾剂</td></tr>
<tr><td>三相气雾剂:气相、液相和固相(液相)</td></tr>
<tr><td>喷雾剂</td><td colspan="6">指不含抛射剂,借助于手动泵的压力将药液喷成雾状的制剂</td></tr>
<tr><td>吸入粉雾剂</td><td colspan="6">微粉化药物与载体(或无)以胶囊、泡囊、多剂量储库形式,采用特制的干粉吸入装置,由患者主动吸入雾化药物的制剂</td></tr>
</table>

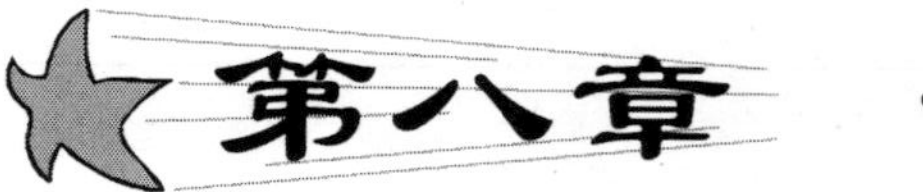

第八章 浸出制剂学习指导

药材品质检查 → 粉碎 → 浸润、渗透 → 解吸、溶解 → 扩散 → 置换浸出 → 蒸发

药材品质检查
1. 来源与品种的鉴定
2. 有效成分或总浸出物测定
3. 含水量测定：9%~10%

粉碎
1. 极性的晶形物质
2. 非极性的晶体物质：加入少量液体
3. 非晶形药物：降低温度
4. 单独粉碎（毒、剧、贵）和混合粉碎（性质相似）
5. 串研法与串油法

浸润、渗透
1. 影响因素：浸出溶剂、药材性质（比表面积，药材内毛细孔状况，大小，分布）及两者间界面情况、浸取温度、压力。
2. 降低界面张力、提高润湿性，可加入表面活性剂，也可先脱脂、脱水再浸润

解吸、溶解
乙醇有解吸作用，碱、甘油、表面活性剂有助于解吸

扩散

$$\frac{dM}{dt}=-DF\frac{dc}{dx}$$

$$D=\frac{RT}{N}\cdot\frac{1}{6\pi r\eta}$$

置换浸出
用新鲜溶剂或低浓度浸出液随时置换药材周围的浸出液以保持溶质的最大浓度梯度

蒸发
影响蒸发的因素
1. 传热温差：加热蒸汽与溶液的沸点之差
2. 药液的蒸发面积
3. 传热系数：增大传热系数的途径：排除受热蒸汽侧不凝性气体排除溶液侧污垢层；加强溶液层循环或搅拌
4. 蒸汽浓度：蒸汽浓度大，蒸发速度慢
5. 液体表面压力：压力大，蒸发慢

影响浸出的因素
1. 浸出溶剂　水、乙醇（>90%，浸出挥发油、有机酸、内酯、树脂等；50%~70%，浸出生物碱、苷类；>40%，可延缓某些酯类、苷类的水解；20%，具有防腐作用）、浸出辅助剂（酸、碱、表面活性剂、脱脂剂）
2. 药材的粉碎粒度　适度粉碎，浸出快。若过细，则由浸出→洗涤，操作困难
3. 浸出温度　在溶剂沸点温度下，$T\uparrow$，可溶性成分溶解度↑，同时 $D\uparrow$，dM/dT　$D\uparrow$；可破坏酶、细胞蛋白，增加浸出制剂的稳定性；沸腾状态固、液两相相对运动速度加快，有利于浸出
4. 浓度差　不断搅拌、更换新鲜溶剂、流动溶剂
5. 操作压力　加大压力对组织坚实、容易润湿药材的浸润过程影响大
6. 药材与溶剂的相对运动　使边界层变薄、更新加快
7. 新技术的应用 超声浸出、流化浸出、电磁场浸出、脉冲浸出

浸出方法
1. 煎煮法：适用于有效成分能溶于水，且对热、湿稳定的药材
2. 浸渍法：适宜黏性的药材、无组织结构的药材、新鲜及易于膨胀的药材，不适合贵重药材及有效成分含量低的药材
3. 渗漉法：适合制备高浓度浸出制剂及充分提取。不适合新鲜、易膨胀及无组织结构的药材
4. 大孔树脂吸附分离技术：降低剂量与吸潮性，除去重金属，安全性好，可再生，寿命长
5. 超临界萃取技术

浸出制剂

分类
1. 水浸出剂型：如汤剂、中药合剂等
2. 含醇浸出剂型：酊剂、酒剂浸膏剂等
3. 含糖浸出剂型：水浸出剂型经浓缩等处理，加入适量蔗糖或其他赋形剂制成，如内服膏剂（膏滋），颗粒剂
4. 精制浸出剂型：口服液、注射剂、片剂、气雾剂等

常用浸出制剂
- 汤剂与中药合剂：煎煮法，注意煎药顺序、器皿酒剂：冷浸法和热浸法
- 酊剂：毒剧药 100ml = 药材 10g，一般 20g
- 流浸膏剂：渗漉法，每 ml 与原药材 1g 相当
- 渗漉法：每 g 相当于 2 ~ 5g 原药材
- 浸膏剂
- 颗粒剂：可溶性和混悬性制剂

浸出制剂的质量
- 严格控制药材质量
- 严格控制提取过程
- 严格控制浸出制剂的理化指标：鉴别、含量

中药成方制剂
1. 中药注射剂：药材预处理 → 浸出、纯化 → 配液与滤过
2. 中药眼用制剂
3. 中药软膏剂
4. 中药片剂：中药材处理 → 提取 → 制粒、压片
5. 中药胶囊剂
6. 中药栓剂：肛门栓、阴道栓
7. 中药膜剂和中药涂膜剂
8. 中药橡胶硬膏剂
9. 中药巴布剂
10. 中药气雾剂

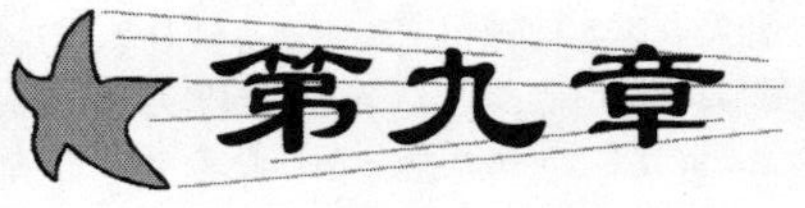

第九章　药物溶液形成理论学习指导

性　质	定　义	测定方法	影响因素	其　他
溶解度	在一定温度（气体在一定压力）下，在一定量溶剂中溶解药物的最大量。药典分为极易溶解、易溶、溶解、略溶、微溶、极微溶解、几乎不溶、不溶	药物的特性溶解度：药物不含任何杂质，在溶剂中不发生解离、缔合，也不发生相互作用时所形成的饱和溶液的浓度。口服药物的特性溶解度小于 1mg/ml 可能出现吸收问题。根据相溶原理图测定 药物平衡溶解度 S S_0 解离、增溶 同离子效应 药物:溶剂	1. 药物分子结构：极性、氢键；方法：可溶性盐、引入亲水基团 2. 溶剂化作用与水合作用：阳离子作用强，离子大小、表面积有影响 3. 多晶型：溶解度、溶解速度按水合物<无水物<有机化物 4. 粒子大小：微粉状态（$0.1<r<100$nm），$r\downarrow$，$X\uparrow$ 5. 温度：ΔH_f 为正，$T\uparrow$，$X\uparrow$；ΔH_f 为负，$T\uparrow$，$X\downarrow$ 6. 混合溶剂：潜溶（乙醇、甘油、丙二醇、聚乙二醇） 7. 添加物 1）助溶剂：形成络合物（碘化钾+碘）、复合物（咖啡因+苯甲酸钠；茶碱+乙二胺） 2）增溶剂：影响增容量的因素有增溶剂的种类、药物的性质、加入顺序、增溶剂的用量	
药物溶出速度	单位时间药物溶解进入溶液主体的量	Noyes-Whitney 方程： $\frac{dC}{dt}=\frac{DS}{V\sigma}(C_s-C_t)$， 当 $Cs \gg Ct$（漏槽状态）时，$\frac{dC}{dt}=KSC_s$ 特性溶出速度常数 k：单位时间、单位面积药物溶解进入溶液主体的量，mg/（min · cm^2）	1. 固体的比表面积：粒度、孔隙率；加入润湿剂改善分散度 2. 温度：影响 Cs、扩散黏度 3. 溶出介质的体积 4. 扩散系数：在一定温度下，D 与溶出介质的黏度、药物的分子大小有关 5. 扩散层的厚度：与搅拌程度有关	

续表

性　质	定　义	测定方法	影响因素	其　他
渗透压	毫渗摩尔浓度(mOsm/L) = $\frac{溶质的质量(g/L)}{分子量}n\times1000$ 渗透压的大小由溶液中溶质的质点数目所决定	冰点降低法:$\Delta T=Km$ 渗透压比 $=O_T/O_S$		正常人体液渗透压为280~310mmol/L(749.6kPa),认为输液渗透压为298mmol/L即认为与血浆等渗
溶液的pH		pH计		考虑药物的刺激性、稳定性、溶解性。注射剂4~9;滴眼剂6~8
药物的*pKa*值	表示药物酸碱性的重要指标,实际上是指碱的共轭酸的*pKa*值	电导法、电位法、分光光度法、溶解度法		
表面张力	一种液体收缩性表面力,借以使其倾向于呈球形及显出最小可能的表面积	最大气泡法、吊片法、滴重法		直接影响药物溶液的表面吸附及黏膜上的吸附
介电常数 ε	相反电荷在溶液中被分开的能力,反应溶剂分子的极性大小			
溶解度参数 δ	同种分子间的内聚力,两种组分的 δ 越接近,越能互溶			

第十章　表面活性剂

<table>
<tr><th>定义、结构</th><th colspan="4">分　类</th><th>基本性质</th></tr>
<tr><td rowspan="14">1. 具有很强表面活性、能使液体的表面张力显著下降的物质
2. 非极性烃链(8个碳原子以上)+几个极性基团(解离的离子基团或非解离的亲水基团)</td><td rowspan="7">离子表面活性剂</td><td rowspan="3">阴离子表面活性剂</td><td>肥皂类</td><td>良好的乳化性与分散油的能力，多用于外用制剂</td><td rowspan="14">1. 胶束：表面活性剂分子缔合形成胶束的最低浓度为临界胶束浓度
2. 亲水亲油平衡值(HLB)：表面活性剂分子中亲水和亲油基团对油或水的综合亲和力。HLB的加和(权重法)
3. 增溶作用
1) 胶束增溶：当表面活性剂用量固定时，增溶达到的饱和浓度为最大增溶浓度
2) 温度对增溶的影响：①影响胶束的形成；②影响增溶质的溶解；③影响表面活性剂的溶解度；离子表面活性剂(Krafft点)，大多数聚氧乙烯型的非离子表面活性剂(昙点)
4.表面活性剂的复配
1) 与可(不)溶性中性无机盐的配伍
2) 有机添加剂
3) 水溶性高分子
4) 表面活性剂的混合体系</td></tr>
<tr><td>硫酸化物</td><td>1. 洗涤皮肤，增溶挥发油、水不溶性的杀菌剂
2. 外用软膏的乳化剂，固体制剂的润湿剂与增溶剂</td></tr>
<tr><td>磺酸化物</td><td>十二烷基苯磺酸钠为洗涤剂；胆酸盐类常用作胃肠道脂肪乳的乳化剂和单甘酯的增溶剂</td></tr>
<tr><td>阳离子</td><td colspan="2">又称阳性皂、季铵化合物，五价氮原子，如苯扎氯铵(洁尔灭)、苯扎溴铵(新洁尔灭)，杀菌剂</td></tr>
<tr><td rowspan="3">两性离子</td><td>卵磷脂(天然)</td><td>用于制备注射用乳剂、脂质微粒</td></tr>
<tr><td>氨基酸型(合成)</td><td>Tego 杀菌力强、毒性小</td></tr>
<tr><td>甜菜碱型(合成)</td><td>咪唑啉型，阳离子部分为咪唑啉环，毒性、刺激性极低</td></tr>
<tr><td rowspan="7">非离子表面活性剂</td><td colspan="2">脂肪酸甘油脂</td><td>W/O 辅助乳化剂</td></tr>
<tr><td colspan="2">蔗糖脂肪酸酯</td><td>O/W 乳化剂、分散剂，高脂肪酸时可为阻滞剂</td></tr>
<tr><td colspan="2">脂肪酸山梨坦(spans)</td><td>W/O 乳化剂，spans 20 或 40+Tween O/W
Spans 60 或 65+Tween W/O</td></tr>
<tr><td colspan="2">聚山梨酯(tweens)</td><td>增溶剂、乳化剂、分散剂、润湿剂</td></tr>
<tr><td colspan="2">聚氧乙烯脂肪酸酯(卖泽)</td><td>O/W 乳化剂</td></tr>
<tr><td colspan="2">聚氧乙烯脂肪醇醚(苄泽)</td><td>增溶剂、O/W 乳化剂</td></tr>
<tr><td colspan="2">聚氧乙烯-聚氧丙烯共聚物(泊洛沙姆)</td><td>泊洛沙姆 188，静脉乳乳化剂</td></tr>
</table>

性剂学习指导

应　用	生物学性质	HLB 值与应用	
		HLB	作用
1. 增溶：解离药物、多组分增溶、抑菌剂的增溶、化学稳定性 2. 乳化、润湿、助悬 3. 起泡、消泡 4. 去污 5. 消毒剂与杀菌	1. 对药物吸收的影响 2. 与蛋白质的相互作用 3. 毒性：阳离子>阴离子>非离子；阳离子>两性离子；静脉>口服；阴阳离子表活均有较强溶血作用；非离子溶血作用较弱 4. 刺激性：长期或高浓度应用可能出现皮肤或黏膜损害	0.8~3	消泡
		3~6	W/O 乳化剂
		7~9	润湿剂、铺展剂
		8~18	O/W 化剂
		13~16	去污剂
		15~19	增溶剂

第十一章　微粒分散

项目	主要性质与特点
微粒大小	1. 微粒大小完全均一的体系称为单分散体系；不均一者称为多分散体系 2. 表示方法：几何学粒径、比表面粒径、有效粒径 3. 测定方法：电子显微镜法、激光散射法
微粒大小与体内分布	50nm　100nm　3μm　7μm　12μm　50μm 骨髓→50nm；100nm～3μm：肝、脾巨噬细胞；7μm～12μm：肺；50μm←据注射部位，可被截留于肠、肝、肾
动力学性质	$r\geqslant10^{-5}$m，撞击可被抵消，无布朗运动 $r\leqslant10^{-7}$m，撞击不能被抵消，有布朗运动
光学性质	光的吸收：化学组成与结构 光的散射：粒径合适，丁铎尔现象 光的反射：粗分散体系，反射为主，散射不易观察 低分子溶液：透射为主
电学性质：电离、吸附、摩擦带电	电泳：$v=\dfrac{\sigma E}{6\pi\eta}$ 微粒的双电层结构：动电位 $\xi=\dfrac{\sigma\varepsilon}{r}$ 微粒越小，动电位越高

体系理论学习指导

物理稳定性		稳定性理论			
			DLVO 理论	空间稳定理论	空缺稳定理论
热力学稳定性	1. 表面积增加，表面自由能增加，有聚集趋势 2. 表面张力降低可明显降低体系的自由能。表面活性剂是最常用的方法。此外有机械膜、增加黏度的方法 3. 微粒粒径的变化导致溶解度和晶型的改变	稳定剂	电解质	高分子化合物	高分子化合物
		吸附	正	负	负
动力学稳定性	$V=\frac{2r^2(\rho_1-\rho_2)g}{9\eta}$	热力学稳定性质	热力学稳定	热力学稳定	热力学亚稳定
絮凝与反絮凝	1. 絮凝：加入电解质，中和微粒表面电荷，降低双电层厚度，降低荷电量，斥力下降，呈现纤维状疏松结构 离子强度、离子价数、离子半径影响微粒的带电量及双电层厚度。高分子物质有影响 2. 反絮凝：若加入某种电解质使微粒表面的动电位升高，排斥力增加，阻碍碰撞聚集 同一电解质的用量不同，作用不同	微粒间的相互作用	长程范德华引力与扩散双电层间的静电斥力	静电排斥能、吸引能、空间稳定效应产生的排斥能之和	空缺层重叠产生的渗透吸附能及 ΔG 增大的斥力势能

第十二章 药物制

理论		
化学动力学基础	级数	速度方程
	0	$-dC/dt=K$
		$C=-Kt+C_0$
	1	$-dC/dt=KC$
		$\mathrm{Ln}C=-Kt+\ln Co$
	2	$-dC/dt=KC^2$
		$1/C=Kt+1/C_0$
固体药物制剂稳定性	特点	1. 系统不均匀性；多相系统 2. 药物晶型 3. 固体药物之间的相互作用 4. 固体药物分解中的平衡现象
	降解动力学	成核作用理论
		液层理论
		局部化学反应原理

制剂中药物化学降解的途径				
水解	酯类：盐酸普鲁卡因、盐酸丁卡因、盐酸可卡因、普鲁本辛、硫酸阿托品、氢溴酸后马托品			
	酰胺类：氯霉素、青霉素和头孢菌素类、巴比妥类			
	其他：阿糖胞苷、维生素 B、地西泮、碘苷			
氧化	酚类：肾上腺素、左旋多巴、吗啡、去水吗啡、水杨酸钠			
	烯醇类：维生素 C			
	其他：芳胺类（磺胺嘧啶钠）、吡唑酮类（氨基比林、安乃近）、噻嗪类（盐酸氯丙嗪、盐酸异丙嗪）。			
其他反应	异构化	光学异构化	外消旋化	左旋肾上腺素、左旋莨菪碱
			差向异构	四环素、毛果芸香碱、麦角新碱
		几何异构化：维生素 A		
	聚合：氨苄西林、甲醛、塞替派			
	脱羧：对氨基水杨酸钠、对氨基苯甲酸（普鲁卡因的水解产物）、碳酸氢钠			

剂稳定性学习指导

影响药物制剂降解的因素		措　施	药物稳定性实验方法
处方因素	pH:专属酸碱催化(特殊酸碱催化),pHm	pH调节时需注意稳定性、溶解度、药效三方面	1. 目的:考察原料药或药物制剂在温度、湿度、光线的影响下随时间变化的规律,为药品的生产、包装、贮存、运输条件提供科学依据,同时通过实验建立药品的有效期
	广义酸碱催化	尽可能低的浓度或选用没有催化的系统	2. 基本要求:①影响因素试验(适用于原料药,一批)、加速试验与长期试验(适用于原料药与制剂,三批)。②供试品为中试产品。③质量标准前后一致。④包装前后一致。⑤分析方法需专属性强、准确、精密、灵敏
	溶剂:$\log k=\log k_{\infty}-k'Z_AZ_B/\varepsilon$		影响因素试验:高温实验、高湿实验、强光照射试验
	离子强度:$\log k=\log k_0+1.02Z_AZ_B\sqrt{u}$		加速试验:供试品三批,按市售包装,在温度(40±2)℃,RH(75±5)%条件下放置6个月
	表面活性剂		长期试验:供试品三批,按市售包装,在温度(25±2)℃,RH(60±10)%条件下放置12个月
	处方中基质或赋形剂		经典恒温法:适合水溶液制剂 1. 将样品放入不同温度条件下,求出各温度下不同时间药物浓度的变化 2. 以药物浓度或浓度的其他函数对时间作图,判断反应级数 3. 求出各温度下速度常数 k 4. $\log k$ 对 $1/T$ 作图,外推,求出 K_{25} 和 $t_{0.9}$
外界因素	温度:$K=Ae^{-E/RT}$ $\log K=-E/2.303RT+\log A$		
	光线:光化降解	避光操作,包装	
	空气(氧)	①通入惰性气体(二氧化碳、氮气);②加入抗氧剂	
	金属离子:缩短氧化作用的诱导期,增加游离基的生成速度	①避免金属离子;②加入螯合剂	
	湿度和水分:固体药物制剂		
	包材:塑料、橡胶		
其他办法:①改进药物剂型或生产工艺:制成固体制剂、微囊或包合物、采用直接压片或包衣工艺;②制成难溶性盐或酯类衍生物			

第十三章 粉体

<table>
<tr><td rowspan="2">概述</td><td colspan="5">基本性质</td></tr>
<tr><td colspan="3">粒子径与粒度分布</td><td colspan="2">粒径测定法</td></tr>
<tr><td rowspan="21">粉体学：是研究粉体的基本性质及其应用的科学</td><td rowspan="6">几何学径</td><td colspan="2">三轴径：长径、短径、厚度</td><td colspan="2" rowspan="5">光学显微镜法：测定下限约为 0.5μm，广泛应用</td></tr>
<tr><td rowspan="3">定方向径</td><td>Feret 径（或 Green 径）：定方向接线径</td></tr>
<tr><td>Krummbein 径：定方向最大径</td></tr>
<tr><td>Martin 径：定方向等分径</td></tr>
<tr><td colspan="2">Heywood 径（D_H）：投影面积圆径</td></tr>
<tr><td colspan="2">体积等价径（D_V）：同体积球体直径。库尔特计数仪</td><td colspan="2">电感应法（库尔特原理法）：TA Ⅱ 型范围为 0.6～800μm</td></tr>
<tr><td>筛分径</td><td colspan="2">$D_A=\frac{a+b}{2}, D_A=\sqrt{ab}$</td><td colspan="2">筛分法：应用范围在 45μm 以上</td></tr>
<tr><td>有效径</td><td colspan="2">与微粒具有相同沉降速度的球形颗粒的直径
$D_{Stk}=\sqrt{\frac{18\eta}{(\rho_1-\rho_2)g}\cdot\frac{h}{t}}$</td><td colspan="2">沉降法：本法的测定范围为 1～200μm
使用的仪器有：
（1）沉降天平法
（2）沉降管法</td></tr>
<tr><td>比表面积径</td><td colspan="2">与微粒具有等比表面积的球的直径，平均径，无粒度分布 $D_{SV}=\frac{\phi}{S_W\cdot\rho}$</td><td colspan="2">比表面积法：粒度范围 100μm 以下，测定方法有吸附法、透过法</td></tr>
<tr><td colspan="5">❖频率分布：表示与各个粒径相对应的粒子在全部粒子群中所占的百分数
❖累积分布：表示大于（on）或小于（pass）某个粒径的粒子在全部粒子群中所占的百分数</td></tr>
<tr><td rowspan="5">粒子形态</td><td rowspan="2">形状指数</td><td colspan="3">球形度（真球度）：表示粒子接近球体的程度。越接近 1 越好</td></tr>
<tr><td colspan="3">圆形度：表示粒子的投影面接近圆的程度</td></tr>
<tr><td rowspan="3">形状系数</td><td colspan="3">体积形状系数：球体的体积形状系数为 π/6，立方体体积形状系数为 1</td></tr>
<tr><td colspan="3">表面积形状系数：球体的表面积形状系数为 π，立方体表面积形状系数为 6</td></tr>
<tr><td colspan="3">比表面积形状系数：越接近 6 表明越接近球体或立方体</td></tr>
<tr><td rowspan="2">比表面积</td><td colspan="2">体积比表面积：cm^2/cm^3</td><td colspan="2" rowspan="2">比表面积的测定方法：①吸附法；②透过法</td></tr>
<tr><td colspan="2">重量比表面积：cm^2/g</td></tr>
<tr><td rowspan="3">粉体的密度</td><td colspan="2">真密度：$\rho_t=W/V_t$</td><td colspan="2" rowspan="2">液浸法；压力比较法</td></tr>
<tr><td colspan="2">粒密度：$\rho_g=W/V_g$</td></tr>
<tr><td colspan="2">堆密度（松密度）：$\rho_b=W/V_b$</td><td colspan="2">最紧松密度；最松松密度</td></tr>
<tr><td>空隙率</td><td colspan="4">❖粉粒的空隙率是指粉粒中粒子间的空隙和粒子本身孔隙所占的总容积与粉粒总容积的比值，常用百分率表示
❖测定方法：由粒体的真密度算出；此外还有压汞法、气体吸附法</td></tr>
</table>

学学习指导

粉体的流动性	充 填 性	吸 湿 性	润 湿 性	❖黏附性与凝聚性
(一)评价方法 1. 休止角 θ $\theta < 30°$, 良 好; $\theta > 40°$, 不好 2. 流出速度 3. 压缩度: $C<20\%$, 流动性好; C 增大, 流动性下降; C 达到 40%~50%, 粉体很难从容器中自动流出 (二) 影响因素与改善方法 1. 增大粒子大小 2. 粒子形态和表面粗糙性 3. 含湿量: 在一定范围休止角随吸湿量的增加而增加, 超出此范围休止角又逐渐减小(水分润滑) 4. 加入助流剂: 减少粒子薄膜的粗糙性	指标: 松密度与空隙率反映粉体的充填状态, 紧密充填时密度大, 空隙率小 助流剂: 助流剂粒径小, 吸附在粒子表面, 减弱粒子间的黏附而增强流动性, 增大充填密度。加入范围 0.05%~0.1% (W/W)	(一) 水溶性药物: 临界相对湿度; Elder 假说; 测定 CRH 的意义 (二) 非水溶性药物: 加和性	固体的润湿性由接触角表示, 接触角最小为 0, 最大为 180°。接触角越小润湿性越好	1. 黏附性: 不同分子间产生的引力 2. 凝聚性: 同分子间的引力 3. 产生黏附性与凝聚性的原因: A. 干燥状态下由于范德华力与静电力 B. 润湿状态下由于液体桥和固体桥作用 4. 防止措施: 通过造粒增大粒径或加入助流剂 ❖粉体的压缩性质

第十四章　流变学学习指导

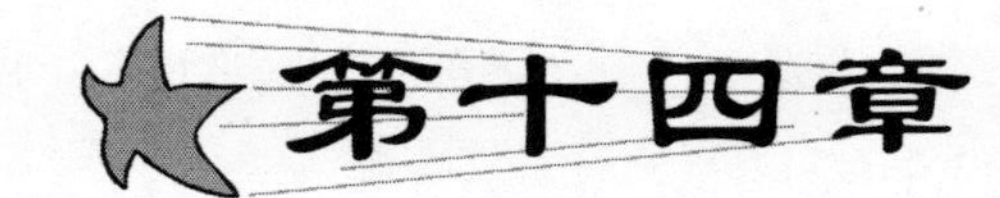

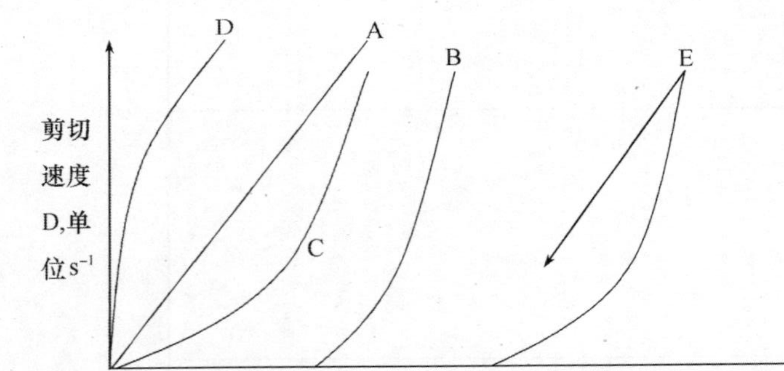

(一) 流变学研究内容

1. 流变学:研究物体变形和流动的科学。
2. 内应力:单位面积上存在的与外力相对抗的内力。
3. 弹性:除去外部应力时恢复原状的性质。

可逆的塑性变形为弹性变形;不可逆的塑性变形为塑性变形。

(二) 剪切应力与剪切速度

1. 流动阻力使层流产生速度梯度,流动慢的阻碍流动快的。
2. 剪切应力:使各液层间产生相对运动的外力叫剪切力,在单位面积 A 上所需施加的这种力称为剪切压力,简称剪切力,单位 $N \cdot cm^2$,以 S 表示。
3. 剪切速度:单位 s^{-1},以 D 表示。
4. 剪切应力与剪切速度是表征体系流变性质的两个基本参数。

(三) 流变性质

A 线:牛顿流体, 遵循牛顿流动法则,纯液体和多数低分子溶液在层流条件下的剪切应力 S 与剪切速度 D 成正比,$S=\frac{F}{A}=\eta D$ 或 $D=\frac{S}{\eta}$;F——A 面积上施加的力;η——黏度(黏度系数),是表示流体黏性的物理常数。SI 单位中黏度用 $Pa \cdot s$ 表示。

B 线:塑性流体 $D=\frac{S-S_0}{\eta}$;η——塑性黏度;S_0——屈服值,单位为 $dyne \cdot cm^{-2}$。在制剂中表现为塑性流动的剂型有浓度较高的乳剂、混悬剂、单糖浆、涂剂等。

C 线:假塑性流体:切变稀化现象 $D=\frac{S^n}{\eta_a}$;η_a——表观黏度,随剪切速度的改变而改变;n——是指数,n 越大,非牛顿性越大,$n=1$ 时为牛顿流体。

甲基纤维素、西黄芪胶、海藻酸钠等链状高分子的1%水溶液表现为假塑性流动。这种高分子随着 S 值的增大其分子的长轴按流动方向有序排列。因此,可以减少对流动的阻力,易于流动。

D 线:胀性流体,曲线经过原点,且随着剪切应力的增大其黏性也随之增大——切变稠化现象,如 $D=\frac{S^n}{\eta_a}$中($n<1$)的情况。

E 线:触变流动,与同一个 S 值进行比较,曲线下降时黏度低,上升时被破坏的结构并不因为应力的减少而立即恢复原状,而是存在一种时间差。

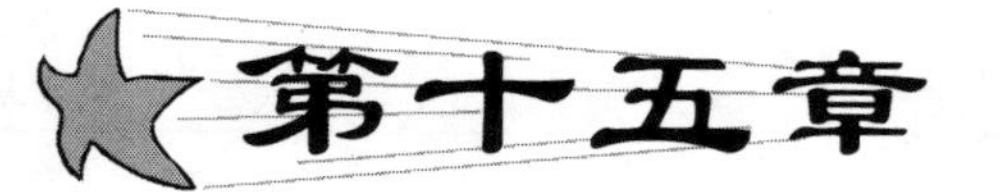

第十五章 药物制剂的设计学习指导

制剂设计的基础 → 处方设计前工作 → 处方的优化设计 → 申报新制剂的主要内容

制剂设计的基础

确定给药途径和剂型		基本原则	药物吸收	评价与生物利用度
用药目的	理化性质			
1. 口服给药：最常用，长期、慢性病，适合于各种类型的疾病和人群应用要求 2. 注射给药：类型 3. 皮肤：好亲和性、铺展性或黏着性；少刺激、不影响正常生理功能 4. 黏膜：容量小、剂量小、刺激性小	1. 溶解度：易溶的药物适合于各种给药途径及剂型。难溶性药物，其溶出是吸收的限速过程，常常是影响生物利用度的最主要因素 2. 稳定性：稳定性较差的药物，可以选择比较稳定的剂型	安全性、有效性、可控性、稳定性、顺应性、其他：降低成本，简化制备工艺	（一）固体制剂 （1）跨膜转运与分子量、脂/水溶性、药物的浓度等有关 （2）溶出速率与剂型、处方有关 （二）液体制剂：分散度、粒子大小、黏度 （三）皮肤、黏膜：药物的脂溶性、分子量、生物膜的生理状态	1. 毒理学评价：急、慢毒性、致畸、致突变；刺激性、过敏试验、溶血试验及热原检查 2. 药效学评价：根据新制剂的适应症进行相应的药理学评价 3. 药物动力学与生物利用度

处方设计前工作

任务和要求	文献检索	理化性质测定	稳定性研究
1. 主要任务： 1）相关理化参数 2）动力学特征 3）与处方有关的物理性质 4）与普通辅料间的相互作用 2. 要求：尽可能多、准确且及时地获取处方前信息	检索引擎 光盘检索 网络检索	溶解度≥1mg/ml；*pKa*分配系数：熔点和多晶型吸湿性粉体学性质药物的生物利用度和体内动力学参数	（一）药物的稳定性与剂型设计内容：研究热、氧气、水分及光线对药物稳定性的影响，也可用来确定合适的保管和贮存药物的技术和方法 （二）固体制剂的配伍研究 （三）液体制剂的配伍研究

处方的优化设计

选择优化方案→建立效应与因素模型→优选工艺

优化法	实验设计
（一）单纯形 （二）拉氏优化 （三）效应面优化	1. 析因设计 2. 星点设计 3. 正交设计 4. 均匀设计

申报新制剂的主要内容

（一）处方、制备工艺、辅料 （二）稳定性试验：包括自然存放和化学动力学试验 （三）溶出度或释放度试验 1. 溶出度是指按照药典规定的方法在一定时间内药物从固体制剂溶入介质中的累计百分率 2. 需要进行溶出度试验的药物： 1）难溶或难以吸收的药物 2）治疗量与中毒量接近的药物 3）要求速效或长效的制剂 4）用于治疗严重疾病或急救用的药物 （四）生物利用度：绝对生物利用度、相对生物利用度

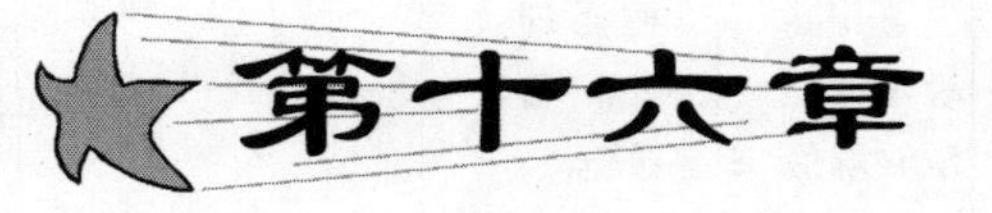

第十六章　制剂新技术学习指导

新技术	定 义	特 点	材 料	制 备	其 他
固体分散技术	【固体分散技术】固体分散在固体中的新技术 【固体分散体】一种难溶性药物以分子、胶态、微晶或无定形状态分散在另一种水溶性材料(速释)或难溶性、肠溶性材料(缓释)中所成的分散体 【分类】简单低共熔混合物、固态溶液、共沉淀物	高度分散,调整容出速度,增加药物化学稳定性,液体药物固体化,老化	【水溶性载体材料】PEG;聚维酮;表面活性剂;有机酸类;糖类与醇类;纤维素衍生物 【难溶性载体材料】纤维素;聚丙烯酸树脂类;胆固醇;谷甾醇;棕榈酸甘油酯;胆固醇硬脂酸酯;巴西棕榈蜡;蓖麻油蜡 【肠溶性载体材料】纤维素类(CAP/HPMCP/CMEC)、聚丙烯酸树脂类Ⅱ号(Eudragit L100)、Ⅲ号(Eudragit S100)	熔融法;溶剂法(共沉淀法);溶剂-熔融法;溶剂-喷雾(冷冻)干燥法;研磨法;双螺旋挤压法 【注】适用于小剂量药物。固药比例 5%~20%,液药<10%;老化现象	【速效原理】药物的分散状态(增加药物的分散度;形成高能状态);载体材料对药物溶出的促进作用[↑药物的润湿性;药物的高度分散性;对药物有抑晶性(氢键作用、络合作用、增大黏度)] 【缓释原理】疏水、或脂类载体材料形成网状骨架结构,药物以分子或微晶状态分散于骨架内,药物的溶出必须首先通过网状骨架进行扩散
包合技术	一种分子被包嵌于另一种分子的空穴结构内,形成包合物(inclusion compound)的技术	降低刺激性与毒副作用;稳定性提高;溶解度增大;液体药物粉末化;防止挥发性成分挥发;掩盖不良气味;调节释药速率,提高生物利用度	【环糊精】α(7)、β(8)、γ(9) 【水溶性环糊精衍生物】葡萄糖衍生物、甲基 βCYD 【疏水性环糊精衍生物】	饱和水溶液法(重结晶法、共沉淀法)、研磨法、冷冻干燥法、喷雾干燥法	包合作用的影响因素 1. 药物的极性或缔合作用的影响 2. 包合作用竞争性的影响
纳米乳与亚纳米乳	10~100nm 100~500nm		助乳化剂:调节乳化剂的 *HLB* 值,并形成更小的乳滴,正丁醇、乙二醇、乙醇、丙二醇、甘油、聚甘油酯	纳米乳的形成条件需要大量乳化剂;助乳化剂	

续表

新技术	定　义	特　点	材　料	制　备	其　他
微囊与微球	利用天然或合成的高分子材料（统称为囊材）作为囊膜壁壳，将固态药物或液态药物（统称为囊心物）包裹而成药库型微型胶囊	掩味；增稳；防止胃内失活及胃刺激；液药固化；便于复方配伍；缓释或控释药物；靶向；活细胞或生物活性物质	【天然高分子】明胶、阿拉伯胶、海藻酸盐、壳聚糖 【半合成高分子】羧甲基纤维素盐、CAP、EC、MC、HPMC 【合成高分子】非生物降解且不受pH影响：聚酰胺、硅橡胶；非生物降解但溶解：聚丙烯酸树脂；聚乙烯醇；生物降解：聚碳酯、聚氨基酸、（PLA）、丙交酯乙交酯共聚物、PLA-PEG、ε-丙交酯与乙内酯共聚物	【物理化学法（相分离法）】单凝聚、复凝聚、溶剂-非溶剂、改变温度、液中干燥 【物理机械法】喷雾干燥、喷雾凝结、空气悬浮、多孔离心、锅包衣 【化学法】界面缩聚法、辐射交联法	【影响粒径的因素】：囊心物的大小；囊材的用量；制备方法、温度；制备时的搅拌速率；附加剂的浓度；囊材相的黏度 【释药机制】扩散→壁溶→消化与降解 【释药影响因素】粒径、厚度、囊壁的理化性质、药物的性质、附加剂、工艺条件与剂型、pH、溶出介质离子强
脂质体（类脂质体）	将药物包封于类脂质双分子层内而形成的微型泡囊	靶向性；缓释性；细胞亲和性与组织相容性；降低药物毒性；提高稳定性	【类脂质类物质】磷脂，胆固醇（调节膜流动性）	薄膜分散法、逆相蒸发法、冷冻干燥法、注入法、超声波分散法	【理化性质】相变温度；电性

A 单凝聚法

3%～5%明胶液 + 固体或液体药物 → 混悬液（乳状液） —[10%醋酸溶液调 pH 3.5–3.8+60% Na_2SO_4 溶液，50℃]→ 凝聚囊 —[+稀释液]→ 沉降囊 —[37%甲醛液（20% NaOH 调 pH 8～9），15℃以下]→ 固化囊 —[水洗至无甲醛]→ 微囊 ——→ 制剂

影响成囊的因素

1）凝聚剂的种类（用电解质作凝聚剂时，阴离子对胶凝起主要作用，阴离子电荷数越高胶凝作用越强）和 pH

2）药物吸附明胶的量 吸附明胶的量达到一定程度才能包裹成囊

3）增塑剂的影响：山梨醇、聚乙二醇、丙二醇、甘油

固化：甲醛，胺羧醛反应：$R—NH_2+HCHO+NH_2—R' \rightarrow R—NH—CH_2—NH—R'+H_2O$ 若药物不宜在碱性环境，可用戊二醛，希夫反应（Schiff reaction）：

$R—NH_2+OHC—(CH_2)_3—CHO+NH_2—R' \rightarrow RN=CH—(CH_2)_3—CH=NR'+2H_2O$

B 复凝聚法

2.5%～5%明胶+2.5%～5%阿拉伯胶溶液 + 固体或液体药物 → 混悬液或乳浊液 —[5%醋酸溶液，50～55℃]→ 凝聚囊 —[30～40℃的水，用量为成囊系统的1～3倍]→ 沉降囊 —[10℃以下，37%甲醛溶液（用20% NaOH 调至 pH8～9）]→ 固化囊 —[水洗至无甲醛]→ 微囊 ——→ 制剂

第十七章　缓释、控释制剂学习指导

【定义】缓释制剂：指用药后能在较长时间内持续释放药物以达到长效作用的制剂；控释制剂：指药物能在预定的时间内自动以预定速度释放，使血药浓度长时间恒定维持在有效浓度范围的制剂。广义的讲，控释制剂包括控制药物的速度、方向和时间，靶向制剂、透皮吸收制剂均属此列。狭义的控释制剂则一般是指在预定时间内以零级或接近零级速度释放药物的制剂

【特点】：减少服药次数，提高顺应性；血压浓度平稳，避免峰谷现象，降低药物的毒副作用，尤其适合治疗指数窄的药物；减少用药总剂量，最小剂量、最大疗效；剂量很大（>1g）、半衰期过长（>24h）或过短（<1h）、不能在小肠下端有效吸收的药物、溶解度差的药物不宜制成缓、控制剂。对剂量调节的灵活性降低，不能灵活调节给药方案。采用多剂量规格进行应对

原理和方法

- 【溶出原理】$\frac{dC}{dt}=KSC_s$　【方法】溶解度小的盐或酯；高分子难溶性盐；控制粒子大小；包藏于溶蚀性骨架中；将药物包藏于亲水性胶体中
- 【扩散原理】水不溶性膜材包衣；包衣膜中含有部分水溶性聚合物；水不溶性骨架片 → 包衣（肠溶材料、阻滞剂）；微囊；不溶性骨架片；增加黏度（注射剂及其他液体制剂）；植入剂；药树脂（小剂量）；乳剂
- 【溶蚀与扩散、溶出结合】生物溶蚀性给药系统中的骨架型制剂；药物与聚合物通过化学键直接结合；膨胀性控释骨架
- 【渗透压原理】与水接触，水通过半透膜进入，片芯成饱和溶液，浓度差，药物由细孔持续流出，其量与渗进的水量相当，直到片芯的药物溶解殆尽为止。吸水速度取决于膜的渗透性能和片芯的渗透压，先控释（饱和溶液）后缓释（不饱和溶液），释药速率与 pH 无关
- 【离子交换作用】

【影响设计的因素】理化因素（剂量大小：单剂量 0.5~1g；pKa；解离度；水溶性：溶解度≧0.1mg/ml；油水分配系数；稳定性）、生物因素（生物半衰期、吸收、代谢）

【辅料】

- 阻滞剂
  - 骨架型：溶蚀性骨架材料、亲水性凝胶骨架材料、不溶性骨架材料
  - 包衣膜阻滞材料：①不溶性高分子材料，如用做不溶性骨架材料的 EC 等；②肠溶性高分子增稠剂
- 增塑剂：PEG、丙二醇、甘油
- 致孔剂

处方和制备工艺

- 骨架型：骨架片（凝胶骨架片、蜡质类骨架片、不溶性骨架片）、缓释、控释颗粒（微囊）压制片、胃内滞留片（胃内漂浮片）、生物黏附片、骨架型小丸
- 膜控型：微孔膜包衣片、膜控释小片、肠溶膜控释片、膜控释小丸
- 渗透泵片：药物+半透膜材料（醋酸纤维素、乙基纤维素）+渗透压活性物质（乳糖、果糖、葡萄糖、甘露糖）+推动剂（促渗透聚合物、助渗剂）
- 植入剂：易达血循环，生物利用度高；释药、吸收慢，血药浓度平稳。皮下植入药物后疼痛小、刺激小。骨架需取出

口服定时释药系统：根据人体的生物节律特点，按照生理和治疗的需要而定时定量释药的一种新型给药系统。口服定位释药系统：口服后能将药物选择性的输送到胃肠道的某一特定部位，从而速释或缓释、控释药物的剂型。特点：①改善吸收，避免其失活；②治疗局部疾病，可提高疗效，减少剂量，降低全身性副作用；③改善缓释、控释制剂因受胃肠运动影响而造成的药物吸收不完全、个体差异大等现象。口服结肠定位释药系统（OCDDS）：用适当方法，使药物口服后避免在胃、十二指肠、空肠和回肠前端释放药物，运送到回盲肠部后释放药物而发挥局部和全身治疗作用的一种给药系统，是一种定位在结肠释药的制剂。时控型 OCDDS、pH 敏感型 OCDDS、生物降解型 OCDDS

靶向制剂

1. 被动靶向制剂（自然靶向制剂）

药物通过被单核 - 吞噬细胞系统的巨噬细胞（肝 Kuffer 细胞）摄取，通过正常生理过程运送之肝、脾等器官

- 微粒粒径的大小
  - $2.5 \leq r \leq 10\mu m$，巨噬细胞
  - $r \geq 7\mu m$，肺单核白细胞
  - $r \leq 7\mu m$，肝、脾巨噬细胞
  - $200 \leq r \leq 400nm$，可迅速被肝清除
  - $r \leq 10nm$，缓慢富集于骨髓
- 微粒表面性质
  - A. 所吸附的调理素和巨噬细胞受体的种类
  - B. 亲水性，肺；疏水性，肝；
  - C. 带正电，肺；带负电，肝

乳剂：淋巴亲和性

脂质体：吸附、脂交换、内吞、融合

微球：缓释长效和靶向作用

纳米粒（纳米囊和纳米球）：缓释、靶向、保护药物、提高疗效和降低毒副作用

2. 主动靶向制剂：修饰后的药物载体将药物定向的运送到靶区
   - A. 修饰后的载体
   - B. 前体药物

【修饰后的载体】修饰的脂质体（长循环、免疫、糖基修饰）、修饰的微乳、修饰的微球、修饰的纳米球（PEG 修饰、免疫修饰）

【前体药物（prodrug）】有活性药物衍生而成的药理惰性物质，能在体能经化学反应或酶反应，使活性的母体药物再生而发挥其治疗作用

基本条件：转化物（酶）只存在于靶部位；转化物的量足够多；前体药物同药物的受体能充分接近；母体药物能在靶部位停留

常见的前体药物种类：抗癌药前体药物；脑部靶向前体药物；结肠靶向前体药物

药物大分子复合物：药物与聚合物、抗体、配体以共价键形成的分子复合物，主要用于肿瘤靶向的研究

3. 物理化学靶向制剂：采用物理化学方法将药物定向的运送到靶区
   - A. 磁性靶向制剂
   - B. 热敏感靶向制剂
   - C. pH 敏感靶向制剂

【磁性靶向制剂】磁性微球、磁性纳米囊

【栓塞靶向制剂】

【热敏靶向制剂】热敏脂质体、热敏免疫脂质体

【pH 敏感】pH 敏感脂质体、pH 敏感的口服结肠定位给药系统

【定义】是指载体将药物通过局部给药或全身血液循环而选择性的浓集定位于靶组织、靶器官、靶细胞、或细胞内结构的给药系统

【特点】提高药效、降低毒副作用，提高药品的安全性、有效性、可靠性、顺从性

【要求】定位浓集、控制释药、无毒可生物降解

【靶向性评价】相对摄取率 r_e、靶向效率 t_e、峰浓度比 C_e

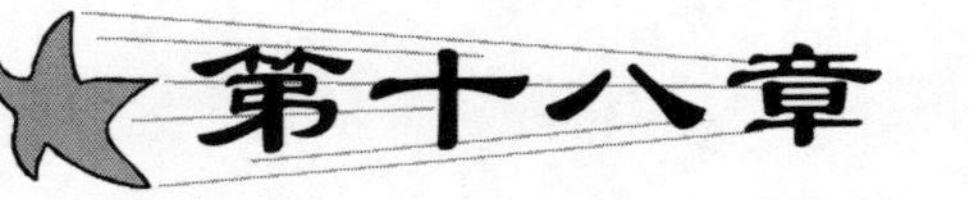

第十八章　经皮吸收制剂学习指导

定义及特点

【TDDS(TTS)】经皮肤敷贴方式用药，药物由皮肤吸收进入全身血液循环并达到有效血药浓度、实现疾病治疗或预防的一类制剂

【优点】避免首过效应、胃肠灭活，提高疗效；维持恒定血药浓度、减少胃肠给药的副作用；延长作用时间、减少用药次数、改善用药顺应性；可自主用药、减少个体间、个体内差异

【缺点】起效慢；剂量不宜过大；对皮肤有刺激性和过敏性的药物不宜制成TDDS；生产工艺和条件复杂

分类

膜控释型＝无渗透性的背衬层+药物贮库+控释膜+黏胶层+防黏层

黏胶分散型＝药库层+控释黏胶层+黏胶层+背衬层

骨架扩散型＝药库层+黏胶层+闭合底盘+吸收垫+背衬层

微型药库＝黏胶层+闭合底盘+黏性泡沫层

【药物在皮肤内的转移】

1.透过角质层和表皮进入真皮，扩散进入毛细血管，转移至体循环：制剂→角质层→生长皮层、真皮层→毛细血管→体循环

2.通过毛囊、皮脂腺和汗腺等附属器官吸收

制备

【膜材的加工方法】涂膜法、热熔法

【膜材的改性】溶蚀法、拉伸法

【制备工艺流程】涂膜复合工艺、充填热合工艺及骨架粘合工艺

【材料】

1. 膜聚合物和骨架聚合物：EVA、聚氯乙烯(PVC)、聚丙烯(PP)、聚乙烯(PE)、聚对苯二甲酸乙二醇酯(PET)
2. 压敏胶：聚异丁烯(PIB)类压敏胶、丙烯酸类压敏胶、硅橡胶压敏胶
3. 背衬材料：铝箔、聚乙烯或聚丙烯等膜材复合而成的双层或三层复合膜、PET、高密度PE、聚苯乙烯等
4. 防黏材料：聚乙烯、聚苯乙烯、聚丙烯、聚碳酸酯、聚四氟乙烯
5. 药库材料：卡波沫、HPMC、PVA

【影响经皮吸收因素】生理因素：皮肤的水合作用、角质层的厚度、皮肤条件、皮肤的结合作用与代谢作用

剂型因素与药物的性质：剂量、分子大小及脂溶性、pH与pKa、药物的浓度、熔点与热力学活度

【经皮吸收促进剂】指那些能够降低药物通过皮肤的阻力，加速药物穿透皮肤的物质

表面活性剂；DMSO及DMF、DMA、DCMS；Azone；醇类［短链醇、脂肪醇、多元醇(丙二醇、甘油、聚乙二醇)］；其他(挥发油、氨基酸、水溶性蛋白质、磷脂、油酸)

【促进药物经皮吸收的新技术】离子导入技术、超声波技术、无针注射系统

【经皮吸收制剂的研究】药物透过速率 $J=\frac{dQ}{dt}=A\cdot Cs\cdot P_{sc}=A\cdot Cs\frac{KD}{h}$

体外经皮吸收的研究：透皮扩散池＝供给室+接收室，直立式和卧式

注意：扩散液和接收液的选择；皮肤种类和皮肤分离技术

质量评价

【经皮吸收制剂释放度测定法】

体外评价包括含量测定、体外释放度检查、体外经皮透过性的测定及黏着性能的检查等

体内评价主要是指生物利用度的测定和体内外相关性的研究

【黏附力、快黏力和内聚黏力】黏附力(胶黏剂与基材间黏附力)>胶黏剂的内聚力>黏着力(胶黏剂与皮肤间的黏附力)>快黏力

【经皮吸收制剂生物利用度的测定】

第十九章　生物技术药物制剂学习指导

【生物技术或称生物工程】应用生物体(包括微生物、动物细胞,植物细胞)或其组成部分(细胞器和酶),在最适条件下,生产有价值的产物或进行有益过程的技术。包括基因工程、细胞工程与酶工程。此外还有发酵工程(微生物工程)与生化工程

【生物技术药物】指采用现代生物技术,借助某些微生物、植物或动物来生产所需的药品。采用DNA重组技术或其他生物新技术研制的蛋白质或核酸类药物,也是生物技术药物

【蛋白质结构特点】一、二、三、四级结构,理化性质[旋光性、紫外吸收、两性本质与电学性质、不稳定性(共价键与非共价键的破坏)]

目前临床上应用的蛋白质类药物注射剂,一类为溶液型注射剂,另一类是冻干粉注射剂。溶液型使用方便,但需在低温(2~8℃)下保存

【蛋白质类药物新型给药系统】

【液体剂型中蛋白质类药物的稳定剂】缓冲液、表面活性剂、糖和多元醇、盐类、聚乙二醇类、大分子化合物、组氨酸、甘氨酸、谷氨酸和赖氨酸的盐酸盐等金属离子

【固体状态蛋白质药物工艺】

1. 冷冻干燥法:选择适宜的辅料(冻干保护剂甘露醇、山梨醇、蔗糖、葡萄糖、右旋糖酐);冷冻干燥过程参数(最高与最低干燥温度、干燥时间、冷冻干燥产品的外观、制剂的冷冻温度、有可能使饼状物熔化或坍塌的温度及有可能使产品发生降解的温度)
2. 喷雾干燥法:加入稳定剂;缺点是操作过程中损失大(特别是小规模生产),水分含量高

1. 新型注射(植入)给药系统:控释微球制剂(复乳液中干燥法、低温喷雾提取法、喷雾干燥法、超临界萃取法)、脉冲式给药系统
2. 非注射给药系统

(1) 口服给药系统:存在的问题:①在胃内酸催化降解;②在胃肠道内的酶水解;③对胃肠道黏膜的透过性差;④在肝的首过效应

(2) 直肠给药系统:直肠吸收促进剂有水杨酸、5-甲氧基水杨酸、去氧胆酸钠、*DL*-苯基苯胺乙醚乙酸乙酯(*DL*-phenylalanine ethyl acetoacetate)、聚氧乙烯(PEO-9-月桂基醚)、烯胺(enamine)衍生物如*D*-甘氨酸钠、*D*-亮氨酸钠、*D*-苯丙氨酸钠

(3) 口腔黏膜给药系统

(4) 经皮给药系统

(5) 肺部给药系统

(6) 鼻腔给药系统:分子量大的药物透过性差,生物利用度低,有些药物制剂存在吸收不规则,且产生局部刺激性、对纤毛运动的妨碍以及长期给药所引起的毒性

注意:提高生物利用度的方法:①对药物进行化学修饰或制成前体药物;②应用吸收促进剂;③使用酶抑制剂;④采用离子电渗法皮肤给药

吸收促进剂机制:①增强药物的热力学运动,使药物不易聚集,溶解性增加,易于吸收;②改变上皮细胞的体积,使细胞间转运更易进行;③抑制药物的水解

【制剂评价方法】药物的含量测定、药物的活性测定(药效学方法和放射免疫测定法)、体外释药速率测定、稳定性研究、体内药动学研究、刺激性及生物相容性研究

第二部分　强化训练

第一章 绪 论

一、选择题

【A1 型题】

1. 研究 pharmaceutical preparation 的基本理论、处方设计、制备工艺、质量控制与合理应用的综合性技术科学,称为(　　)
   A. 制剂学　　B. 调剂学　　C. pharmaceutics
   D. 方剂学　　E. industrial pharmaceutics
2. 《中华人民共和国药典》最早于何年颁布(　　)
   A. 1950 年　　B. 1951 年　　C. 1952 年
   D. 1953 年　　E. 1954 年
3. 目前我国主要参考的国外药典是(　　)
   A. BP 1998 年版　　B. USP 24 版　　C. JP XⅢ改正版
   D. PhInt　　E. 均是
4. 根据《国家药品标准》的处方,将原料药物加工制成具有一定规格的制品,称为(　　)
   A. 方剂　　B. 调剂　　C. chinese traditional medicine
   D. pharmaceutical preparations　　E. dosage form
5. 药品生产、供应、检验和使用的主要依据是(　　)
   A. GLP　　B. GMP　　C. pharmacopoeia
   D. 药品管理法　　E. GCP
6. 下列关于药典作用的表述中,正确的是(　　)
   A. 药品生产、检验、供应的依据　　B. 药品检验、供应与使用的依据
   C. 药品生产、供应与使用的依据　　D. 药品生产、检验、使用的依据
   E. 药品生产、检验、供应与使用的依据
7. 下面哪一类制剂属于胶体溶液型(　　)
   A. 芳香水剂　　B. syrups　　C. 火棉胶剂
   D. 甘油剂　　E. spirits
8. 现行的《中华人民共和国药典》版本为(　　)
   A. 1990 年版　　B. 1995 年版　　C. 1998 年版
   D. 2005 年版　　E. 2000 年版
9. 美国药典的英文缩写为(　　)
   A. USP　　B. GMP　　C. BP
   D. JP　　E. WHO

10. 我国开始对药品实行 GMP 认证制度的时间是(　　)
A. 1980 年 1 月 1 日　　B. 1985 年 7 月 1 日　　C. 1990 年 7 月 1 日
D. 1995 年 10 月 1 日　　E. 2000 年 1 月 1 日

11. 下列属于 DDS 的是(　　)
A. powders　　B. 格林制剂　　C. 经皮吸收制剂
D. tablets　　E. suppositories

12. 药师审查处方时发现处方有涂改处,应采取的正确措施是(　　)
A. 让患者与处方医师联系写清
B. 药师只要看清可予调配
C. 药师向处方医师问明情况可予调配
D. 药师与处方医师联系,让处方医师在涂改处签字后方可调配
E. 药师向上级药师请示批准后,在涂改处签字后即可调配

13.《中华人民共和国药典》是由(　　)
A. 国家颁布的药品集　　B. 国家药品监督管理局制定的药品标准
C. 国家药品委员会制定的药品手册　　D. 国家药品监督管理局制定的药品法典
E. 国家编纂的药品规格标准的法典

14. 下列关于 pharmaceutical preparations 的正确表述是(　　)
A. pharmaceutical preparations 是指根据药典或药政管理部门批准的标准、为适应治疗或预防需要而制备的不同给药形式
B. pharmaceutical preparations 是指根据药典或药政管理部门批准的标准、为适应治疗或预防需要而制备的不同给药形式的具体品种
C. 同一种剂型可以有不同的药物
D. pharmaceutical preparations 是 pharmaceutics 所研究的对象
E. 红霉素片、扑热息痛片、红霉素粉针剂均是 pharmaceutical preparation

【A2 型题】

15. 下列关于 dosage form 的叙述不正确的是(　　)
A. 剂型可以改变药物的作用速度　　B. 剂型可改变药物作用的性质
C. 可以降低毒副作用　　D. 影响药效
E. 剂型决定药物的治疗作用

16. 下列不属于 pharmaceutics 任务的是(　　)
A. 药剂学基本理论的研究　　B. 新剂型的研究与开发　　C. 新原料药的研究与开发
D. 新敷料的研究与开发　　E. 制剂新机械和新设备的研究与开发

17. 下列不属于 pharmaceutics 分支学科的是(　　)
A. physical pharmaceutics　　B. 生物化学　　C. industrial pharmaceutics
D. pharmacokinetics　　E. clinical pharmaceutics

18. 以下有关药物制成剂型的叙述中,错误的是(　　)
A. dosage form 应与给药途径相适应

B. 药物供临床使用之前,都必须制成适合于应用的剂型

C. 一种药物只能制成一种剂型

D. 一种药物制成何种剂型与临床上的需要有关

E. 一种药物制成何种剂型与药物的性质有关

19. 下列关于 dosage form 的表述错误的是(　　)

A. 剂型是指为适应治疗或预防需要而制备的不同给药形式

B. 同一种剂型可以有不同的药物

C. 同一药物可以制成多种剂型

D. 剂型是指某一药物的具体品种

E. 阿司匹林片、扑热息痛片、麦迪霉素片、尼莫地平片等均为片剂剂型

20. 关于剂型的分类,下列叙述错误的是(　　)

A. 溶胶剂为液体剂型　B. 软膏剂为半固体剂型　C. 栓剂为固体剂型

D. 气雾剂为气体分散性　E. 吸入剂、气雾剂、粉雾剂为经呼吸道给药剂型

21. pharmaceutics 论述的主要内容不包括 pharmaceutical preparation 的(　　)

A. 基本理论　B. 质量控制　C. 仓储保管

D. 生产技术　E. 临床应用

22. 以下关于《中华人民共和国药典》的叙述中,不正确的是(　　)

A. 现行版是 2005 版　B. 由卫生部组织编纂

C. 是我国记载药品规格、标准的法典　D. 由国家药品监督管理局审批颁布

E. 2000 版《中国药典》分为一、二两部

23. 有关 pharmaceutics 概念的不正确表述有(　　)

A. pharmaceutics 所研究的对象是 pharmaceutical preparation

B. pharmaceutics 所研究的内容包括基本理论、处方设计和合理应用

C. pharmaceutics 包括制剂学与调剂学

D. pharmaceutics 所研究的内容包括基本理论、处方设计、制备工艺、质量控制和合理应用

E. pharmaceutics 是一门综合性技术科学

24. 下列关于 ethical drug 和 nonprescription drug 的陈述中,不正确的是(　　)

A. 医疗机构可以使用 ethical drug、nonprescription drug

B. ethical drug、nonprescription drug 必须由取得药品生产许可证的生产企业生产

C. ethical drug 必须由取得药品经营许可证的企业经营

D. ethical drug、nonprescription drug 均可在大众传播媒介进行广告宣传

E. ethical drug 必须凭医师处方购买

【配伍型题】

A. physical pharmaceutics　B. industrial pharmaceutics　C. biopharmaceutics

D. pharmacokinetics　E. clinical pharmaceutics

25. 研究 pharmaceutical preparation 工业生产的基本理论、工艺技术、生产设备和质量管

理的一门学科(　　)

26. 用化学动力学的原理研究药物在体内的吸收、分布、代谢和排泄过程的一门学科(　　)
27. 应用物理化学的基本原理和手段研究 pharmaceutics 有关剂型的性质的一门学科(　　)
28. 以病人为对象,研究合理、有效以及安全用药的一门学科(　　)
29. 研究药物及其剂型、生理因素与药效间关系的一门学科(　　)

A. dosage form　　B. pharmaceutical preparation　C. pharmaceutics
D. 调剂学　　E. 方剂

30. 根据药典等标准、为适应治疗或预防需要而制备的药物应用形式的具体品种称为(　　)
31. 为适应治疗或预防需要而制备的药物应用形式称为(　　)

二、填空题

1. pharmaceutics 是研究 pharmaceutical preparation 的 (1) 、 (2) 、 (3) 、 (4) 和 (5) 等内容的综合性应用技术科学。
2. pharmaceutics 的基本任务是将药物制成 (6) 剂型,并能批量生产安全、有效、稳定的制剂。
3. 适合于疾病的诊断、治疗或预防的需要而制备的不同给药形式称为 (7) 。
4. 现代 pharmaceutics 的分支学科包括 (8) 、 (9) 、 (10) 、 (11) 、 (12) 和 (13) 。
5. 按分散系统分类, dosage form 可以分为 (14) 、 (15) 、 (16) 、 (17) 、 (18) 、 (19) 、 (20) 。
6. 药典是一个国家记载药品 (21) 、 (22) 法典,一般由 (23) 组织编纂、出版,并由 (24) 颁布、执行,具有法律约束力。
7. 药典收载的品种是那些 (25) 、 (26) 、 (27) 的常用药品及其制剂。
8. 药品的国家标准是指 (28) 和 (29) 颁布的药品标准。
9. GMP 是 (30) 的缩写,GLP 是 (31) 的简称,即 (32) 。
10. 唐代颁布了我国第一部,也是世界上最早的国家药典—— (33) 。后来编制的 (34) 是我国最早的一部国家制剂规范。
11. biopharmaceutics 是阐明药物的剂型因素、用药对象的生物因素与 (35) 三者关系的 pharmaceutics 分支学科。
12. 美国药典简称 (36) ,英国药典简称 (37) ,JP 是 (38) 的简称。
13. dosage form 按物态可分为固体、半固体、液体和 (39) 等类型。

三、问答题

1. 简要叙述 dosage form 的重要性。
2. 按分散系统分类 dosage form 分为哪几类?
3. 处方药与非处方药有什么区别?
4. 简述辅料在 pharmaceutical preparation 中的应用。

第二章 液体制剂

一、选择题

【A1 型题】

1. 以下属于均相的 liquid preparations 是(　　)
   A. 鱼肝油乳剂　B. 石灰搽剂　C. 复方硼酸溶液
   D. 复方硫黄洗剂　E. 炉甘石洗剂
2. 制备煤酚皂利用的原理是(　　)
   A. 增溶作用　B. hydrotropy agent　C. 改变溶剂
   D. 制成盐类　E. suspending agent
3. 有"万能溶剂"之称的是(　　)
   A. alcohol　B. glycerin　C. liquid paraffin
   D. DMSO　E. 油酸乙酯
4. 下列 liquid preparations 中,分散相质点最小的是(　　)
   A. 高分子溶液　B. solutions　C. suspensions
   D. emulsions　E. sols
5. 制备 5% 碘的水溶液,通常可采用(　　)
   A. 制成盐类　B. 制成酯类　C. solubilizer
   D. 加助溶剂　E. consolvent
6. 以下阴离子中,对高分子溶液的聚结能力最强的是(　　)
   A. SO_4^{2-}　B. $CHCOO^-$　C. 枸橼酸根离子
   D. Cl^-　E. Br^-
7. 下列有关 liquid preparations 的表述中,正确的是(　　)
   A. liquid preparations 是指药物分散在液体介质中形成的均相液态制剂
   B. liquid preparations 是指药物分散在液体介质中形成的非均相液态制剂
   C. liquid preparations 是指药物分散在液体介质中形成的可供内服的液态制剂
   D. liquid preparations 是指药物分散在液体介质中形成的可供外用的液态制剂
   E. liquid preparations 是指药物分散在液体介质中形成的可供内服或外用的液态制剂
8. 下列可作为 liquid preparations 溶剂的是(　　)
   A. PEG 2000　B. PEG 300~400　C. PEG 4000
   D. PEG 6000　E. 四者均不可
9. liquid preparations 按 disperse phase 大小可分为(　　)
   A. 低分子溶液剂、高分子溶液剂、混悬剂　B. 胶体溶液剂、高分子溶液剂、乳剂

C. 胶体溶液剂、混悬剂、乳剂　D. 分子分散系、胶体分散系和粗分散系
E. 低分子溶液剂、混悬剂、乳剂

10. 制备炉甘石洗剂时加入羧甲基纤维素钠的主要作用是(　　)
A. 乳化　B. flocculation　C. wetling
D. 助悬　E. disperse

11. 以下有关 parabens 抑菌剂的表述中,正确的为(　　)
A. 羟苯甲酯的抑菌作用最强　B. 羟苯乙酯的抑菌作用最强
C. 羟苯丙酯的抑菌作用最强　D. 羟苯丁酯的抑菌作用最强
E. 各种羟苯酯的抑菌能力无区别

12. 专供揉搽无破损皮肤用的剂型是(　　)
A. lotions　B. glycerins　C. liniments
D. paints　E. spirits

13. 茶碱在乙二胺存在下溶解度由 1∶120 增大至 1∶5,乙二胺的作用是(　　)
A. 助溶　B. 增大溶液的 pH　C. 矫味
D. solubitization　E. antisepsis

14. 配制溶液时,进行搅拌的目的是(　　)
A. 增加药物的溶解度　B. 增加药物的润湿性　C. 使溶液浓度均匀
D. 增加药物的溶解速率　E. 增加药物的稳定性

15. 乳剂从一种类型转变为另一种类型的现象称为(　　)
A. 分层　B. 转相　C. breaking
D. salt out　E. 酸败

16. 低分子溶液剂质点的直径是(　　)
A. >l nm　B. >1μm　C. <lμm
D. <l nm　E. <10μm

17. 理论上乳剂中分散相的最大体积分数近为(　　)
A. 25%　B. 45%　C. 75%
D. 65%　E. 55%

18. 复乳 $W_1/O/W_2$ 型,当 $W_1 \neq W_2$ 时是指下述哪一项(　　)
A. 一组分一级乳　B. 二组分一级乳　C. 二组分二级乳
D. 三组分一级乳　E. 三组分二级乳

19. 下列物质中,对大肠杆菌具有较好抑制力的是(　　)
A. 对羟基苯甲酸乙酯　B. 苯甲酸钠　C. 苯扎溴铵
D. 山梨酸　E. 桂皮油

20. 根据 Stokes 定律,混悬微粒沉降速度与下列哪一个因素成正比(　　)
A. 混悬微粒的半径　B. 混悬微粒的粒度　C. 混悬微粒的半径平方
D. 混悬微粒的粉碎度　E. 混悬微粒的直径

21. 处方:碘 50g,碘化钾 100g,蒸馏水适量,制成复方碘溶液 1 000ml。碘化钾的作用是(　　)
A. 助溶作用　B. 脱色作用　C. antioxident

D. solubilization　E. 补钾作用

22. 单糖浆的含糖浓度以 g/ml 表示应为多少(　　)
A. 65%　B. 75%　C. 80%
D. 85%　E. 90%

23. 下列属于非极性溶剂的是(　　)
A. 水　B. DMSO　C. 液体石蜡
D. 丙二醇　E. glycerin

24. 高分子溶液的制备首先经过的是(　　)
A. 浓缩　B. 溶胀　C. 溶解
D. 扩散　E. 稀释

25. sols 的制备包括(　　)
A. 分散法和混合法　B. 凝聚法和稀释法　C. 稀释法和混合法
D. 混合法和凝聚法　E. 分散法和凝聚法

26. 药品卫生标准中规定每 ml liquid preparations 染菌限量为(　　)
A. 500 个　B. 300 个　C. 200 个
D. 100 个　E. 10 个

27. 天然高分子助悬剂西黄芪胶(或胶浆)一般用量是(　　)
A. 1%~2%　B. 2%~5%　C. 0.5%~1%
D. 10%~15%　E. 12%~15%

28. 液体药剂是指(　　)
A. 药物分散在适宜的分散介质中制成的液体分散体系
B. 药物分散在溶剂中的液体分散体系
C. 药物分散在液体中的 disperse system
D. 药物溶解在溶剂中的 liquid preparations
E. 药物与溶剂形成的 solutions

29. 制备 liquid preparations 首选的溶剂是(　　)
A. PEG　B. propylene glycol　C. 乙醇
D. 植物油　E. 蒸馏水

30. 在液体药剂中的特殊作用的附加剂是(　　)
A. 甜味剂　B. 着色剂　C. 甜味剂、着色剂
D. 防腐剂　E. hydrotropy agent

31. 溶胶的性质是(　　)
A. 光学性质、稳定性　B. 电学性质、光学性质　C. 动力学性质、光学性质
D. 稳定性、动力学性质　E. 光学性质、电学性质、动力学性质和稳定性

32. emulsifier 的种类分为(　　)
A. 表面活性剂类乳化剂、天然乳化剂
B. 天然乳化剂、固体微粒乳化剂
C. 固体微粒乳化剂、表面活性剂类乳化剂

D. 表面活性剂类乳化剂、天然乳化剂、固体微粒乳化剂和辅助乳化剂

E. 固体微粒乳化剂、辅助乳化剂

33. 乳化剂选择的依据是(　　)

A. 乳剂的类型、给药途径　　B. 乳剂的给药途径、性能

C. 乳化剂的性能、HLB 值　　D. 混合乳化剂的 HLB 值

E. 乳剂的类型、给药途径;乳化剂的性能和混合乳化剂的 HLB 值

34. 可形成 O/W 型乳剂,磷脂与胆固醇混合乳化剂的比例是(　　)

A. 6 :1　　B. 8 :1　　C. 10 :1

D. 13 :1　　E. 15 :1

35. 可形成 W/O 型乳剂,磷脂与胆固醇混合乳化剂的比例是(　　)

A. 2 :1　　B. 4 :1　　C. 10 :1

D. 8 :1　　E. 6 :1

36. 以下为固体微粒乳化剂的是(　　)

A. 聚山梨酯　　B. 硬脂酸镁　　C. arabic gum

D. gelatin　　E. 卵黄

37. 以下为增加水相黏度的辅助乳化剂的是(　　)

A. 果胶　　B. 单硬脂酸甘油酯　　C. stearylalcohol

D. beeswax　　E. cetylalcohol

38. emulsion 形成的条件包括(　　)

A. 降低表面张力,加入适宜的乳化剂

B. 加入适宜的乳化剂,有适当相体积比

C. 形成牢固的乳化膜,有适当相体积比和降低表面张力

D. 降低表面张力、加入适宜的乳化剂,形成牢固的乳化膜和有适当相的体积比

E. 降低表面张力,形成牢固的乳化膜

39. 乳化膜的类型包括(　　)

A. 单分子层乳化膜和多分子层乳化膜

B. 多分子层乳化膜和固体微粒乳化膜

C. 单分子层乳化膜、多分子层乳化膜、固体微粒乳化膜

D. 固体微粒乳化膜

E. 固体微粒乳化膜和单分子层乳化膜

40. 常用的乳剂类型有(　　)

A. O/W 型和 W/O 型乳剂;W/O/W、O/W/O multiple emulsion

B. W/O/ W multiple emulsion

C. O/W/O multiple emulsion

D. O/W 型、W/O/W multiple emulsion

E. W/O 型、O/W/O multiple emulsion

41. 乳剂的制备方法有(　　)

A. 油中乳化剂法、水中乳化法、nascent soap method

B. 水中乳化剂法、油中乳化剂法、nascent soap method、两相交替加入法、机械法、微乳的制备,复合乳剂的制备
C. 两相交替加入法、机械法、微乳的制备、复合乳剂的制备
D. nascent soap method、机械法、微乳的制备、复合乳剂的制备
E. 水中乳化法、机械法、微乳的制备、复合乳剂的制备

42. 乳剂常发生的变化包括(　　)
A. 分层、絮凝、破裂
B. phase inversion、合并、破裂
C. 合并、破裂、phase inversion
D. 分层、絮凝、phase inversion、合并和破裂
E. 分层、破裂、絮凝

43. 乳剂的质量评价包括(　　)
A. 乳剂粒径大小的测定、分层现象的观察、乳清合并速度的测定和稳定常数 Ke 的测定
B. 乳剂粒径大小的测定、分层现象的观察和乳滴合并速度的测定
C. 乳剂粒径大小的测定、分层现象的观察和稳定常数的测定
D. 乳剂粒径大小的测定、乳滴合并速度的测定和稳定常数的测定
E. 分层现象的观察、乳滴合并速度的测定和稳定常数的测定

44. 衡量乳剂稳定性的重要指标是(　　)
A. 聚合快慢
B. 分层快慢
C. 分离快慢
D. 乳化快慢
E. 溶解快慢

45. 在评价乳剂的稳定性时,相当于 1 年的自然分层的效果是(　　)
A. 乳剂放 5℃温度下,12h 改变一次温度,观察 12 天进行比较
B. 乳剂放 30℃温度下,12h 改变一次温度,观察 12 天进行比较
C. 乳剂在半径为 10cm 离心管中以 3 750r/min 速度离心 5h
D. 乳剂用 4 000r/min 离心 15min
E. 乳剂用 4 500r/min 离心 30min

46. suspensions 是指(　　)
A. 难溶性固体药物分散在溶剂中形成的溶液制剂
B. 难溶性固体药物分散在介质中形成的溶液制剂
C. 难溶性固体药物分散在介质中形成的非均匀的制剂
D. 难溶性固体药物分散在基质中形成的溶液制剂
E. 难溶性固体药物的微粒状态分散介质中形成的非均匀的 liquid preparations

47. 混悬剂的 disperse medium 是(　　)
A. 水
B. alcohol
C. 食用油
D. 水、植物油
E. liquid paraffin

48. 制备混悬剂的加入适量 electrolyte 的目的是(　　)
A. 调节制剂的渗透压
B. 增加介质的极性降低药物的溶解度
C. 使微粒的 zeta 电位降低有利于稳定
D. 增加混悬剂的离子强度
E. 使微粒的动电电位增加有利于稳定

49. suspensions 的质量评价包括(　　)

A. 微粒大小的测定、重新分散试验、流变学测定

B. 沉降容积比的测定、微粒大小的测定、絮凝度的测定、重新分散试验、流变学测定

C. 絮凝度的测定、微粒大小的测定、流变学测定

D. 絮凝度的测定、重新分散试验、沉降容积比的测定

E. 絮凝度的测定、流变学测定、沉降容积比的测定

50. 液体药剂的包装关系到(　　)

A. 药品的质量　　B. 药品的运输　　C. 药品的储存

D. 药品的质量、运输和储存　　E. 药品的制备

51. 下列 liquid preparations 中,需进行粒径评价的是(　　)

A. syrups　　B. 聚维酮碘溶液　　C. 芳香水剂

D. 混悬剂　　E. 酯剂

52. 下列属于均相 liquid preparations 的是(　　)

A. emulsion　　B. 混悬剂　　C. 溶液剂

D. 溶胶剂　　E. 炉甘石洗剂

【A2 型题】

53. 下列关于 emulsion 的表述中,错误的是(　　)

A. 乳剂属于胶体制剂　　B. 乳剂属于非均相 liquid preparations

C. 乳剂属于热力学不稳定体系　　D. 制备乳剂时需加入适宜的乳化剂

E. 乳剂的分散度大,药物吸收迅速,生物利用度高

54. 以下有关 emulsifier in oil method 制备初乳的叙述中,错误的是(　　)

A. 油、水、胶三者的比例要适当　　B. 分次加入比例量的水

C. 研钵应干燥　　D. 初乳未形成不可以加水稀释

E. 加水后沿同一方向迅速研磨

55. 以下各项中,不是评价 suspensions 质量的方法为(　　)

A. 絮凝度的测定　　B. 再分散试验　　C. 沉降体积比的测定

D. 澄清度的测定　　E. 微粒大小的测定

56. 下列物质中,不能作 suspending agent 的是(　　)

A. 西黄芪胶　　B. 硅皂土　　C. 羧甲基纤维素钠

D. 硬脂酸钠　　E. 海藻酸钠

57. 下列有关 garles 的叙述中,错误的是(　　)

A. garles 应呈微酸性　　B. garles 主要用于清洗口腔

C. garles 多为药物的水溶液　　D. 可制成浓溶液,用时稀释

E. 溶液中常加适量着色剂,以示外用

58. 下列乳化剂中,不属于固体粉末型乳化剂的是(　　)

A. 硬脂酸镁　　B. $Me(OH)_2$　　C. diatomite

D. gelatin　　E. 二氧化硅

59. 不能增加混悬剂物理稳定性的措施是(　　)

A. 增大粒径分布　　B. 减小粒径

C. 降低微粒与液体介质间的密度差　　D. 增加介质黏度

E. 加入 flocculation agent

60. 以下有关滴鼻剂的叙述中,错误的是(　　)

A. 一般制成溶液剂　　B. pH 一般为 5.5~7.5　　C. 只能产生局部作用

D. 应无刺激　　E. 应等渗

61. 下列关于 glycerin 的性质与应用中,错误的表述为(　　)

A. 可供内服或外用　　B. 有保湿作用　　C. 能与水、乙醇混合使用

D. 甘油毒性较大　　E. 30%以上的甘油溶液有防腐作用

62. 下列关于 syrups 的表述错误的是(　　)

A. syrups 自身具有抑菌作用,故不需要加入防腐剂

B. syrups 系指含药物或芳香物质的浓的蔗糖水溶液

C. 糖浆可用作矫味剂、助悬剂

D. 制备 syrups 应在避菌环境中进行

E. 冷溶法适用于对热不稳定或挥发性药物制备糖浆剂

63. 下列关于苯甲酸与苯甲酸钠防腐剂的表述中,错误的是(　　)

A. 在酸性条件下抑菌效果较好,最佳 pH 为 4

B. 分子态的苯甲酸抑菌作用强

C. 相同浓度的苯甲酸与苯甲酸钠盐其抑菌作用相同

D. pH 增高,苯甲酸解离度增大,抑菌活性下降

E. 苯甲酸与羟苯酯类防腐剂合用具有防霉与防发酵作用

64. 下列关于 sols 的叙述中,错误的是(　　)

A. sols 具有双电层结构　　B. 可采用分散法制备溶胶剂

C. 溶胶剂属于热力学稳定体系　　D. 加入电解质可使溶胶发生聚沉

E. ζ 电位越大,溶胶越稳定

65. 以下有关胃蛋白酶合剂配制注意事项的叙述中,错误的是(　　)

A. 本品一般不宜过滤　　B. 胃蛋白酶不可与稀盐酸直接混合

C. 可采用热水配制,以加速溶解　　D. 应将胃蛋白酶撒在液面,使其充分吸水膨胀

E. 本品不宜大量配制或久贮

66. 以下各项中,不影响混悬剂物理稳定性的是(　　)

A. 微粒半径　　B. 微粒大小的均匀性　　C. 微粒双电层的 zeta 电位

D. 加入 preservative　　E. 介质的黏度

67. 下列关于 suspending agents 的表述中,错误的是(　　)

A. 助悬剂是混悬剂的一种稳定剂　　B. 亲水性高分子溶液可作助悬剂

C. 助悬剂可以增加介质的 viscosity　　D. 助悬剂可降低微粒的 zeta 电位

E. 可增加药物微粒的亲水性

68. 下列有关高分子溶液的表述中,错误的是( )
A. 高分子溶液的黏度与其分子量无关
B. 制备高分子溶液首先要经过溶胀过程
C. 高分子溶液为热力学稳定体系
D. 高分子溶液为均相 liquid preparations
E. 高分子溶液中加入大量电解质,产生沉淀的现象称为 salt out
69. 下列有关理想 preservatives 的要求中,错误的是( )
A. 对人体无毒、无刺激性
B. 性质稳定
C. 溶解度能达到有效的防腐浓度
D. 对大部分微生物有较强的防腐作用
E. 能改善制剂物理稳定性
70. 不宜制成混悬剂的药物是( )
A. 毒药或剂量小的药物
B. insoluble drug
C. 需产生长效作用的药物
D. 为提高在水溶液中稳定性的药物
E. 味道不适、难于吞服的口服药物
71. 关于高分子溶液的错误表述是( )
A. 高分子水溶液可带正电荷,也可带负电荷
B. 高分子溶液是黏稠性流动液体,黏稠性大小用黏度表示
C. 高分子溶液加入大量电解质可使高分子化合物凝结而沉淀
D. 高分子溶液形成凝胶与温度无关
E. 高分子溶液加入脱水剂,可因脱水而析出沉淀
72. 对 propylene glycol 性质与应用叙述不正确的是( )
A. 可作为肌内注射用溶剂
B. 有促渗作用
C. 毒性小,无刺激性
D. 可与水、乙醇等混剂混合
E. 药用 propylene glycol 应为 1,3-丙二醇
73. 对 PEG 性质与应用叙述不正确的是( )
A. 可用作混悬剂的助悬剂
B. 可用作软膏基质
C. 具有极易吸水潮解的性质
D. 可用作片剂包衣增塑剂、致孔剂
E. 作溶剂用的 PEG 分子量应在 1000 以上
74. 对尼泊金类防腐剂叙述不正确的是( )
A. 尼泊金类防腐剂混合使用具有协同作用
B. 尼泊金类防腐剂无毒、无味、无臭,化学性稳定
C. 尼泊金类防腐剂在酸性条件下抑菌作用强
D. 尼泊金类防腐剂的化学名为羟苯烷酯类
E. 表面活性剂不仅能增加尼泊金类防腐剂的溶解度,同时可增加其抑菌活性
75. 不属于液体药剂者为( )
A. mixtures
B. liniments
C. clysma
D. spirits
E. injection

76. 对 liquid preparations 质量要求错误者为(　　)
A. 溶液型药剂应澄明
B. 分散媒最好用有机分散溶媒
C. 有效成分浓度应准确、稳定
D. 乳浊液型药剂应保证其分散相小而均匀
E. 制剂应有一定的防腐能力

77. 有关制剂 pH 对微生物生长影响叙述错误的是(　　)
A. 真菌可在较广 pH 范围内生长
B. 真菌生长最适宜 pH 是 4~6
C. 细菌通常是在中性时最易于生长
D. 细菌生长适宜 pH 是 5~8
E. 碱性范围对真菌、细菌都不适宜

78. 有关 sols 的叙述错误者为(　　)
A. 系多相分散体系
B. 黏度与渗透压较大
C. 表面张力与分散媒相近
D. 分散相与分散媒没有亲和力
E. Tyndall 效应明显

79. 下列乳剂处方拟定原则中错误者是(　　)
A. 分散相的浓度应在 10% ~50%
B. 根据乳剂类型不同,选用所需 HLB(亲水亲脂平衡)值的乳化剂
C. 根据需要调节乳剂黏度
D. 选择适当的氧化剂
E. 根据需要调节乳剂流变性

80. 以下关于 liquid preparations 的叙述错误的是(　　)
A. 溶液分散相粒径一般小于 1nm
B. 胶体溶液型药剂分散相粒径一般在 1~100nm
C. 混悬型药剂分散相微粒的粒径一般在 100μm 以上
D. emulsions 分散相液滴直径在 1nm~25μm
E. 混悬型药剂属粗分散系

81. 下列对 liquid preparations 说法不正确的是(　　)
A. 非均相 liquid preparations 易产生物理稳定性问题
B. 溶液型 liquid preparations 的药物吸收速度大于混悬型 liquid preparations
C. liquid preparations 在储存过程中易发生霉变
D. 药物在液体分散介质中分散度越小吸收越快
E. 药物在液体分散介质中分散度越大吸收越快

82. 与疏水性溶胶性质无关的是(　　)
A. 疏水性溶胶属于热力学稳定体系
B. 采用分散法制备疏水性溶胶
C. zeta 电位越大溶胶越稳定
D. 具有双电层结构
E. 加入电解质可使溶胶发生聚沉

83. 下列不能作助悬剂的是(　　)
A. poloxamer
B. arabic gum
C. MC
D. syrups
E. glycerin

84. 下列不能作助悬剂使用的是(　　)
A. 触变胶
B. 海藻酸钠
C. 羟甲基纤维素钠

D. 硬脂酸镁　E. 卡波普

85. 对助悬剂叙述不正确的是(　　)

A. 可增加药微粒的亲水性　B. 可降低微粒的动电电位

C. 亲水性高分子溶液常用作助悬剂　D. 是混悬剂一种稳定剂

E. 可以增加介质的黏度

86. 下列关于 sedimentation rate 叙述不正确的是(　　)

A. F 值在 0~1 之间

B. F 值越小说明混悬剂越稳定

C. 中国药典 2000 年版规定口服混悬剂在 3 小时的 F 值不得低于 0.9

D. F 值越大说明混悬剂越稳定

E. 混悬剂的沉降容积比(F)是指沉降物积与沉降前混悬剂容积的比值

87. 下列对 flocculation value 叙述不正确的是(　　)

A. 预测混悬剂的稳定性

B. 可评价絮凝剂的絮凝效果

C. 是比较混悬剂絮凝程度重要参数,以 β 表示

D. β 值越大絮凝效果越好

E. β 值越小絮凝效果越好

88. 以下各项中,不可用于评价混悬剂质量的是(　　)

A. 分散相质点大小　B. 分散相分层与合并速度　C. F 值

D. β 值　E. 重新分散性

89. 以下制剂中,不易霉败的制剂有(　　)

A. spirits　B. 口服液　C. syrups

D. 明胶浆　E. 高分子溶液剂

90. 不属于制备糖浆剂的方法有(　　)

A. 溶解法　B. 热溶法　C. 冷溶法

D. 混合法　E. 分散法

91. 下列有关 suspensions 的说法中,错误的是(　　)

A. 混悬剂为动力学不稳定体系,热力学不稳定体系

B. 可通过将药物制成混悬剂而延长药效

C. 难溶性药物可考虑制成混悬剂

D. 毒剧性药物常制成混悬剂

E. 混悬剂可内服也可外用

92. 以下各物质中,不可作为 liquid preparations 矫味剂的是(　　)

A. honey　B. 香精　C. 薄荷油

D. 吐温 80　E. arabic gum

93. 以下不具有乳化作用的物质是(　　)

A. tragacanth gum　B. 卵磷脂　C. 聚山梨酯

D. 泊洛沙姆　E. 羟苯酯类

94. 下列不属于天然乳化剂的是(　　)

A. 卵磷脂　B. 海藻酸钠　C. 西黄芪胶
D. SLS　E. 阿拉伯胶

95. 下列关于 emulsifier 选择的表述中,不正确的是(　　)

A. 根据药物性质、油的类型、是否有电解质存在综合考虑
B. 外用乳剂一般不宜采用高分子化合物作 emulsifier
C. 口服 O/W 型乳剂应优先选择表面活性剂作 emulsifier
D. 口服 O/W 型乳剂应优先选择高分子溶液作 emulsifier
E. emulsifier 混合使用可提高界面膜强度,增加乳剂稳定性

96. 在混悬剂中加入适量的电解质降低 zeta 电位,可产生絮凝,不是絮凝的特点是(　　)

A. 沉降速度快　B. 沉降速度慢
C. 振摇后可迅速恢复均匀状态　D. 沉降体积大
E. 有明显的沉降面

97. 下面不是乳剂形成的条件是(　　)

A. 形成牢固的乳化膜　B. 适宜的乳化剂　C. 适当的相体积比
D. 提高乳剂黏度　E. 做乳化功

98. 以下不属于乳剂不稳定现象的是(　　)

A. 转相　B. 酸败　C. creaming
D. breaking　E. salt out

99. 下列制剂中,不属于均相 liquid preparations 的是(　　)

A. aromatic waters　B. 复方硫黄洗剂　C. 磷酸可待因糖浆剂
D. 氯化钠溶液　E. 明胶溶液剂

100. 以下不可作防腐剂使用的物质是(　　)

A. sorbic acid　B. 苯扎溴铵　C. parabens
D. 苯甲酸　E. DMSO

101. 下列不属于高分子溶液的是(　　)

A. 甲基纤维素水溶液　B. 蔗糖的近饱和水溶液
C. 明胶水溶液　D. 醋酸纤维素酞酸酯的丙酮溶液
E. 羟丙基甲基纤维素水溶液

102. 以下关于溶胶剂的表述中,不正确的是(　　)

A. 溶胶剂属于热力学不稳定体系　B. 溶胶粒子具有 electric double layer
C. 溶胶剂中加入电解质会产生盐析作用　D. zeta 电位反映溶胶剂的稳定性
E. 溶胶粒越小,布朗运动越激烈,沉降速度越小

103. 以下情况不可考虑制成 suspensions 的是(　　)

A. 剧毒药
B. 难溶性药物
C. 剂量小的药物
D. 为了制得比药物溶解度更高浓度的 liquid preparations

E. 为了使药效缓慢、持久

104. 下列关于 syrups 的表述中,不正确的是(　　)

A. 单糖浆的浓度为 85%(g/g)

B. 热溶法制备糖浆剂适合于对热稳定的药物

C. 单糖浆可作为矫味剂、助悬剂

D. 糖浆剂本身具有抑菌作用,不需加防腐剂

E. 制备糖浆剂宜用蒸汽夹层锅加热,并应严格控制温度与时间

105. 下列不可在混悬剂中作助悬剂的有(　　)

A. glycerin　　B. CMC-Na　　C. arabic gum

D. alcohol　　E. 硅皂土

106. 下面不属于甘油在 pharmaceutics 中的用途的是(　　)

A. 保湿剂　　B. 促渗剂　　C. suspending agent

D. plasticizer　　E. 极性溶剂

107. 下列有关混悬剂质量评价的叙述中,不正确的是(　　)

A. β 越大越不稳定　　B. F 越大越稳定

C. 使混悬剂重新分散的次数越多越不稳定　　D. 沉降速度快不稳定

E. 絮凝度越大,絮凝效果越好

108. 以下关于高分子溶液的表述中,不正确的是(　　)

A. 阿拉伯胶在溶液中带负电荷

B. 在高分子溶液中加入电解质会产生水解现象

C. 高分子溶液在一定条件下产生胶凝

D. 高分子溶液是热力学稳定体系

E. 高分子化合物的溶解首先要经过一个溶胀过程

109. 下列有关 preservatives 的叙述中,不正确的是(　　)

A. parabens 在酸性溶液中防腐效果好

B. 苯甲酸在酸性溶液中防腐效果较好

C. 苯甲酸与羟苯酯类合用对真菌、酵母菌最理想

D. 药液中含有 20% 以上乙醇时可不加防腐剂

E. 山梨酸、山梨酸钾在碱性溶液中效果较好

110. 下列关于 flocculation 与 deflocculation 的表述中,不正确的是(　　)

A. 在混悬剂中加入适量电解质可使 zeta 电位适当降低,该电解质为絮凝剂

B. 枸橼酸盐、酒石酸盐可作絮凝剂使用

C. 因用量不同,同一电解质在混悬剂中可以起絮凝作用或反絮凝作用

D. zeta 电位在 20~25mV 时混悬剂恰好产生絮凝

E. 絮凝剂离子的化合价与浓度对混悬剂的絮凝无影响

【配伍型题】

A. 明胶水溶液　　B. propylene glycol　　C. 生理盐水

D. liquid paraffin　　E. 蒸馏水

111. 属于半极性溶剂的是(　　)
112. 属于非极性溶剂的是(　　)
113. 属于极性溶剂的是(　　)

A. DMSO　　B. 苯扎溴铵　　C. sorbic acid
D. 脂肪油　　E. PEG 300~600

114. 可作 preservatives 的是(　　)
115. 可作极性溶剂的是(　　)
116. 可作阳离子型表面活性剂的是(　　)

A. 胶浆剂　　B. 醋酸乙酯　　C. propylene glycol
D. glycerin　　E. 硫柳汞

117. 对皮肤具有保湿、滋润作用的是(　　)
118. 具有促渗作用的是(　　)
119. 具有防腐作用的是(　　)

A. Aspartame　　B. 柠檬　　C. arabic gum
D. $NaHCO_3$　　E. 苋莱红

120. 可做 liquid preparations 的芳香剂的是(　　)
121. 可做 liquid preparations 的胶浆剂的是(　　)
122. 可做 liquid preparations 的甜味剂的是(　　)
123. 可做 liquid preparations 的合成色素的着色剂的是(　　)

A. HLB 1~3　　B. HLB 3~8　　C. HLB 7~9
D. HLB 8~16　　E. HLB 13~18　　F. HLB 13~16

124. solubilizer(　　)
125. 去污剂(　　)
126. 起泡剂和消泡剂(　　)
127. W/O 乳化剂(　　)
128. O/W 乳化剂(　　)
129. 润湿剂(　　)

A. emulsion　　B. 高分子溶液　　C. suspensions
D. solution　　E. 溶胶

130. 复方硫磺洗剂是(　　)
131. 胃蛋白酶合剂是(　　)
132. 炉甘石洗剂是(　　)

133. 复方碘溶液是(　　)

A. phase inversion　　B. 酸败　　C. flocculation
D. creaming　　E. 破乳

134. 外加物质使乳粒的 ζ 电位降低(　　)
135. 乳剂内相与外相的密度变差所致(　　)
136. 乳化剂性质发生变化导致(　　)

A. mixtures　　B. lotions　　C. liniments
D. nasal drops　　E. clysma

137. 专供滴人鼻腔内使用的 liquid preparations 是(　　)
138. 专供揉搽皮肤表面用的 liquid preparations 是(　　)
139. 专供涂抹、敷于皮肤外用的 liquid preparations 是(　　)
140. 含有一种或一种以上药物成分的,以水为溶剂的内服(滴剂除)liquid preparations 是(　　)

A. solutions　　B. 疏水胶体　　C. 亲水胶体
D. suspensions　　E. emulsions

141. 氯化钠溶液属于(　　)
142. 明胶溶液属于(　　)
143. 难溶性固体药物分散于液体分散介质中属于(　　)
144. 油滴分散于水中属于(　　)
145. 薄荷水属于(　　)

A. 重新分散试验　　B. 微粒大小测定
C. detemination of sedimentation rate　　D. 絮凝度测定
E. 流变学测定

146. 混悬剂放置一定时间后,以一定的速度转动,观察混合情况(　　)
147. 用旋转黏度计测定混悬剂的流动曲线(　　)
148. 测定混悬剂静置后沉降物的容积与沉降前混悬剂的容积(　　)
149. 用库尔特计数器测定混悬剂(　　)
150. 测定加絮凝剂和不加絮凝剂的混悬剂的沉降物容积(　　)

A. 分层　　B. 转相　　C. flocculation
D. breaking　　E. 酸败

151. 微生物作用可使乳剂(　　)
152. 乳化剂失效可致乳剂(　　)
153. zeta 电位降低可使乳剂产生(　　)

154. 重力作用可造成乳剂(　　)
155. 乳化剂类型改变,最终可导致(　　)

A. parabens　B. 丙二醇　C. 酒石酸盐
D. arabic gum　E. Tween 80
156. 可作保湿剂的是(　　)
157. 可作絮凝剂的是(　　)
158. 可作防腐剂的是(　　)
159. 可作增溶剂的是(　　)

A. suspending agent　B. wetting agents　C. flocculation agent
D. deflocculation agent　E. antioxidant
160. 使微粒的 zeta 电位减小(　　)
161. 降低固液界面张力,接触角减小(　　)
162. 使微粒的 zeta 电位增大(　　)
163. 增加分散介质的黏度(　　)

A. SLS　B. glycerin　C. 泊洛沙姆 188
D. sodium benzoate　E. 甜菊苷
164. 咖啡因的助溶剂(　　)
165. 静脉注射用乳化剂(　　)
166. 皮肤用软膏乳化剂(　　)
167. 防腐剂(　　)

A. 枸橼酸盐　B. Tween 80　C. CMC-Na
D. 单硬脂酸铝　E. sodiumbenzoate
168. 延缓混悬剂的微粒沉降(　　)
169. 降低微粒的 zeta 电位,产生絮凝(　　)
170. 增加制剂的生物学稳定性(　　)
171. 使疏水性药物容易被润湿(　　)

A. aromatic waters　B. mixtures　C. spirits
D. liniments　E. lotions
172. 专供揉擦皮肤表面用的 liquid preparations(　　)
173. 含有一种或一种以上药物成分的,以水为溶剂的内服 liquid preparations(　　)
174. 供涂敷皮肤或冲洗用的制剂(　　)
175. 芳香挥发性药物的饱和或近饱和澄明水溶液(　　)
176. 挥发性药物的浓乙醇溶液(　　)

二、是非题

1. liniments 是指专供揉搽皮肤表面的 liquid preparations。(　　)
2. 溶胶是一种热力学和动力学均不稳定的体系。(　　)
3. suspensions 既属于热力学不稳定体系,又属于动力学不稳定体系。(　　)
4. 保留灌肠剂中的药物大部分不经过肝脏,直接进入血循环,从而可避免肝脏的首过作用。(　　)
5. 用于制备 aromatic water 的药物一般都可制成酯剂。(　　)
6. 一般分散相浓度为 50% 左右时乳剂最稳定,25% 以下或 74% 以上时均易发生不稳定现象。(　　)
7. 具有 polymorphism 的药物,其稳定晶型溶解度大,亚稳定晶型溶解度小。(　　)
8. 有时溶质在混合溶剂中的溶解度大于其在各单一溶剂中的溶解度,这种现象称为助溶,使溶质具有这种性质的混合溶剂称为 hydrotropy agent。(　　)
9. clysma 系指灌洗阴道、尿道等部位,以清洗和洗除某些病理异物的 liquid preparations。(　　)
10. 电解质影响溶胶稳定性是因为带相反电荷的电解质加入溶胶中,使电荷被中和,Zeta 电位升高,同时使水化膜变薄,故胶粒易合并聚集。(　　)
11. 配制复方碘溶液时,应先将碘化钾配成 10% 的溶液,再加入碘使溶解。(　　)
12. lotions 系指专供涂抹、敷于皮肤的外用 liquid preparations。(　　)

三、填空题

1. ___(1)___系指药物分散在适宜的分散介质中制成的液体形态的制剂。
2. 按分散系统分, liquid preparations 可分为___(2)___、___(3)___,其中溶胶剂属于___(4)___。
3. 二甲基亚砜的简写为___(5)___,有较强的吸湿性,溶解范围广,亦称___(6)___。
4.《中国药典》2000 年版关于药品微生物限度标准,对 liquid preparations 规定了染菌数的限量要求:___(7)___1g 或 lml 不得检出大肠杆菌,不得检出活螨;___(8)___1g 含细菌数不得超过1 000个,真菌数不得超过 100 个;___(9)___lml 含细菌数不得超过 100 个,酶菌、酵母菌数不超过 100 个;外用药品 1g 或 lml 不得检出___(10)___和金黄色葡萄球菌。
5. 防腐措施主要有___(11)___、___(12)___。
6. 对羟基苯甲酸酯类在酸性、中性溶液中均有效,但在酸性溶液中作用较强,对___(13)___作用最强。
7. 天然的甜味剂___(14)___和___(15)___应用最广泛,合成的甜味剂有___(16)___和___(17)___,后者也称蛋白糖。
8. 合成色素通常配成 1% 贮备液使用,用量不得超过___(18)___。
9. 溶液剂的制备有二种方法,即___(19)___和___(20)___。
10. ___(21)___系指芳香挥发性药物的饱和或近饱和的水溶液。用乙醇和水混合溶剂制成的含大量挥发油的溶液,称为___(22)___。

11. 纯蔗糖的近饱和水溶液称为 __(23)__，浓度为 __(24)__ %(g/ml)或 __(25)__ %(g/g)。
12. 单糖浆除供制备 __(26)__ 糖浆外,也可作 __(27)__、__(28)__。
13. __(29)__ 系指挥发性药物的浓乙醇溶液。
14. __(30)__ 系指药物溶于甘油中制成的专供外用的溶液剂。
15. __(31)__ 是指用纱布、棉花蘸取后涂搽皮肤或口腔,喉部黏膜的 liquid preparations。
16. __(32)__ 系指药物用规定浓度乙醇浸出或溶解而制成的澄清 liquid preparations,亦可用流浸膏稀释制成。
17. 酊剂的浓度除另有规定外,含有毒剧药品(药材)的酊剂,每 100ml 应相当于原药物 __(33)__ g;其他酊剂每 100ml 相当于原药物 __(34)__ g。
18. 高分子溶液剂以水为溶剂,称为 __(35)__ 高分子溶液剂,或称胶浆剂。以非水溶剂制备的,称为 __(36)__ 高分子溶液剂。高分子溶液剂属于 __(37)__ 稳定系统。
19. 向高分子溶液中加入大量的电解质,由于电解质破坏了高分子的水化膜,使高分子凝结而沉淀,将这一过程称为 __(38)__。
20. 制备高分子溶液时首先要经过 __(39)__ 溶胀过程,然后发生 __(40)__ 溶胀过程。
21. 溶胶剂中分散的微细粒子在 __(41)__ nm 之间,属 __(42)__ 不稳定系统。
22. 溶胶双电层之间的电位差称为 __(43)__ 电位。
23. __(44)__ 系指难溶性固体药物以微粒状态分散于分散介质中形成的非均匀的 liquid preparations。
24. 为了安全起见, __(45)__ 或 __(46)__ 的药物不应制成混悬剂使用。
25. 根据 Stokes 公式,微粒沉降速度与 __(47)__、__(48)__ 成正比,与分散介质的 __(49)__ 成反比。
26. 向溶胶剂中加入天然的或合成的亲水性高分子溶液,使溶胶剂具有亲水胶体的性质而增加稳定性,这种胶体称为 __(50)__。
27. 混悬剂的稳定剂包括 __(51)__、__(52)__、__(53)__ 和 __(54)__ 等。
28. 助悬剂系指能增加分散介质的 __(55)__ 以降低微粒的沉降速度或增加微粒 __(56)__ 的附加剂。
29. __(57)__ 是指沉降物的容积与沉降前混悬剂的容积之比。
30. F 值在 __(58)__ 之间,F 值愈 __(59)__ 混悬剂愈稳定。
31. 絮凝度 β 表示由絮凝所引起的沉降物容积 __(60)__ 的倍数,β 值愈 __(61)__,絮凝效果愈好。
32. __(62)__ 系指互不相溶的两种液体混合,其中一相液体以液滴状态分散于另一相液体中形成的非均匀相液体分散体系。形成液滴的液体称为 __(63)__、内相或 __(64)__,另一液体则称为 __(65)__、__(66)__ 或 __(67)__。
33. 乳剂由 __(68)__、__(69)__ 和 __(70)__ 组成,三者缺一不可。根据乳滴的大小,将乳剂分类为 __(71)__、__(72)__、__(73)__。
34. 乳化膜有三种类型,即 __(74)__、__(75)__、__(76)__。
35. 决定乳剂类型的因素很多,最主要是 __(77)__ 的性质和乳化剂的 HLB 值,其次是形

成乳化膜的 (78) 、 (79) 、温度、制备方法等。

36. 乳剂常发生的变化有: (80) 、 (81) 、 (82) 、 (83) 、 (84) 。

37. 将油水两相混合时,两相界面上生成的新生皂类产生乳化的方法称为 (85) 。

38. (86) 的快慢是衡量乳剂稳定性的重要指标。将乳剂置 10cm 离心管中以 (87) r/min 速度离心 (88) h,相当于放置 1 年的自然分层的效果。

39. 乳剂离心前后光密度变化百分率称为 (89) ,K_e值愈 (90) 乳剂愈稳定。

40. 乳剂在放置过程中,体系中分散相会逐渐集中在顶部或底部,此现象称为 (91) 。

41. O/W 型乳剂可用 (92) 稀释,而 W/O 型乳剂可用 (93) 稀释。当用油溶性染料染色时, (94) 型乳剂外相染色;用水溶性染料染色时,则 (95) 型乳剂外相染色。

42. 乳剂的类型主要由乳化剂的 (96) 和 HLB 值决定。

43. 有些胶体溶液,在一定温度下静置时,逐渐变为半固体状溶液,当振摇时,又重新变成可流动的胶体溶液。胶体溶液的这种性质称为 (97) 。

44. 常用乳化剂根据其性质不同分为表面活性剂、高分子溶液和 (98) 。

45. 常用的矫味剂有 (99) 、 (100) 、 (101) 和 (102) 等四类。

46. 芳香水剂系指挥发油或其他挥发性芳香药物的 (103) 的澄明水溶液。

47. 酯剂的含乙醇量一般为 (104) 。

48. 有些高分子溶液,在温热条件下为黏稠性流动液体,但在温度降低时,呈链状分散的高分子形成网状结构,分散介质水可被全部包含在网状结构中,形成不流动的半固体状物,称为 (105) 。

49. 对溶胶剂的稳定性起主要作用的是胶粒表面所带的 (106) ,胶粒表面的水化膜仅起次要作用。

50. 乳剂受外界因素(光、热、空气等)及微生物作用,使体系中油或乳化剂发生变质的现象称为 (107) 。

51. 灌肠剂按用药目的可分为泻下灌肠剂和 (108) 。

52. 高分子溶液放置过程中会自发地聚集而沉淀,这种现象称为 (109) 。

四、问答题

1. 按分散系统分类 liquid preparations 可分为几类?
2. 根据 Stokes 定律简述增加混悬剂动力稳定性的主要方法有哪些?
3. 常用的混悬剂助悬剂分为几类,试举例说明。
4. 简述评定混悬剂质量的方法。
5. 常用的乳化剂分为几类,试举例说明。
6. 乳剂热力学不稳定的变化有哪些?
7. 常用乳剂的制备方法有哪些?
8. 简述评定乳剂质量的方法。

第三章 灭菌制剂与无菌制剂

一、选择题

【A1 型题】

1. 下列关于 infusion water 制备的叙述,正确的是(　　)
   A. 输液从配制到灭菌的时间一般不超过 12h
   B. 稀配法适用于质量较差的原料药的配液
   C. 输液配制时用的水必须是新鲜的灭菌注射用水
   D. 输液剂灭菌为流通蒸汽灭菌
   E. 药用活性炭可吸附药液中的热原且可起助滤作用
2. 灭菌制剂灭菌的目的是杀死(　　)
   A. pyrogen　　B. 微生物　　C. spore
   D. 细菌　　E. 真菌
3. 氯霉素眼药水中加入氯化钠的主要作用是(　　)
   A. 调节 pH　　B. 增溶　　C. 防腐
   D. 增加疗效　　E. 调节渗透压
4. 安瓿剂通常采用的灭菌条件是(　　)
   A. 115℃、30min　　B. 121℃、20min　　C. 115℃、15min
   D. 100℃、30min　　E. 100℃、20min
5. 验证热压灭菌法可靠性的标准是(　　)
   A. F 值　　B. Z 值　　C. N 值
   D. F_0 值　　E. D 值
6. 可除去输液瓶上的热原的方法是(　　)
   A. 250℃干热灭菌 30min　　B. 用活性炭处理　　C. 用灭菌注射用水冲洗
   D. 2%氢氧化钠溶液处理　　E. 用 75%乙醇处理
7. 可用于脊柱腔注射的是(　　)
   A. 乳浊液　　B. 油溶液　　C. 混悬液
   D. 水溶液　　E. 胶体溶液
8. 下列有关 injection 的制备,正确的是(　　)
   A. 精滤、灌封、灭菌在洁净区进行
   B. 配制、精滤、灌封在洁净区进行

C. 灌封、灭菌在洁净区进行

D. 配制、灌封、灭菌在洁净区进行

E. 精滤、灌封、安瓿干燥灭菌后冷却在洁净区进行

9. 在注射剂中加入焦亚硫酸钠作为( )

A. complexing agent　B. preservatives　C. antioxidant

D. anodyne　E. suspending agent

10. 葡萄糖输液的灭菌条件是( )

A. 115℃,68.6kPa,30min　B. 121.5℃,98.0kPa,15min

C. 126.5℃,98.0kPa,15min　D. 126℃,98.0kPa,15min

E. 115.5℃,78.6kPa,25min

11. 下列关于注射液的配制,正确的是( )

A. 原料质量不好时宜采用稀配法

B. 活性炭吸附杂质常用浓度为0.1%~0.3%

C. 溶解度小的杂质在稀配时容易滤过除去

D. 原料质量好时宜采用浓配法

E. 活性炭在碱性溶液中对杂质的吸附作用比在酸性溶液中强

12. 以下可作为滴眼剂抑菌剂的是( )

A. 碘仿　B. 煤酚皂　C. 吐温80

D. 三氯叔丁醇　E. 环氧乙烷

13. 在注射剂中,sodium chloride equivalent 是指( )

A. 氯化钠与药物的重量各占50%　B. 与100g药物成等渗的氯化钠的重量

C. 与10g药物成等渗的氯化钠的重量　D. 与1g氯化钠成等渗的药物的重量

E. 与1g药物成等渗的氯化钠的重量

14. 注射剂 ampoule 的灭菌方法是( )

A. 干热灭菌　B. 滤过除菌　C. 气体灭菌

D. 辐射灭菌　E. 紫外线灭菌

15. 以下可在注射剂中作为 solubilizer 的是( )

A. 聚山梨酯80　B. citric acid　C. cresol

D. 羟苯乙酯　E. glycerin

16. 配制注射剂的溶剂应选用( )

A. 灭菌注射用水　B. 去离子水　C. 纯化水

D. 注射用水　E. 蒸馏水

17. 注射用抗生素粉末分装室要求洁净度为( )

A. 100级　B. 300 000级　C. 10 000级

D. 100 000级　E. B、C均可

18. 盐酸普鲁卡因注射液调节 pH 宜选用( )

A. 枸橼酸　B. 缓冲溶液　C. hydrochloric acid

D. 硫酸　E. acetic acid

19. 防止 100 级净化环境微粒沉积的方法是(　　)

A. 空气滤过　　B. 空调净化　　C. 紊流技术

D. 静电除尘　　E. 层流净化

20. 注射剂灭菌的方法,最可靠的是(　　)

A. 流通蒸汽灭菌法　　B. 化学杀菌剂灭菌法　　C. 干热灭菌法

D. 热压灭菌法　　E. 紫外线灭菌法

21. 将青霉素钾制为粉针剂的目的是(　　)

A. 免除微生物污染　　B. 防止水解　　C. 防止氧化分解

D. 携带方便　　E. 易于保存

22. water of injection 应于制备后几小时内适用(　　)

A. 4h　　B. 8h　　C. 12h

D. 16h　　E. 24h

23. 下列无抑菌作用的溶液是(　　)

A. 0.02%羟苯乙酯　　B. 10%乙醇　　C. 0.5%三氯叔丁醇

D. 1%聚维酮碘溶液　　E．0.02%苯扎溴铵

24. 下列滤器中能用于分子分离的是哪种(　　)

A. 砂滤棒　　B. 垂溶玻璃滤器　　C. 超滤膜

D. 微孔滤膜　　E. 板框滤器

25. 下列各种蒸汽中灭菌效率最高的是(　　)

A. 饱和蒸汽　　B. 湿饱和蒸汽　　C. 不饱和蒸汽

D. 过热蒸汽　　E. 流通蒸汽

26. 中国药典规定注射用水可采取哪种方法制备(　　)

A. 离子交换法　　B. 蒸馏法　　C. 反渗透法

D. 电渗析法　　E. 重蒸馏法

27. VB_2 注射液中苯甲醇的作用是(　　)

A. 止痛剂　　B. 抑菌剂　　C. 主药之一

D. 增溶剂　　E. 助溶剂

28. pyrogen 的主要致热成分是(　　)

A. protein　　B. 胆固醇　　C. lipopolysaccharide

D. 磷脂　　E. 生物激素

29. 大体积(>50ml)注射剂过滤和灌封生产区的洁净度要求是(　　)

A. 大于 1 000 000 级　　B. 100 000 级　　C. 大于 10 000 级

D. 10 000 级　　E. 100 级

30. 作为热压灭菌法灭菌可靠性的控制标准是(　　)

A. P 值　　B. F_0 值　　C. D 值

D. Z 值　　E. N_t 值

31. 在注射剂中具有局部止痛和抑菌双重作用的附加剂是(　　)

A. 盐酸普鲁卡因　　B. 盐酸利多卡因　　C. phenol

D. benzenemethand　　E. 硫柳汞

32. 油脂性基质的灭菌方法可选用(　　)

A. 热压灭菌　　B. 干热灭菌　　C. 气体灭菌

D. 紫外线灭菌　　E. 流通蒸汽灭菌

33. 有关 eye drop 的正确表述是(　　)

A. eye drop 不得含有铜绿假单胞菌和金黄色葡萄球菌

B. eye drop 通常要求进行热原检查

C. eye drop 不得加尼泊金、三氧叔丁醇之类抑菌剂

D. 黏度可适当减小,使药物在眼内停留时间延长

E. 药物只能通过角膜吸收

34. sterilization by filtration 用微孔滤膜的孔径应为(　　)

A. 0.8μm　　B. 0.22~0.3 μm　　C. 0.1 μm

D. 0.8 μm　　E. 1.0 μm

35. 冷冻干燥制品的正确制备过程是(　　)

A. 预冻→测定产品共熔点→升华干燥→再干燥

B. 预冻→升华干燥→测定产品共熔点→再干燥

C. 测定产品共熔点→预冻→升华干燥→再干燥

D. 测定产品共熔点→升华干燥→预冻→再干燥

E. 测定产品共溶点→干燥→预冻→升华再干燥

36. 一般注射液的 pH 应为(　　)

A. 3~8　　B. 3~10　　C. 4~9

D. 5~10　　E. 4~11

37. 氯化钠等渗当量是指(　　)

A. 与 1g 药物呈等渗效应的氯化钠量　　B. 与 1g 氯化钠呈等渗效应的药物量

C. 与 10g 药物呈等渗效应的氯化钠克当量　　D. 与 1g 氯化钠呈等渗效应的药物克当量

E. 与 1mg 氯化钠呈等渗效应的药物量

38. 在注射剂生产中常作为除菌滤过的滤器(　　)

A. 硅藻土滤棒　　B. 多孔素瓷滤棒　　C. G_6 垂熔玻璃滤器

D. 0.8μm 微孔滤膜　　E. G_3 垂熔玻璃滤器

39. 注射用青霉素粉针,临用前应加入(　　)

A. water for injection　　B. 蒸馏水　　C. 去离子水

D. 灭菌注射用水　　E. alcohol

40. 一般滴眼剂的 pH 为(　　)

A. 3~8　　B. 4~9　　C. 5~9

D. 5~11　　E. 4~11

41. 杀死所有微生物繁殖体和芽孢的方法称为(　　)

A. 灭菌法　　B. 空调法　　C. 层流净化技术

D. 旋风分离技术　　E. 高效滤过技术

42. 醋酸可的松眼药水中加入硼酸的主要作用是(　　)
A. 增溶　　B. 调节 pH　　C. 防腐
D. 增加疗效　　E. 调节渗透压

43. 注射用水和蒸馏水的检查项目的主要区别是(　　)
A. 酸碱度　　B. pyrogen　　C. 氯化物
D. 氨　　E. 硫酸盐

44. 噻孢霉素的氯化钠等渗当量为 0.24,配制 2% 滴眼剂 500ml,需加多少克氯化钠(　　)
A. 2.1g　　B. 3.05g　　C. 1.8g
D. 7.1g　　E. 6.8g

45. 已知盐酸普鲁卡因的氯化钠等渗当量为 0.18, 若配制 0.5% 盐酸普鲁卡因等渗溶液 200ml 需加入 NaCl(　　)
A. 0.72g　　B. 0.18g　　C. 0.81g
D. 1.62g　　E. 2.33g

46. 注射剂的等渗调节剂应选用(　　)
A. boric acid　　B. HCl　　C. benzoic acid
D. Na_2CO_3　　E. NaCl

47. 试制的注射液(输液)使用后造成溶血,应该如何进行改进(　　)
A. 酌情加入抑菌剂　　B. 适当增大一些酸性　　C. 适当增加 NaCl 用量
D. 适当增大一些碱性　　E. 适当增加水的用量

48. 静脉脂肪乳注射液中含有甘油 2.5%(g/ml),它的作用是(　　)
A. 等张调节剂　　B. emulsifier　　C. solvent
D. humetant　　E. 增稠剂

49. 以下制备注射用水的流程哪个最合理(　　)
A. 自来水→滤过→电渗析→蒸馏→离子交换→注射用水
B. 自来水→滤过→离子交换→电渗析→蒸馏→注射用水
C. 自来水→滤过→电渗析→离子交换→蒸馏→注射用水
D. 自来水→离子交换→滤过→电渗析→蒸馏→注射用水
E. 自来水→电渗析→离子交换→滤过→注射用水

50. sintered glass filter 使用后用水抽洗,并以什么样的溶液浸泡处理为好(　　)
A. 重铬酸钾-浓硫酸液　　B. 硝酸钠-浓硫酸液　　C. 硝酸钾-浓硫酸液
D. 浓硫酸液　　E. 30% H_2O_2 溶液

51. 对等渗溶液与等张溶液的叙述正确的是(　　)
A. 等张溶液是指渗透压与血浆相等的溶液
B. 0.9% 的氯化钠既是等渗溶液又为等张溶液
C. 等渗是一个生物学概念
D. 等张是一个物理化学概念
E. 等渗溶液是指与红细胞张力相等的溶液

52. 100 级洁净厂房用于(　　)

A. 粉针剂原料药的精制、烘干、分装
B. 复方氨基酸输液的配液
C. 棕色合剂(复方甘草合剂)的制备
D. 阿司匹林片剂的压制
E. 0.9%氧化钠注射剂(2ml)的配液

53. freeze drying 的特点是(　　)

A. 可避免药品因高热而分解变质
B. 可随意选择溶剂以制备某种特殊的晶型
C. 含水量低
D. 产品剂量准确,外观好
E. 所得产品质地疏松,加水后迅速溶解恢复药液原有特性

54. 有关 steribization 叙述正确的是(　　)

A. 辐射灭菌法特别适用于一些不耐热药物的灭菌
B. 滤过灭菌法不适用于含有热稳定性物质的培养基、试液或液体药物的灭菌
C. 灭菌法是指杀灭或除去所有微生物的方法
D. 煮沸灭菌法是化学灭菌法的一种
E. 热压灭菌法可使葡萄糖注射液的 pH 降低

55. 对 sterilization 叙述中正确的是(　　)

A. 一般选择 115℃、15min
B. 微生物在中性溶液中耐热性最大,碱性溶液中次之,酸性不利于微生物的发育
C. 为了灭菌完全,尽可能升高灭菌温度和延长灭菌时间
D. 滤过灭菌是注射剂生产中最常用的灭菌方法
E. 100℃、60min 可以保证杀灭所有的芽孢

56. 对 sterilization 的分类叙述正确的是(　　)

A. 辐射灭菌法是化学灭菌法的一种
B. 湿热灭菌法是化学灭菌法的一种
C. 气体灭菌法是物理灭菌法的一种
D. 干热灭菌法是化学灭菌法的一种
E. 灭菌法包括物理灭菌法、化学灭菌法、无菌操作法

57. 对 pyrogen test 叙述正确的是(　　)

A. 鲎试剂法对革兰阴性菌以外的内毒素灵敏
B. 鲎试剂法可以代替家兔法
C. 放射性药物、肿瘤抑制剂应用鲎试剂法检查
D. 注射用水可用鲎试剂法检查
E. 中国药典规定热原用家兔法或鲎试剂法检查

58. 依据 Poiseuile 公式,对滤过的影响因素叙述正确的是(　　)

A. 滤速与毛细管半径的四次方成正比
B. 滤速与毛细管长度成正比
C. 滤速与操作压力成反比
D. 滤速与滤液的黏度成正比
E. 滤速与毛细管半径成正比

59. 下列对冷冻干燥的表述正确的是(　　)

A. 冷冻干燥是利用的水的蒸发性能

B. 冷冻干燥应在水的三相点以上的温度与压力下进行

C. 冷冻干燥过程是水分由固变液而后液变气的过程

D. 冷冻干燥是在降压升温条件下水的气液平衡向生成气的方向移动的结果

E. 冷冻干燥是在降压升温条件下水的固气平衡向生成气的方向移动的结果

60. 硫酸锌滴眼液处方:[硫酸锌 2.5g,硼酸,适量,注射用水,适量] =全量 1 000ml 已知:1%硫酸锌冰点下降为 0.085℃,1%硼酸冰点下降为 0.283℃指出调节等渗加入硼酸的量哪一个是正确的( )

A. 10.9g　　B. 1.1g　　C. 17.6g

D. 1.8g　　E. 13.5g

61. 硫酸阿托品滴眼液处方:【硫酸阿托品 10g(NaCl 等渗当量 0.13),氯化钠适量,注射用水,适量】=全量 1 000 ml,指出调节等渗加入氯化钠的量哪一个是正确的( )

A. 9.7g　　B. 6.7g　　C. 7.2g

D. 7.7g　　E. 8.5g

62. 冰点为-0.52℃的一切水溶液与红细胞等张;它们互相之间亦均为等渗( )

A. 以上两点都是正确的　　B. 以上两点都是错误的

C. 第一点是正确的,第二点是错误的　　D. 第一点是错误的,第二点是正确的

E. 溶液的等渗压与冰点之间没有相关性

63. 维生素 C 注射液中可应用的 antioxidant 是( )

A. 焦亚硫酸钠或亚硫酸钠　　B. 焦亚硫酸钠或亚硫酸氢钠

C. 亚硫酸氢钠或硫代硫酸钠　　D. 硫代硫酸钠或维生素 E

E. 维生素 E 或亚硫酸钠

64. 1%氯化钠溶液的冰点 freezing point depression 为( )

A. 0.58℃　　B. 0.52℃　　C. 0.56℃

D. 0.50℃　　E. 0.85℃

65. 注射剂的附加剂中,兼有抑菌和止痛作用的是( )

A. 乙醇　　B. 三氯叔丁醇　　C. 利多卡因

D. 醋酸苯汞　　E. 羟苯酯类

66. 以下关于等渗溶液与等张溶液的叙述,正确的是( )

A. 0.9%的葡萄糖既等渗又等张　　B. Tsoosmotic 是生物学概念

C. Tsotonic 是物理化学概念　　D. Tsotonic 溶液是指与红细胞张力相等的溶液

E. 等张溶液是指渗透压与血浆相等的溶液

67. 注射用水与纯化水的质量检查项目的主要区别是( )

A. 易氧化物　　B. 钙盐　　C 重金属

D. 硝酸盐　　E. 细菌内毒素

68. 静脉注入大量低渗溶液可导致( )

A. 红细胞死亡　　B. hemolysis　　C. 血浆蛋白质沉淀

D. 红细胞聚集　　E. 红细胞皱缩

69. 下列关于湿热灭菌的影响因素,正确的叙述是(　　)
A. 灭菌效果与最初菌落数无关
B. 过热蒸汽穿透力强,灭菌效果好
C. 蛋白、糖类能增加微生物的抗热性
D. 被灭菌物的体积与灭菌效果无关
E. 一般微生物在酸性溶液中的耐热性比在碱性溶液中大

70. 注射用甲氨喋呤钠粉针临用前应加入(　　)
A. 注射用水　B. 灭菌注射用水　C. 纯化水
D. 去离子水　E. 注射用油

71. 流通蒸汽灭菌法的温度为(　　)
A. 121℃　B. 115℃　C. 80℃
D. 150℃;　E. 100℃

72. 一般注射剂的 pH 应调节为(　　)
A. 4~9　B. 3~6　C. 5~9
D. 5.5~7.5　E. 9~10

【A2 型题】

73. 以下有关 pyrogen 性质的描述,错误的是(　　)
A. 能通过一般滤器
B. 具有水溶性
C. 可被活性炭吸附
D. 115℃、35min 热压灭菌能破坏热原
E. 不具有挥发性

74. 以下关于 preservatives 的叙述,错误的是(　　)
A. 抑菌剂应对人体无毒、无害
B. 供静脉注射用的注射剂不得添加抑菌剂
C. 脊柱腔注射用的注射剂必须添加抑菌剂
D. 添加抑菌剂的注射剂仍须进行灭菌
E. 苯酚可作为注射剂的抑菌剂

75. 下列有关微孔滤膜的叙述,错误的是(　　)
A. 孔径小,容易堵塞　B. 截留能力强　C. 有介质的迁移
D. 不影响药液的 pH　E. 吸附性小,不滞留药液

76. 下列关于无菌操作法的叙述,错误的是(　　)
A. 适用于药物遇热不稳定的注射剂的配制
B. 为一种杀灭或除去微生物的操作方法
C. 是一种避菌操作
D. 是在无菌条件下进行的一种操作方法
E. 采用此法制备的注射剂大多需加入抑菌剂

77. 以下各项中,不是滴眼剂附加剂的为(　　)
A. pH 调节剂　B. lubricants　C. 等渗调节剂
D. antiseptic　E. 增稠剂

78. 不能添加抑菌剂的注射剂是(　　)
A. IM　B. 腹腔注射剂　C. SC
D. ID　E. vertebra caval route

79. 下列关于 eye drop 的叙述,错误的是(　　)

A. 滴入眼中的药物首先进入角膜内,通过角膜至前房再进入虹膜

B. eye drop 是直接用于眼部的外用 liquid preparations

C. 混悬型滴眼剂要求粒子大小不得超过 50μm

D. 正常眼可耐受的 pH 为 4.0~9.0

E. 增加滴眼剂的黏度,使药物扩散速度减小,有利于药物的吸收

80. 下列关于滴眼剂中影响药物吸收因素的叙述,错误的是(　　)

A. 表面张力大有利于药物与角膜的接触,增加吸收

B. 大量药液从眼睑缝溢出而损失

C. 具有一定的脂溶性和水溶性的药物可以透过角膜

D. 药物从外周血管消除

E. 刺激性大的药物会使泪腺分泌增加,降低药效。

81. 以下关于层流净化特点的叙述,错误的是(　　)

A. 室内空气不出现停滞　　B. 可控制洁净室的温度与湿度

C. 进入洁净室的空气经滤过处理　　D. 洁净室新产生的微粒可沿层流方向带走

E. 空调净化就是层流净化

82. 不允许加入抑菌剂的注射剂是(　　)

A. 肌内注射用注射剂　　B. 静脉注射用注射剂　　C. 脊椎腔注射用注射剂

D. A 和 B　　E. B 和 C

83. 下列关于滴眼剂的叙述,错误的是(　　)

A. 适当增加滴眼剂的黏度可延长疗效

B. 一般滴眼剂不得检出铜绿假单胞菌和大肠杆菌

C. 手术用滴眼剂不得添加抑菌剂

D. 手术用滴眼剂应保证无菌

E. 滴眼剂的 pH 应控制在 5~9

84. 下列关于 freeze drying 的叙述中,错误的是(　　)

A. 预冻温度应在低共熔点以下 10~20℃

B. 慢冻法制得的结晶粗,但有利于提高冻干效率

C. 速冻法制得的结晶细微,产品疏松易溶

D. 黏稠、熔点低的药物宜采用一次升华法

E. 速冻引起蛋白质变性的几率小,对于酶类和活菌保存有利

85. 以下有关输液灭菌的表述,错误的是(　　)

A. 从配制到灭菌应不超过 4h

B. 塑料输液袋可以采用 109℃,45min 灭菌

C. 灭菌温度多采用 115℃($0.7kg/cm^2$),30min

D. 对于大容器要求 F_0值大于 8min,常用 12min

E. 灭菌柜压力下降到零后才能缓慢打开灭菌柜门

86. 下列关于右旋糖酐注射液的叙述中,错误的是( )

A. 能改变红细胞电荷,减少血栓形成
B. 制备过程中要加入活性炭吸附热原
C. 对热不稳定,应在较低温度下过滤
D. 112℃,30min 灭菌
E. 用于治疗血容性休克

87. 下列关于污染 progen 的途径,错误的是( )

A. 灭菌不彻底
B. 从溶剂中带入
C. 从原料中带入
D. 从配液器具中带入
E. 在操作过程中污染

88. 下列有关 injection 的叙述哪一项是错误的( )

A. injection 均为澄明液体,必须热压灭菌
B. 适用于不宜口服的药物
C. 适用于不能口服药物的病人
D. 疗效确切可靠,起效迅速
E. 产生局部定位及靶向给药作用

89. 下列关于 water for injection 的叙述哪条是错误的( )

A. 为纯水经蒸馏所得的水
B. 为 pH 5.0~7.0,且不含热原的重蒸馏水
C. 采用蒸馏法制备
D. 本品为无色的澄明液体,无臭无味
E. 本品应采用密闭系统收集,于制备后 12h 内使用

90. 下列不属于 physical sterilization 的是( )

A. 紫外线灭菌
B. 75% 乙醇
C. γ 射线灭菌
D. 微波灭菌
E. 高速热风灭菌

91. 关于灭菌法的叙述中哪一条是错误的( )

A. 灭菌法是指杀死或除去所有微生物繁殖体和芽孢的方法
B. 微生物只包括细菌、真菌
C. 细菌的芽孢具有较强的抗热性,不易杀死、因此灭菌效果应以杀死芽孢为准
D. 在 pharmaceutics 中选择灭菌法与微生物学上的不尽相同
E. 物理因素对微生物的化学成分和新陈代谢影响大,许多物理方法可用于灭菌

92. 滴眼剂的抑菌剂不宜选用下列哪个品种( )

A. 尼泊金类
B. 三氯叔丁醇
C. 碘仿
D. 山梨酸
E. 苯氧乙醇

93. 有关滴眼剂错误的叙述是( )

A. 滴眼剂是直接用于眼部的外用 liquid preparations
B. 正常眼可耐受的 pH 为 5.0~9.0
C. 混悬型滴眼剂要求粒子大小不得超过 100μm
D. 滴入眼中的药物首先进入角膜内,通过角膜至前房再进入虹膜
E. 增加滴眼剂的黏度,使药物扩散速度减小,不利于药物的吸收

94. 制备维生素 C 注射液时,以下不属抗氧化措施的是( )

A. 通入 CO_2(气)
B. 加 $NaHSO_3$
C. 调节 pH 为 6.0~6.2
D. 100℃、15min 灭菌
E. 将注射用水煮沸放冷后使用

95. 影响湿热灭菌的因素不包括(　　)
   A. 灭菌器的大小　　B. 细菌的种类和数量　　C. 药物的性质
   D. 蒸汽的性质　　E. 介质的性质
96. 滴眼剂的质量要求中,哪一条与注射剂的质量要求不同(　　)
   A. 有一定的 pH　　B. 与泪液等渗　　C. sterility
   D. 澄明度符合要求　　E. be free of pyrogen
97. 对维生素 C 注射液错误的表述是(　　)
   A. 可采用亚硫酸氢钠作抗氧剂
   B. 处方中加入碳酸氢钠调节 pH 使成偏碱性,避免肌注时疼痛
   C. 可采用 EDTA-2Na 络合金属离子,增加维生素 C 稳定性
   D. 配制时使用的注射用水需用二氧化碳饱和
   E. 采用 100℃ 流通蒸汽 15min 灭菌
98. 下列有关注射剂的叙述哪一项是错误的(　　)
   A. 部分品种可热压灭菌　　B. 适用于不宜口服的药物
   C. 适用于不能口服给药的病人　　D. 疗效确切可靠,起效迅速
   E. 工艺简单,使用方便
99. 下列有关 injection 的叙述哪条是错误的(　　)
   A. injection 系指经皮肤或黏膜注入体内的药物无菌制剂
   B. injection 按分散系可分为溶液型、混悬型、乳浊型和注射用无菌粉末
   C. 配制注射液用的水应是蒸馏水,符合药典规定的无菌检查的要求
   D. 注射液都应达到药典规定的无菌检查的要求
   E. 注射剂车间设计要符合 GMP 的要求
100. 关于 issosmotic solution 在注射剂中的具体要求错误的是(　　)
   A. IV 以等渗为好,高渗注射液静脉给药应缓慢注射
   B. 脊椎腔注射必须等渗
   C. 皮下注射必须等渗
   D. 肌内注射可耐受一定的渗透压范围
   E. eye drop 以等渗为好,但有时临床需用高渗溶液
101. 下列关于注射用水的叙述哪条是错误的(　　)
   A. 不含热原
   B. 为 pH 5.0~7.0
   C. 要求与蒸馏水相同
   D. 本品为无色的澄明液体,无臭无味
   E. 本品应采用密闭系统收集,于制备后 12h 内使用
102. 下列有关除去热原方法的叙述错误的为(　　)
   A. 250℃、30min 以上干热灭菌能破坏热原活性
   B. 重铬酸钠-硫酸清洁液浸泡能破坏热原活性
   C. 在浓配液中加入 0.1%~0.5%(g/ml)的活性炭除去热原

D. 121.5℃、20min 热压灭菌能破坏热原

E. 0.22μm 微孔滤膜不能除去热原

103. 以下关于 infusion solution 灭菌的叙述哪一项是错误的(　　)

A. 从配制到灭菌以不超过 12h 为宜

B. 灭菌时一般应预热 15~30min

C. 灭菌时一定要排除空气

D. 灭菌时间应确证达到灭菌温度后计算

E. 灭菌完毕要放出蒸汽,待压力降至"0"后稍停片刻再缓缓的打开灭菌器门

104. 关于 ampoule 的叙述中不正确的是(　　)

A. 应具有低膨胀系数和耐热性　　B. 对光敏性药物,可选用棕色的安瓿

C. 应具有高度的化学稳定性　　D. 要有足够的物理强度

E. 应具有较高的熔点

105. 关于 autoclave 使用的错误表述是(　　)

A. 灭菌时被灭菌物排布越紧灭菌效果不一定越好

B. 灭菌时必须将灭菌器内空气排出

C. 灭菌时须将蒸汽同时通入夹层和灭菌器内

D. 灭菌时间必须由全部药液温度真正达到所要求的温度算起

E. 灭菌完毕后应停止加热,待压力表所指示压力至零时,才可打开灭菌器

106. 在生产注射用冻干制品时,不会出现的异常现象是(　　)

A. 成品含水量偏高　　B. 冻干物萎缩成团粒状　　C. 喷瓶

D. creaming　　E. 冻干物不饱满

107. 下面关于 active carbone 用法的叙述,不正确的是(　　)

A. 活性炭的用量应根据原辅料的质量而定　　B. 一般为药液总量的 0.1%~0.5%

C. 一般为原料总量的 0.1%~0.5%　　D. 应选用优质针用活性炭

E. 使用活性炭的注射剂其 pH 应控制在偏酸性

108. 下列关于 F_0 值的叙述,不正确的是(　　)

A. F_0 值作为验证热压灭菌可靠性的参数,是专用于热压灭菌的 F 值

B. F_0 值是将各种灭菌温度下的灭菌时间换算成灭菌效果相等的 121℃下的灭菌时间

C. F_0 值衡量灭菌效果,既方便又准确

D. 在任何条件下,F_0 值都不会改变

E. 目前多选用灵敏度高,重现性好、精密度为 0.1℃的热电偶,并将测量探针置于被测物内部

109. 对 eye drop 的抑菌剂的叙述不正确的是(　　)

A. 为提高抑菌效力,有时可选用复合抑菌剂

B. 选择抑菌剂需考虑灭菌效力、pH 和配伍禁忌

C. 含有吐温类的滴眼剂用尼泊金作抑菌剂时应适当增加尼泊金的用量

D. 眼外伤所用洗眼剂更应加入抑菌剂

E. 抑菌剂应作用迅速,要求 12h 内能将金黄色葡萄球菌和铜绿假单胞菌杀死

110. 不是影响湿热灭菌的因素是( )
A. 介质的 pH B. 蒸汽性质 C. temperature
D. 所选择的参比温度 E. 微生物种类与数量

111. 不是气体灭菌法常用的气体有( )
A. 过氧乙酸 B. 环氧乙烷 C. N_2
D. 甲醛 E. 甘油

112. 对灭菌法叙述不正确的是( )
A. 滤过灭菌法适用于含有热不稳定性物质的培养基、试液或液体药物的灭菌
B. 热压灭菌 121.5℃、20min 能杀灭所有的细菌繁殖体和芽孢
C. UV 灭菌活力最强的是 254nm
D. 辐射灭菌法特别适合于一些不耐热药物的灭菌
E. 流通蒸汽一般是 100℃、30~60min,此法能保证杀灭芽孢

113. 不属于常用的化学杀菌剂有( )
A. DMSO B. 苯扎溴铵 C. alcohol
D. 煤酚 E. 煤酚皂

114. 不属于 infusion solution 中染菌的主要原因有( )
A. 成品存放位置不当 B. 生产过程中的污染 C. 灭菌不彻底
D. 瓶塞不严松动 E. 漏气

115. 滴眼剂中常用的增黏剂不包括( )
A. MC B. SDS C. PEG
D. PVP E. PVA

116. 灌封中不可能出现的问题是( )
A. 药物降解 B. 焦头 C. 鼓泡
D. 剂量不准确 E. 封口不严

117. 对易氧化注射剂的通气问题叙述不正确的是( )
A. 通气时安瓿先通气,再灌药液,最后又通气
B. 碱性药液或钙制剂不能通入二氧化碳
C. 二氧化碳的驱氧能力比氮气强
D. 常用的惰性气体有氮气、氢气、二氧化碳
E. 通气效果可用测氧仪进行残余氧气的测定

118. 关于冷冻干燥叙述不正确的是( )
A. 预冻温度应在低共熔点以下 20~30℃ B. 速冻法制得的,产品疏松易溶
C. 速冻对于酶类和活菌保存有利 D. 慢冻法有利于提高冻干效率
E. 黏稠、熔点低的药物宜采用多次升华法

119. 对等渗溶液在注射剂中的具体要求不正确的是( )
A. 输液应等渗或偏低渗 B. 脊椎腔注射必须等渗
C. 皮下注射不必等渗 D. IM 可耐受一定的渗透压范围
E. 滴眼剂以等渗为好,但有时临床需用高渗溶液

120. 下列因素中哪个对生物 F_0值没有影响(　　)

A. 容器在灭菌器内的数量和排布

B. 待灭菌溶液的黏度、容器填充量

C. 溶液性质

D. 容器的大小、形状、热穿透系数

E. 药液的颜色

121. 以下关于输液灭菌的叙述哪一项是错误的(　　)

A. 输液从配制到灭菌以不超过 4h 为宜

B. 输液灭菌时一般不需要预热 15~30min

C. 输液灭菌时一定要排除空气

D. 输液灭菌时间应确证达到灭菌温度后计算

E. 输液灭菌完毕要放出蒸汽,待压力降至“0”后稍停片刻再缓缓打开灭菌器门

122. 下列关于注射剂的灭菌叙述,错误的是(　　)

A. 色泽相同、不同品种的注射剂不可在同一灭菌区内同时灭菌

B. 选择灭菌法时应兼顾灭菌效果和制剂的稳定性

C. 相同品种、不同批号的注射剂不可在同一灭菌区内同时灭菌

D. 对热不稳定的产品应采用热压灭菌

E. 对热不稳定的产品可采用流通蒸汽灭菌,但生产过程应注意避菌

123. 下列关于维生素 C 注射液的表述,错误的是(　　)

A. 可采用维生素 E 作抗氧剂

B. 采用 100℃ 流通蒸汽 15min 灭菌

C. 处方中加入碳酸氢钠调节 pH 使成 6.0~6.2,避免肌注时疼痛

D. 配制时使用的注射用水需用二氧化碳饱和

E. 可采用依地酸二钠络合金属离子,增加维生素 C 稳定性

124. 下列关于过滤装置的叙述,错误的是(　　)

A. 无菌过滤宜采用加压滤过

B. 减压过滤压力稳定,药液不易污染

C. 加压过滤压力稳定,滤层不易松动,滤速快,药液不易污染

D. 过滤一般采用砂滤棒—垂熔玻璃滤球—微孔滤膜的串联模式

E. 高位静压过滤压力稳定,质量好,滤速慢

125. 以下有关 sterilization 的叙述,错误的是(　　)

A. sterilization 是指杀死或除去所有微生物的方法

B. 灭菌方法的可靠性可用 F 值和 F_0 值验证

C. 灭菌效果以杀死微生物的繁殖体为准

D. 微生物的种类不同,使用的灭菌方法也不同

E. 灭菌方法可采用物理方法或化学方法

126. 以下关于注射剂容器的处理,下列说法错误的是(　　)

A. 采用远红外干燥装置 350℃ 经 1min 能达到 ampoule 灭菌的目的

B. ampoule 一般在烘箱内 120~140℃ 干燥

C. 盛装低温灭菌的安瓿须用 180℃ 干热灭菌 1h

D. 盛装无菌操作的安瓿须用 180℃ 干热灭菌 1.5h
E. 大量生产多采用隧道式烘箱干燥,隧道内平均温度 200℃

127. 下列关于除去热原的方法,错误的是(　　)
A. 玻璃注射针筒可用高温法除去热原　　B. 超滤法能除去水中的热原
C. 反渗透法可除去水中热原　　D. 药液用活性炭处理可除去热原
E. 药液用酸碱法处理可除去热原

128. 下列各项中,对药液过滤没有影响是(　　)
A. 滤过压力差　　B. 待滤过液的体积　　C. 毛细管半径
D. 滤渣层厚度　　E. 滤液黏度

129. 下列关于滤过器的叙述,错误的是(　　)
A. 钛滤器抗热抗震性能好,不易破碎,用于注射剂中的脱炭过滤和除微粒过滤
B. 垂熔玻璃滤器学性质稳定,易于清洗,可以热压灭菌
C. 微孔滤膜截留能力强,不易堵塞,不易破碎
D. 砂滤棒对药液吸附性强,价廉易得,滤速快
E. 微孔滤膜孔径测定一般用气泡点法

130. 以下不能作为注射剂溶剂的是(　　)
A. 注射用水　　B. DMSO　　C. alcohol
D. glycerin　　E. 注射用油

【配伍型题】

请选择适宜的灭菌法
A. 干燥灭菌(160℃,2h)　　B. 热压灭菌　　C. 流通蒸汽灭菌
D. 紫外线灭菌　　E. 过滤除菌

131. 5% 葡萄糖注射液(　　)
132. 胰岛素注射液(　　)
133. 空气和操作台表面(　　)
134. 维生素 C 注射液(　　)
135. 油脂类软膏基质(　　)

请写出下列除热原方法对应于哪一条性质
A. 180℃ 3~4h 被破坏　　B. 能溶于水中　　C. 不具挥发性
D. 易被吸附　　E. 能被强氧化剂破坏

136. 蒸馏法制注射用水(　　)
137. 用活性炭过滤(　　)
138. 用大量注射用水冲洗容器(　　)
139. 加入 $KMnO_4$(　　)
140. 玻璃容器的处理(　　)

A. 0.5%盐酸普鲁卡因注射液
B. 10%维生素 C 注射液
C. 5%葡萄糖注射液
D. 静脉注射用脂肪乳
E. 丹参注射液

141. 制备过程需用盐酸调节溶液的 pH,成品需检查热原(　　)
142. 制备过程需用醇去杂质,调节溶液的 pH 及加抗氧剂(　　)
143. 制备过程需用碳酸氢钠调节溶液的 pH 及加入抗氧剂,并通二氧化碳(　　)
144. 制备过程需加乳化剂并需检查成品的热原(　　)
145. 制备过程需调节溶液的 pH 3.8~4.8 及加入适量活性炭(　　)

在维生素 C 注射液中

A. 亚硫酸氢钠
B. CO_2
C. $NaHCO_3$
D. 依地酸二钠
E. 注射用水

146. 能起抗氧化作用的是(　　)
147. 用于溶解原敷料的是(　　)
148. 对金属离于有络合作用的是(　　)
149. 与维生素 C 部分成盐,减轻局部刺激作用的是(　　)
150. 用于除去药液及安瓿空间内氧气的是(　　)

下列注射剂附加剂的作用是

A. antiseptic
B. 等渗调节剂
C. antioxidant
D. humectant
E. suspending agent

151. 聚山梨酯类(　　)
152. 甲基纤维素(　　)
153. 硫代硫酸钠(　　)
154. 葡萄糖(　　)
155. 硫柳汞(　　)

指出下列药物的适宜灭菌方法

A. 环氧乙烷灭菌法
B. 流通蒸汽灭菌法
C. 热压灭菌法
D. 滤过灭菌法
E. 干热灭菌法

156. 热敏性固体药物(　　)
157. 氯化钠注射液(　　)
158. 维生素 C 注射液(　　)
159. 胰岛素注射液(　　)
160. 凡士林(　　)

A. IV
B. SC
C. vertebra caval route
D. IM
E. ID

161. 水溶液、油溶液、混悬液、乳浊液均可注射(　　)
162. 用于过敏试验或疾病诊断(　　)
163. 起效最快的注射给药途径(　　)

A. F 值　　B. F_0 值　　C. Z 值
D. D 值　　E. β 值
上述与灭菌有关的各参数
164. 在一定温度下杀灭微生物 90% 所需的灭菌时间(　　)
165. 干热灭菌过程可靠性参数(　　)
166. 灭菌效果相同时灭菌时间减少到原来的 1/10 所需提高灭菌温度的度数(　　)
167. 热压灭菌过程可靠性参数(　　)

A. 醋酸可的松微晶 25g　　B. 氯化钠 3g　　C. 聚山梨酯 80　1.5g
D. 羧甲基纤维素钠 5g　　E. 硫柳汞 0.01g 制成 1 000ml
上述处方中的
168. preservatives 是(　　)
169. humectant 是(　　)
170. suspending agents 是(　　)
171. 渗透压调节剂是(　　)

A. 板框式压滤机　　B. G 4 垂熔玻璃滤器　　C. G 6 垂熔玻璃滤器
D. 砂滤棒　　E. 0.65～0.8μm 微孔滤膜
以上过滤器械用于
172. 注射剂药液的除菌滤过(　　)
173. 注射剂药液的粗滤(　　)
174. 注射剂药液精滤前的预滤(　　)

A. 钛滤器　　B. 砂滤棒　　C. 垂熔玻璃滤器
D. 微孔滤膜　　E. 超滤器
175. 吸留药液少,用后以 1%～2% 硝酸钠硫酸液浸泡处理的过滤器是(　　)
176. 用完弃去,不会在产品之间产生交叉污染的过滤器是(　　)
177. 易于脱砂,对药液吸附性强的过滤器是(　　)

以下各成分在维生素 C 注射剂中作为
A. $NaHCO_3$　　B. 维生素 C　　C. $NaHSO_3$
D. EDTA-Na_2　　E. 注射用水
178. pH 调节剂(　　)
179. 金属络合剂(　　)

180. 抗氧剂(　　)

A. 气体灭菌法　　B. 干热灭菌法　　C. 热压灭菌法
D. 辐射灭菌法　　E. 紫外线灭菌法

181. 利用大于常压的饱和蒸汽进行灭菌(　　)
182. 利用化学药品的蒸汽进行熏蒸灭菌(　　)
183. 利用 γ 射线达到杀灭微生物的目的(　　)
184. 利用空气传热杀灭细菌(　　)

A. mixture　　B. suppositories　　C. injection
D. tablet　　E. ointments

185. 要求进行澄明度检查(　　)
186. 要求进行崩解时限检查(　　)
187. 要求进行融变时限检查(　　)

A. intravenous fat emulsion　　B. ampoule　　C. 无菌操作室
D. 氯霉素滴眼剂　　E. 无菌操作室的地面及墙面

以上各种情况选用的灭菌方法是:
188. 甲醛蒸汽灭菌(　　)
189. 热压灭菌(　　)
190. 2%煤酚皂灭菌(　　)

以下各物质可用于注射剂中作为
A. 抗氧剂　　B. suspending agent　　C. 局部止痛剂
D. 乳化剂　　E. 等渗调节剂

191. $NaHSO_3$(　　)
192. MC(　　)
193. 葡萄糖(　　)
194. 泊洛抄姆188(　　)

以下各种情况采用的灭菌方法
A 干热灭菌(160℃,2h)　　B. 紫外线灭菌　　C. 热压灭菌
D. 流通蒸汽灭菌　　E. 过滤除菌

195. 注射用油(　　)
196. 静脉注射用脂肪乳(　　)
197. 维生素 C 注射液(　　)
198. 空气和操作台表面(　　)

导致注射用无菌粉末出现下述问题的原因为

A. 产品外形不饱满　B. 含水量偏高　C. 喷瓶
D. 异物　E. 装量差异大

199. 升华时供热过快,局部过热(　　)
200. 冻干开始形成的已干外壳结构致密,水蒸气难以排除(　　)
201. 粉末流动性差(　　)
202. 装入容器的药液过厚(　　)

A. 葡萄糖注射液　B. 乳酸钠注射液　C. intravenous fat emulsion
D. 甘露醇注射液　E. 羟乙基淀粉注射液

203. 属于多元醇输液的是(　　)
204. 属于糖类输液的是(　　)
205. 属于乳剂型输液的是(　　)
206. 属于电解质输液的是(　　)
207. 属于代血浆输液的是(　　)

A. 乳剂型注射剂　B. 油溶液型注射剂　C. 混悬型注射剂
D. 水溶液型注射剂　E. 注射用无菌粉末

208. 盐酸普鲁卡因注射液属于(　　)
209. 青霉素 G 钠盐注射液属于(　　)
210. 黄体酮注射液属于(　　)
211. 醋酸可的松注射液属于(　　)

以下各物质在注射剂中

A. EDTA-Na_2　B. Na_2SO_3　C. NaCl
D. 聚山梨酯 80　E. phenol

212. 可作金属离子络合剂的是(　　)
213. 可作抑菌剂的是(　　)
214. 可作等渗调节剂的是(　　)
215. 可作抗氧剂的是(　　)
216. 可作增溶剂的是(　　)

A. 纯化水　B. 灭菌注射用水　C. water for injection
D. 制药用水　E. 无菌无热原的水

217. 包括纯化水、注射用水和灭菌注射用水(　　)
218. 纯化水再经蒸馏所制得的水(　　)
219. 配制普通 pharmaceutical preparation 的溶剂或试验用水(　　)

下列制备制药用水的方法

A. distillation　B. electrodialysis　C. reverse osmosis

D. 离子交换法　E. 过滤法

220. 利用离子在电场作用下的迁移(　　)

221. 利用盐溶液与纯水间的渗透压差(　　)

以下措施是针对热原的哪项性质

A. 能溶于水中　B. 180℃3~4h 被破坏　C. 不具挥发性

D. 易被吸附　E. 能被强氧化剂破坏

222. 加入 H_2O_2(　　)

223. 蒸馏法制注射用水(　　)

224. 用大量注射用水冲洗容器(　　)

225. 用活性炭过滤(　　)

A. 混悬型注射剂　B. 电解质输液　C. 胶体输液

D. 营养输液　E. 粉针

226. 生理盐水属于(　　)

227. 醋酸可的松注射剂属于(　　)

228. 静脉脂肪乳属于(　　)

229. 辅酶 A 应制成(　　)

A. 微波灭菌法　B. 火焰灭菌法　C. 流通蒸汽灭菌

D. 辐射灭菌法　E. 热压灭菌法

230. 利用电磁波灭菌(　　)

231. 利用射线使大分子化合物分解,适于不耐热药物的灭菌(　　)

232. 适于不耐高热的品种在常压下的加热灭菌,不能保证杀灭所有的芽孢(　　)

233. 应用大于常压的水蒸气灭菌,适于耐热药物的制品(　　)

A. 100 级洁净厂房中进行　B. 1 万级洁净厂房中进行

C. 10 万级洁净厂房中进行　D. 一般生产区中进行

E. 符合国家关于放射保护要求的厂房中进行

234. 注射剂的灭菌在(　　)

235. 注射液的浓配在(　　)

236. 输液的灌封在(　　)

237. 注射用药品原料药的精制、烘干在(　　)

238. 粉针剂原料药的精制、烘干在(　　)

A. 丹参注射液　B. 0.5%盐酸普鲁卡因注射液

C. 10%维生素C注射液　　D. 5%葡萄糖注射液
E. 静脉注射用脂肪乳剂

239. 制备过程需用碳酸氢钠调节溶液的pH及加入抗氧剂,并通入二氧化碳(　　)
240. 制备过程中需加乳化剂并需检查成品的热原(　　)

A. 硅藻土滤棒　　B. G3垂熔玻璃滤器　　C. 多孔素瓷滤棒
D. G 4垂熔玻璃滤器　　E. 微孔滤膜

241. 白陶土烧结而成,用于低黏度液体的过滤(　　)
242. 高分子材料制成的薄膜滤过介质(　　)
243. 质地松散,用于黏度高、浓度较大的滤液的过滤(　　)

A. 动脉内注射　　B. 皮下注射　　C. 脊椎注射
D. 肌内注射　　E. 皮内注射

244. 要求必须等渗和等张的给药途径(　　)
245. 用于过敏试验或皮肤诊断(　　)
246. 肝动脉栓塞一般采用(　　)

二、是非题

1. 用于眼外伤或眼部手术的眼用溶液剂,应制成单剂量包装。(　　)
2. injection是指将药物制成供注入体内的灭菌溶液。(　　)
3. 配制注射剂所用的注射用水的贮藏时间不得超过12h。(　　)
4. pyrogen是指能引起动物体温升高的物质。(　　)
5. 对于玻璃瓶装和塑料袋装的输液均应采用115℃、30min灭菌。(　　)
6. 在注射剂通常的灭菌条件下,热原不能被破坏。(　　)
7. 药物的等渗浓度与其自身的等张浓度相等。(　　)
8. Na_2SO_3 作为注射剂的抗氧剂使用时,常用于偏碱性的药液。(　　)
9. 输液滤过时,可用砂滤棒预滤,用垂熔玻璃滤器精滤。(　　)

三、填空题

1. 采用灭菌与无菌技术的主要目的是:杀灭或除去所有__(1)__和__(2)__,最大限度地提高pharmaceutical preparation的__(3)__,保护制剂的稳定性,保证制剂的临床疗效。
2. pharmaceutics中灭菌法可分为三大类:即__(4)__、__(5)__、__(6)__。
3. 干热灭菌法包括__(7)__灭菌法和__(8)__灭菌法。
4. 热压灭菌法系指用__(9)__水蒸气加热杀灭微生物的方法。具有很强的灭菌效果,灭菌可靠,能杀灭所有细菌繁殖体和__(10)__。
5. 影响湿热灭菌的主要因素有:__(11)__、__(12)__、药品性质和灭菌时间以及介质pH、介质中的营养成分。

6. 流通蒸汽灭菌法灭菌时间通常为＿（13）＿min。该法适用于消毒及＿（14）＿制剂的灭菌。但不能保证杀灭所有的＿（15）＿,是非可靠的灭菌法。
7. 常用的除菌过滤器有:＿（16）＿μm 或＿（17）＿μm 的微孔滤膜滤器和＿（18）＿(号)垂熔玻璃滤器。
8. 辐射灭菌法适合于＿（19）＿物料和制剂的灭菌。
9. 紫外线灭菌法适合于照射物＿（20）＿灭菌、无菌室＿（21）＿及蒸馏水的灭菌。
10. D 值是在一定温度下,杀灭＿（22）＿%微生物所需的灭菌时间。
11. Z 值是灭菌时间减少到原来的＿（23）＿所需升高的温度。
12. F_0值是指在一定灭菌温度(T)、Z 值为 10℃所产生的灭菌效果与＿（24）＿℃、Z 值为 10℃所产生的灭菌效果相同时所相当的时间(min),目前仅限于＿（25）＿灭菌。
13. 空气净化可分为＿（26）＿和＿（27）＿。
14. 常见的净化方法可分为三大类,即＿（28）＿、＿（29）＿、＿（30）＿。
15.《中国药典》规定的无菌检查法有“＿（31）＿”和“＿（32）＿”。
16. 高效空气净化系统采用三级过滤装置:＿（33）＿→＿（34）＿→＿（35）＿。
17. 冷冻干燥技术是在真空条件下使冰直接＿（36）＿,除去水分,从而得到干燥产品的一种技术。
18. 注射剂包括灭菌或无菌＿（37）＿、＿（38）＿、＿（39）＿及临用前配成液体的无菌粉末等类型。
19. 注射剂的给药途径包括＿（40）＿、＿（41）＿、＿（42）＿、＿（43）＿以及脊椎腔注射、动脉内注射等。
20. 注射剂的一般质量要求包括＿（44）＿、＿（45）＿、＿（46）＿、＿（47）＿、＿（48）＿以及降压物质、稳定性。
21. 中国药典规定:①＿（49）＿为纯化水经蒸馏所得的蒸馏水;②＿（50）＿为经灭菌后的注射用水;③＿（51）＿为原水经蒸馏法、离子交换法、反渗透法或其他适宜的方法制得的供药用的水。
22. 常用的注射用油为＿（52）＿、＿（53）＿等。＿（54）＿值、＿（55）＿值、酸值是评价注射用油质量的重要指标。
23. ＿（56）＿系指与血浆渗透压相等的溶液,属于＿（57）＿概念。等张溶液系指渗透压与红细胞膜＿（58）＿相等的溶液,属于＿（59）＿概念。
24. 常用渗透压调整的方法有:＿（60）＿法和＿（61）＿法。
25. 氯化钠等渗当是指与＿（62）＿g 药物呈等渗的＿（63）＿质量。
26. 注射用水为蒸馏水或去离子水经蒸馏所得的水,故又称＿（64）＿。热原检查应符合规定,并规定应于制备后＿（65）＿h 内使用。
27. 原水处理方法有＿（66）＿法、＿（67）＿法及＿（68）＿法。
28. 塔式蒸馏水器的结构主要包括＿（69）＿、＿（70）＿和＿（71）＿三部分。
29. 注射后能引起人体特殊致热反应的物质,称为＿（72）＿。
30. 热原是微生物的一种内毒素,是＿（73）＿、＿（74）＿和＿（75）＿的复合物,其中＿（76）＿是内毒素的主要成分。

31. 热原具有 (77) 、(78) 、(79) 、(80) 以及能被强酸强碱强氧化剂破坏的性质。
32. 安瓿的式样目前采用 (81) 安瓿与 (82) 安瓿，其容积通常为1、2、5、10、(83) ml等几种规格，此外还有 (84) 安瓿。新国标GB2637-1995规定水针剂使用的安瓿一律为 (85) 安瓿。
33. 制造安瓿的玻璃主要有 (86) 玻璃、(87) 玻璃、(88) 玻璃。(89) 玻璃适合于近中性或弱酸性注射剂，(90) 玻璃可作碱性较强的注射液的容器，(91) 玻璃具有更高的化学稳定性，耐酸、碱性能好。
34. 注射液的配制方法分为 (92) 配法和 (93) 配法两种，(94) 配法可用于优质原料。
35. 配制油性注射液，常将注射用油先经 (95) ℃干热灭菌 (96) h。
36. 注射液的过滤方式有 (97) 过滤和 (98) 过滤。根据Poiseuile公式可知过滤速度与 (99) 、(100) 成正比，与 (101) 、(102) 成反比。
37. 砂滤棒的缺点有 (103) 、(104) 、(105) 、可能改变药液pH。
38. 注射液的封口有 (106) 与 (107) 两种。在安瓿灌封过程中可能出现的问题有：剂量不准，(108) 、出现 (109) 、焦头、瘪头、爆头等。
39. 热原检查法有 (110) 、(111) ，各国药典法定的方法仍为 (112) 。
40. (113) 是由静脉滴注输入体内的大剂量注射液，可分为 (114) 、(115) 、胶体输液、含药输液。
41. 输液容器的洗涤方法一般有 (116) 、(117) 、(118) 等。
42. 输液剂大生产中主要存在三个问题：(119) 、(120) 和 (121) 问题。
43. 静脉用脂肪乳常用的乳化剂有蛋黄磷脂、(122) 、(123) 等数种。
44. 注射用无菌粉末适用于在 (124) 中不稳定的药物，特别是对 (125) 敏感的抗生素及生物制品。
45. 依据生产工艺，注射用无菌粉末可分为 (126) 、(127) 。
46. 无菌分装工艺中存在的问题有 (128) 、(129) 、(130) 以及吸潮变质。
47. 冻干粉末的制备工艺为 (131) → (132) → (133) 。
48. 冷冻干燥中存在的问题有 (134) 、(135) 、产品外形不饱满或萎缩。
49. 滴眼剂的pH范围为 (136) ，渗透压范围相当于 (137) 的氯化钠溶液。
50. 用于眼外伤或术后的眼用制剂要求 (138) 菌，多采用 (139) 剂量包装并不得加入 (140) 。用于无眼外伤的滴眼剂要求无 (141) 菌。

四、问答题

1. 简述注射用水制备的流程。
2. 注射剂质量要求有哪些？
3. 无菌制剂与限菌制剂有何区别？
4. 简述注射剂的特点与给药途径。

5. 影响药物眼部吸收的因素有哪些？
6. 指出下列处方中各成分的作用，并写出制备方法
维生素 C 注射液
处方：维生素 C　105g；碳酸氢钠　49g；焦亚硫酸钠　3g；依地酸二钠　0.05g；注射用水加至 1 000ml

五、计算题

1. 配制 1% 盐酸丁卡因（$a=0.109$）溶液 200ml，使成等渗，需加氯化钠（$b=0.58$）多少？
2. 配制 2% 盐酸丁卡因溶液 500ml，使成等渗，需加氯化钠（$b=0.58$）多少？
3. 盐酸丁卡因溶液等渗浓度是多少？
4. 配制 1% 盐酸丁卡因（$a=0.109$）溶液 200ml，使成等渗，需加含水葡萄糖（$b=0.091$）多少？
5. 盐酸丁卡因溶液（氯化钠等渗当量为 0.18）等渗浓度是多少？
6. 配制 1% 盐酸丁卡因（氯化钠等渗当量为 0.18）溶液 200ml，使成等渗，需加氯化钠多少？
7. 已知无水葡萄糖的等渗当量为 0.18，问配制 1 000ml 葡萄糖等渗溶液须加无水葡萄糖多少克？
8. 配制 2% 盐酸麻黄碱溶液 200ml，欲使其等渗，需加入多少克氯化钠或无水葡萄糖。（已知，1g 盐酸麻黄碱的氯化钠等渗当量为 0.28，无水葡萄糖的氯化钠等渗当量为 0.18。）

第四章 固体制剂-1(散剂、颗粒剂、片剂、片剂的包衣)

一、选择题

【A1 型题】

1. 下列表述正确的是(　　)
   A. 按我国药典规定的标准筛规格,筛号越小,孔越小
   B. 工业用标准筛用“目”表示筛号,即每平方英寸上筛孔数目
   C. 在无菌车间使用球磨机,可制备无菌产品
   D. 两种组分数量差别大的物料混合时,应将组分数量大的物料先全部加入混合机中,再加入组分小的物料后混合均匀
   E. 流能磨适用于无菌粉末粉碎,但不适用于低熔点及对热敏感药物
2. 以下适合于贵重药物的粉碎设备为(　　)
   A. 万能粉碎机　B. ball mill　C. 流能磨(气流式粉碎机)
   D. colloid mill　E. 冲击式粉碎剂机
3. 散剂按剂量可分为(　　)
   A. 倍散与普通散剂　B. 内服散剂与外用散剂
   C. 单散剂与复散剂　D. 分剂量散剂与不分剂量散剂
   E. 一般散剂与泡腾散剂
4. 下列关于 powders 的叙述中,正确的是(　　)
   A. 水不溶性药物有特定的 CRH 值
   B. 两种水溶性药物混合物的 CRH 大约等于各药物 CRH 的和
   C. 两种水溶性药物混合物的 CRH 大约等于各药物 CRH 的乘积
   D. 由水不溶性药物组成且当不发生作用的混合物,其临界相对湿度等于各药物的 CRH 之乘积
   E. 水溶性药物没有特定的 CRH 值
5. 固体石蜡的粉碎过程中加入 dry ice,此粉碎过程属于(　　)
   A. 混合粉碎　B. 开路粉碎　C. 低温粉碎
   D. 湿法粉碎　E. 循环粉碎
6. fluid-energy mills 的粉碎原理是(　　)
   A. 不锈钢齿的撞击与研磨作用　B. 旋锤高速转动的撞击作用
   C. 机械面的相互挤压作用　D. 圆球的撞击与研磨作用

E. 高速压缩空气使药物颗粒之间或颗粒与室壁之间通过撞击作用而粉碎

7. 制备 granules 的工艺流程为(　　)
A. 粉碎→过筛→混合→分剂量→包装
B. 粉碎→混合→制软材→制粒→干燥→整粒→包装
C. 粉碎→过筛→混合→制软材→制粒→分级→分剂量→包装
D. 粉碎→过筛→混合→制软材→制粒—干燥—整粒与分级—包装
E. 粉碎→过筛→混合→制软材→制粒→干燥→整粒→压片→包装

8. granules 储存的关键为(　　)
A. 防热　B. 防冷　C. 防潮
D. 防虫　E. 防光

9. 组分比例差异大的药物在制备散剂时,采用(　　)
A. 将剂量小的组分先加入容器中垫底,再加入剂量大的组分混合
B. 将组分一同加入容器中混合
C. 将剂量大的组分全部加入容器中垫底,再加入剂量小的组分混合
D. 长时间研磨混合
E. 将剂量大的组分的一部分先加入容器中垫底,再加入剂量小的组分混合

10. 常用于混悬剂与乳剂等分散系粉碎的机械为(　　)
A. 气流粉碎机　B. impact mill　C. ball mill
D. 胶体磨　E. 锤击式粉碎机

11. 淀粉浆作 adhesives 的常用浓度为(　　)
A. 8% ~15%　B. 5%以下　C. 5% ~10%
D. 20% ~40%　E. 50%以上

12. 以下辅料可作为片剂 disintegrant 的是(　　)
A. EC　B. HPMC　C. talc
D. CMC-Na　E. dextrin

13. 片剂辅料中既可以做填充剂又可做黏合剂与崩解剂的物质是(　　)
A. dextrin　B. MCC　C. CMC-Na
D. aerosil　E. mannitol

14. 按崩解时限检查法检查,浸膏片剂应在多长时间内崩解(　　)
A. 15min　B. 30min　C. 60min
D. 20min　E. 10min

15. 小剂量药物制备片剂可以采用下列何种工艺(　　)
A. 结晶压片法　B. 干法制粒法　C. 粉末直接压片
D. 湿法制粒压片　E. 空白颗粒法

16. 小剂量药物硝酸甘油片的处方如下,其中淀粉浆的作用为(　　)
乳糖　88.8g　糖粉　38.0g　17%淀粉浆　适量
10%硝酸甘油乙醇溶液　0.6g(硝酸甘油量)　硬脂酸镁　1.0g
制成　1 000 片(每片含硝酸甘油 0.5mg)

A. 崩解剂　B. 稀释剂　C. 黏合剂
D. 润滑剂　E. 颗粒剂

17. “轻握成团,轻压即散”是指片剂制备工艺中哪一个单元操作的标准(　　)
A. 压片　B. 粉末混合　C. 制软材
D. 包衣　E. 包糖衣

18. 适合于干燥对热敏感药物和无菌操作的方法是(　　)
A. 常压箱式干燥器　B. 流化床干燥　C. spray drying
D. 红外干燥器　E. 微波干燥

19. 湿法制粒压片工艺中制粒是为了改善药物的(　　)
A. 可压性和流动性　B. 崩解性和溶出性　C. 防潮性和稳定性
D. 润滑性和抗黏着性　E. 抗静电性

20. HPMCP 为药用辅料,在片剂中的主要用途为(　　)
A. 胃溶包衣　B. 肠胃都溶型包衣　C. 肠溶包衣
D. 糖衣　E. 水溶衣

21. 下列各组辅料中,可以作为泡腾颗粒剂的发泡剂的是(　　)
A. 聚维酮-淀粉　B. 碳酸氢钠-油酸　C. 氢氧化钠-盐酸
D. 碳酸钙-盐酸　E. 碳酸氢钠-枸橼酸

22. 下列可作为 enteric coating 材料的是(　　)
A. 羟丙甲纤维素酞酸酯、羧甲基纤维素　B. 醋酸纤维素酞酸酯、丙烯酸树脂 I 型
C. PVP、羟丙甲纤维素　D. PEG、醋酸纤维素酞酸酯
E. PVP、醋酸纤维素酞酸酯

23. 薄膜衣中加入 plasticizer 的机理(　　)
A. 提高衣层的柔韧性,增加其抗撞击的强度　B. 降低膜材的晶型转变温度
C. 降低膜材的流动性　D. 增加膜材的表观黏度
E. 使膜材具有挥发性

24. 下列以产气作用为崩解机制的片剂崩解剂为(　　)
A. 淀粉及其衍生物　B. 纤维素类衍生物　C. CMC-Na
D. 枸橼酸+碳酸钠　E. PVPP

25. 微晶纤维素的缩写为(　　)
A. CMC　B. CMS　C. CAP
D. MCC　E. HPC

26. 单冲压片机的出片调节器可调节(　　)
A. 下冲在模孔中下降深度　B. 下冲上升的高度
C. 上冲下降深度　D. 上冲上升高度
E. 加料斗的高度

27. 可在一台设备中实现混合、制粒、干燥工艺的有(　　)
A. 挤出造粒　B. dry granulation　C. fluidized granulation
D. 摇摆制粒　E. 液晶造粒

28. 压片力过大,黏合剂过量,疏水性润滑剂用量过多均可能造成哪种片剂质量问题( )

A. 裂片　B. 松片　C. 崩解迟缓

D. 黏冲　E. 硬度过小

29. 下列辅料中,可作为片剂的水溶性润滑剂的是( )

A. SLS　B. starch　C. CMS-Na

D. 预胶化淀粉　E. talc

E. 乙基纤维素可作成水分散体应用

30. 下列材料包衣后,片剂可以在胃中崩解的是( )

A. 羟丙甲纤维素　B. 虫胶　C. 邻苯二甲酸羟丙基纤维素

D. 丙稀酸树脂Ⅱ　E. 邻苯二甲酸醋酸纤维素

31. 下列哪组全部为片剂中常用的 disintegrants( )

A. 淀粉 L-HPC CMC-Na　B. HPMC PVP L-I-IPC

C. PVPP HPC CMS-Na　D. CMS-Na PVPP CMS-Na

E. HPEC PPVP L-HPC

32. 以下各种片剂中,可以避免药物的 first pass effect 的为( )

A. 泡腾片　B. 含片　C. 舌下片

D. 肠溶片　E. 分散片

33. 某片剂标示量为 200mg,测得颗粒中主药含量 50%,则每片颗粒重为( )

A. 500mg　B. 400mg　C. 350mg

D. 300mg　E. 250mg

34. 在片剂处方中加适量的 talc,作用是( )

A. diluents　B. adhesives　C. disintegrants

D. glidants　E. humectant

35. 丙烯酸树脂Ⅳ号为药用辅料,在片剂中的主要用途为( )

A. 胃溶包衣材料　B. 肠胃都溶型包衣材料　C. 肠溶包衣材料

D. 糖衣材料　E. 水溶包衣材料

36.《中国药典》规定,efferverscent tablets 的崩解时限为

A. 5min　B. 10min　C. 15min

D. 20min　E. 30min

37. CAP 在片剂中的主要用途为( )

A. 胃溶包衣材料　B. 肠胃都溶型包衣材料　C. 肠溶包衣材料

D. 糖衣材料　E. 崩解剂

38. 比重不同的药物在制备散剂时,采用何种混合方法最佳( )

A. 等量递加法　B. 多次过筛　C. 将轻者加在重者之上

D. 将重者加在轻者之上　E. 粉碎

39. 将 CRH 为 76% 的水杨酸钠 50g 与 CRH 为 86% 的苯甲酸 30g 混合,其混合物的 CRH 为( )

A. 65%　B. 73%　C. 83%

D. 83%　　E. 85%

40. 工业筛筛孔数目即目数习惯上指(　　)

A. 每厘米长度上筛孔数目　　B. 每平方米面积上筛孔数目

C. 每英寸长度上筛孔的数目　　D. 每平方英寸面积上筛孔数目

E. 每市寸长度上筛孔数目

41. 一般制成倍散的是(　　)

A. 含毒性药品的散剂　　B. 眼用散剂　　C. 含液体药物的散剂

D. 含低共熔成分的散剂　　E. 含浸膏的散剂

42. 散剂按组成可分为(　　)

A. 单散剂与复散剂　　B. 倍散剂与普通散剂

C. 内散剂与局部散剂　　D. 分剂量散剂与不分剂量散剂

E. 一般散剂与泡腾散剂

43. 旋转压片机调节片子硬度的是(　　)

A. 调节皮带轮旋转速度　　B. 调节下冲轨道　　C. 改变上压轮的直径

D. 调节加料斗的口径　　E. 调节下压轮的位置

44. CMS-Na 一般可作片剂的哪类辅料(　　)

A. fillers　　B. disintegrants　　C. adhesives

D. antiadherent　　E. lubricants

45. 粉末直接压片时,既可作稀释剂,又可作黏合剂,还兼有崩解作用的辅料是(　　)

A. starch　　B. sugar　　C. ethanol

D. dextrin　　E. MCC

46. 可作片剂辅料中的崩解剂的是(　　)

A. EC　　B. PVPP　　C. aerosil

D. MC　　E. mannitol

47. 球磨机的粉碎原理为(　　)

A. 不锈钢齿的撞击与研磨作用

B. 旋锤高速转动的撞击作用

C. 机械磨的相互挤压作用

D. 圆球的撞击与研磨作用

E. 高速弹性流体使药物颗粒之间或颗粒与室壁之间碰撞作用

48. 在片剂的薄膜包衣液中加入丙二醇作为(　　)

A. plasticizer　　B. 致孔剂　　C. suspending agent

D. emulsifier　　E. 成膜剂

49. 适用包胃溶性薄膜衣片的材料是(　　)

A. HPC　　B. shellac

C. 邻苯二甲酸羟丙基甲基纤维素　　D. Eudragit L100

E. 邻苯二甲酸醋纤维素

50. 中国药典(2000年版)规定薄膜衣片的崩解时限为( )

A. 5min内　B. 15min内　C. 30min内

D. 60min内　E. 120min内

51. 乙醇作为片剂的润湿剂一般浓度为( )

A. 30%~70%　B. 1%~10%　C. 10%~20%

D. 75%~95%　E. 100%

52. 颗粒在干燥过程中发生可溶性成分的迁移,将主要造成片剂的( )

A. 黏冲　B. 硬度不够　C. 含量均匀度不合格

D. 裂片　E. 崩解迟缓

53. 可作片剂 gladants 的是( )

A. dextrin　B. talc　C. PVP

D. starch　E. CMS-Na

54. 可作片剂的水溶性 lubricants 的是( )

A. talc　B. PEG　C. starch

D. CMS　E. 预胶化淀粉

55. 湿法制粒工艺流程图为( )

A. 原辅料→粉碎→混合→制粒→干燥→压片

B. 原辅料→粉碎→混合→软材→制粒→干燥→整粒→压片

C. 原辅料→粉碎→混合→制软材→制粒→整→压片

D. 原辅料→混合→粉碎→软材→制粒→整粒→干燥→压片

E. 原辅料→粉碎→混合→制软材→制粒→干燥→压片

56. 片剂包糖衣工序先后顺序为( )

A. 隔离层、糖衣层、粉衣层、颜色糖衣层、打光

B. 隔离层、糖衣层、颜色糖衣层、粉衣层、打光

C. 隔离层、粉衣层、糖衣层、颜色糖衣层、打光

D. 糖衣层、颜色糖衣层、粉衣层、隔离层、打光

E. 糖衣层、粉衣层、隔离层、颜色糖衣层、打光

57. CAP可做为片剂的何种材料( )

A. 肠溶衣　B. 糖衣　C. 胃溶衣

D. 崩解剂　E. 润滑剂

58. 片剂中加入过量的 magnesium stearate,很可能会造片剂的( )

A. 崩解迟缓　B. 硬度过大　C. 黏冲

D. 含量不均匀　E. 顶裂

59. 按崩解时限检查法检查,普通片剂应在多长时间内崩解( )

A. 15min　B. 30min　C. 60min

D. 20min　E. 10min

60. 为片剂最佳崩解剂的是( )

A. 羧甲基淀粉钠　B. 预胶化淀粉　C. PEG

D. 羟丙基甲基纤维素　E. aerosil

61. 以下可作片剂的黏合剂的是(　　)
A. talc　B. L-HPC　C. PVP
D. aerosil　E. mannitol

62. 可以避免肝脏首过效应的片剂类型有(　　)
A. sugar coated tablet　B. dispersible tablet　C. multilayer tablet
D. chewable tablet　E. sublingual tablet

63. 常在咀嚼片中作 fillers 的是(　　)
A. 交联羧甲基纤维素钠　B. 甘露醇　C. MC
D. EC　E. aerosil

64. 常用于粉末直接压片的助流剂是(　　)
A. SLS　B. aerosil　C. talc
D. PEG　E. 硬脂酸镁

65. 溶于轻质液体石蜡中喷于颗粒上的润滑剂是(　　)
A. talc　B. 氢化植物油　C. PEG
D. 月桂醇硫酸镁　E. 硬脂酸镁

66. 难溶性固体药物吸收的体外指标主要是(　　)
A. 片重差异　B. 崩解时限　C. dissolution
D. 含量　E. 脆碎度

67. 应用最广泛的粉碎机械是(　　)
A. 锤击式粉碎机　B. 胶体磨　C. 冲击式粉碎机
D. 气流粉碎机　E. 球磨机

68. HPMCP 可做为片剂的(　　)
A. lubricants　B. enteric coating　C. 胃溶衣
D. 糖衣　E. 崩解剂

69. dry granulation 的方法是(　　)
A. 重压法　B. 流化沸腾制粒法　C. 高速搅拌制粒法
D. 喷雾干燥制粒法　E. 湿法混合制粒

70. 流化沸腾制粒机可完成的工序是(　　)
A. 粉碎→混合→制粒→干燥　B. 过筛→制粒→混合→干燥
C. 混合→制粒→干燥　D. 制粒→混合→干燥
E. 过筛→制粒→混合

71. 压制不良的片子表面会出现粗糙不平或凹痕称为(　　)
A. 黏冲　B. 裂片　C. 松片
D. 花斑　E. 色斑

72. 常用于粉末直接压片的 fillers 是(　　)
A. talc　B. PEG　C. starch
D. 微粉硅胶　E. 预胶化淀粉

73. 淀粉浆作为黏合剂的常用浓度为(　　)
A. 50%～60%　B. 20%～40%　C. 8%～15%

D. 50%~70%　　E. 50%以下

74. 崩解剂加入方法有内加法、外加法、内外加法,表述正确的是(　　)
A. 溶出速度:外加法>内外加法>内加法
B. 崩解速度:外加法>内外加法>内加法
C. 溶出速度:内加法>内外加法>外加法
D. 崩解速度:内外加法>内加法>外加法
E. 崩解速度:内加法>内外加法>外加法

75. 单冲压片机三个调节器哪个是正确的(　　)
A. 片重调节器,压力调节器温度调节器　　B. 出片调节器,压力调节器体积调节器
C. 出片调节器,片重调节器温度调节器　　D. 压力调节器,片重调节器出片调节器
E. 片重调节器,出片调节器体积调节器

76. 关于 fluidized drying 中的正确表述是(　　)
A. 颗粒处于沸腾状态
B. 适用于热敏性物料
C. 物料在多孔板上流化翻腾,迅速地与热气进行热交换,达到物料干燥的目的
D. 其干燥速度比箱式干燥快
E. 不适用于水溶性药物,因为易引起其在颗粒间迁移而影响均匀度

77. 属于 dry granulation 的操作是(　　)
A. 制软材　　B. 结晶过筛选粒加润滑剂
C. 流化床制粒　　D. 软材过筛制成湿颗粒
E. 湿颗粒干燥

78. 需做崩解时限检查的 tablet(　　)
A. 控释片　　B. toroches　　C. 咀嚼片
D. 肠溶衣片　　E. 舌下片

79. 片剂辅料中既可做填充剂又可做黏合剂与崩解剂的物质是(　　)
A. 糊精　　B. 微晶纤维素　　C. CMC-Na
D. aerosil　　E. 甘露醇

80. sublingual tablet 应符合以下要求(　　)
A. 按崩解时限检查法检查,应在 10min 内全部溶化
B. 按崩解时限检查法检查,应在 5min 内全部崩解
C. 所含药物应是易溶性的
D. 所含药物与辅料均应是易溶性的
E. 药物在舌下发挥局部作用

【A2 型题】

81. 以下关于 ball mills 的说法,错误的为(　　)
A. 装药量为筒体积的 15%~20%　　B. 圆球装量为筒体积的 30%~50%
C. 工作转速为临界转速的 60%~85%　　D. 物料的直径应为圆球的 1/2~1/4

E. 球磨机主要是通过研磨作用进行粉碎

82. 下列关于 crushing 的叙述哪一条是错误的(　　)

A. 散剂的粉碎机械常用的有球磨机和流能磨等,球磨机可粉碎低熔点的药物,因为它有冷却作用

B. 樟脑可采用加液研磨法制成极细粉

C. 流能磨是利用高压气流使药物的颗粒间以及颗粒与器壁间碰撞、摩擦而产生强烈的粉碎作用

D. 药物粉末粒子易聚集的,在粉碎时可加入辅料共同粉碎

E. 粉碎是将机械能转变为表面能

83. 下列对于药粉粉末分等叙述错误者为(　　)

A. 最粗粉可全部通过一号筛　　B. 粗粉可全部通过三号筛

C. 中粉可全部通过四号筛　　D. 细粉可全部通过五号筛

E. 最细粉可全部通过六号筛

84. 下列关于 crushing 的叙述,错误的是(　　)

A. 粉碎过程主要是靠外加机械力破坏物质分子的内聚力来实现的

B. 球磨机不能进行无菌粉碎

C. 流能磨适用于低熔点或热敏感药物的粉碎

D. 球磨机常用于毒、剧和贵重药品的粉碎

E. 自由粉碎是指在粉碎过程中已达到粉碎程度要求的粉末能及时排出的操作

85. 下列对 powders 特点的叙述,错误的是(　　)

A. 制备简单、剂量易控制　　B. 外用覆盖面大,但不具保护、收敛作用

C. 储存、运输、携带方便　　D. 表面积大、易分散、奏效快

E. 便于小儿服用

86. 下面的叙述错误的是(　　)

A. 除另有规定外,散剂的干燥失重不得超过 2.0%

B. 散剂的粉碎度越大越好

C. 儿科和外用散剂应为最细粉

D. 粉碎度是物料粉碎前的粒径与物料粉碎后粒径的比值

E. 眼用制剂中混悬的不溶性颗粒的细度要求为极细粉

87. 以下关于 granules 的叙述,错误的是(　　)

A. 颗粒剂可包衣　　B. 可适当添加矫味剂等调节口感

C. 颗粒剂的含水量不得超过 3%　　D. 飞散性和附着性较小

E. 吸湿性和聚集性较小

88. 下列关于过筛过程的叙述,错误的是(　　)

A. 加到药筛的物料不宜过多,以免堆积过厚

B. 物料在筛网上的运动速率越小,则过筛效率越好

C. 含水量大的物料应先适当干燥再过筛

D. 粒子形状对过筛有影响

E. 黏性、油性较强的药粉,应掺入其他药粉一同过筛

89. 下列关于颗粒剂的叙述,错误的是( )

A. 颗粒剂都要求溶解在水中服用

B. 颗粒剂分为可溶性颗粒剂、混悬性颗粒剂及泡腾性颗粒剂

C. 颗粒剂还有肠溶颗粒剂、缓释颗粒剂等

D. 颗粒剂是指药物与适宜的辅料制成的具有一定粒度的干燥颗粒状制剂

E. 药物与适宜的辅料制成的干燥粉末状或细粒状制剂称为细粒剂

90. 下列关于 crushing 的叙述,错误的是( )

A. 湿法粉碎是指药物中加入适当水或其他液体进行研磨粉碎的方法

B. 湿法粉碎通常液体的选用是以药物遇湿不膨胀、两者不起变化、不妨碍药效为原则

C. 湿法粉碎常用的方法有“加液研磨”和“水飞法”

D. 干法粉碎就是使物料处于干燥状态下进行粉碎的操作

E. 湿法粉碎可以避免粉尘飞扬,但可使能量消耗增加

91. 下列关于粉碎方法的叙述中,错误的是( )

A. 氧化性药物和还原性药物必须单独粉碎 B. 贵重药物应单独粉碎

C. 极性的晶形物质应该冷冻粉碎 D. 粉碎过程应及时筛去细粉以提高效率

E. 性质及硬度相近的药物可混合粉碎

92. 以下各项中,不影响散剂混合质量的因素是( )

A. 组分的堆密度 B. 含易吸湿性成分 C. 组分的吸湿性与带电性

D. 组分的比例 E. 各组分的色泽

93. 下列关于 powders 的叙述,错误的是( )

A. 药物粉末混合时摩擦产生静电阻碍粉末混匀,通常可加少量表面活性剂

B. 散剂与 liquid preparations 比较,散剂比较稳定

C. 散剂比表面积大,挥发性成分宜制成散剂

D. 散剂为一种或多种药物均匀混合制成的粉末状制剂

E. 散剂与片剂比较,散剂易分散、起效迅速、生物利用度高

94. 有关片剂质量检查说法不正确的是( )

A. 糖衣片、薄膜衣片在包衣前检查片芯的重量差异,包衣后不再检查片重差异

B. 已规定检查含量均匀度的片剂,不必进行片重差异检查

C. 混合不均匀和可溶性成分的迁移是片剂含量均匀度不合格的主要原因

D. 片剂的硬度不等于脆碎度

E. 咀嚼片不进行崩解度检查

95. 《中国药典》对片重差异检查有详细规定,下列叙述错误的是( )

A. 取 20 片,精密称定片重并求得平均值

B. 片重小于 0. 3g 的片剂,重量差异限度为±5%

C. 片重大于或等于 0. 3g 的片剂,重量差异限度为±5%

D. 超出规定差异限度的药片不得多于 2 片
E. 不得有 2 片超出限度 1 倍

96. 下列关于 enteric coated tablets 的叙述错误的是(　　)
A. 强烈刺激胃的药物可包肠溶衣　　B. 胃内不稳定的药物可包肠溶衣
C. 在胃内不崩解,而在肠中必须崩解　　D. 肠溶衣片服用时不宜嚼碎
E. 也可将肠溶片粉碎服用

97. 下列叙述错误的是(　　)
A. 糖衣片应在包衣后检查片剂的重量差异
B. 栓剂应进行融变时限检查
C. 凡检查含量均匀度的制剂,不再检查重量差异
D. 凡检查溶出度的制剂,不再进行崩解时限检查
E. 对一些遇胃液易破坏或需要在肠内释放的药物,制成片剂后应包肠溶衣

98. 关于 chewable tablet 的叙述,错误的是(　　)
A. 常加入蔗糖、薄荷油等甜味剂调整口味
B. 不进行崩解时限检查
C. 一般仅在胃肠道中发挥局部作用
D. 口感良好,较适于小儿服用
E. 对于崩解困难的药物,做成咀嚼片后可提高药效

99. 以下措施不能克服压片时出现松片现象的是(　　)
A. 将颗粒增粗　　B. 调整压力
C. 细粉含量控制适中　　D. 选黏性较强的黏合剂重新制粒
E. 颗粒含水量控制适中

100. 复方乙酰水杨酸片中不适合添加的辅料为(　　)
A. 淀粉浆　　B. talc　　C. starch
D. 液体石蜡　　E. magnesium stearate

101. 关于难溶性药物在片剂中的溶出,下列哪种说法是错误的(　　)
A. 亲水性辅料促进药物的溶出
B. 药物被辅料吸附则阻碍药物溶出
C. 硬脂酸镁作为片剂润滑剂,用量过多则阻碍药物的溶出
D. 适量的表面活性剂促进药物的溶出
E. 药物崩解时间不一样,溶出度不一定有差别

102. 关于 coating 的叙述错误的是(　　)
A. 包隔离层是为了形成一道不透水的屏障　　B. 用 PVP 包肠溶衣,具有引湿性强的特点
C. 可以控制药物在胃肠道的释放速度　　D. 滚转包衣法适用于包薄膜衣
E. AEA 为水溶性包衣材料

103. 关于湿法制粒压片制备乙酰水杨酸片的工艺下列哪种说法是错误的(　　)
A. 黏合剂中应加入乙酰水杨酸 1% 量的酒石酸　　B. 颗粒的干燥温度应在 50℃ 左右
C. 可使用硬脂酸镁为润滑剂　　D. 应选尼龙筛网制粒

E. 乙酰水杨酸易水解

104. 以下关于 dry granulation 的表述错误的是(　　)

A. dry granulation 是把药物颗粒粉末直接压缩成较大片状物后再粉碎成所需大小颗粒

B. 该法靠压缩力的作用使颗粒间产生结合力

C. 干法制粒有重压法(压大片法)和滚压法

D. 干法制粒常用于热敏性物料和水不稳定物料制粒

E. 该法无须黏合剂,用该法制粒时不会引起药物晶型改变及药物活性降低

105. 下列关于 granulation 叙述错误的是(　　)

A. 制粒是把粉末、熔融液、水溶液等状态的物料加工制成一定性质与大小的粒状物的操作

B. 湿法制粒就是指以水为润湿魁制备颗粒

C. 传统的摇摆式颗粒机属于挤压制粒

D. 流化床制粒又称一步制粒

E. 喷雾制粒适合于热敏性物料的处理

106. 下列辅料中不属于肠溶衣材料的是(　　)

A. 羟丙甲纤维素酞酸酯　B. 醋酸纤维素酞酸酯　C. PVP

D. 丙烯酸树脂 L100　E. 甲醛明胶

107. 下列各项中,不是造成片重差异超限的原因是(　　)

A. 颗粒的流动性不好　B. 颗粒过硬

C. 颗粒大小不匀　D. 加料斗中颗粒过多或过少

E. 下冲升降不灵活

108. 以下各项中,不影响片剂成型的因素是(　　)

A. 药物的可压性和药物的熔点　B. 颗粒的流动性的好坏

C. 润滑剂用量的大小　D. 黏合剂用量的大小

E. 水分含量

109. 以下关于压片时造成黏冲原因的叙述错误的是(　　)

A. 润滑剂用量不当　B. 颗粒含水量过多　C. 压力过大

D. 冲头表面粗糙　E. 颗粒吸湿

110. 下列哪一条不符合 powder 制备方法的一般规律(　　)

A. 组分数量差异大者,采用等量递加混合法

B. 组分堆密度差异大时,堆密度小者先放入混合器中,再放入堆密度大者

C. 含低共熔组分时,应避免共熔

D. 剂量小的毒剧药,应制成倍散

E. 含液体组分,可用处方中其他组分或吸收剂吸收

111. 颗粒剂质量检查不包括(　　)

A. 干燥失重　B. 粒度　C. 溶化性

D. 崩解时限　E. 装量差异

112. 对 powder 特点的错误表述是( )
  A. 比表面积大、易分散、奏效快
  B. 便于小儿服用
  C. 制备简单、剂量易控制
  D. 外用覆盖面大,但不具保护、收敛作用
  E. 储存、运输、携带方便

113. 对散剂特点描述错误的是( )
  A. 外用覆盖面大,具保护、收敛作用
  B. 起效快
  C. 粒径小,易分散
  D. 便于小儿服用
  E. 制备简单、剂量不易控制

114. 对 granules 表述错误的是( )
  A. 颗粒剂可包衣或制成缓释制剂
  B. 可适当添加芳香剂、矫味剂等调节口感
  C. 颗粒剂的含水量不得超过 3.0%
  D. 飞散性和附着性较小
  E. 吸湿性和聚集性较小

115. 关于粉碎作用力分类,下列叙述哪一项是错误的( )
  A. 冲击力对脆性物质有效
  B. 剪切力对纤维状物质有效
  C. 细碎以剪切力、研磨为主
  D. 万能粉碎机以研磨力为主
  E. 羚羊角粉碎机以锉削作用为主

116. 下列关于 ball mill 的叙述哪一项是错误的( )
  A. 是以研磨与撞击作用为主的粉碎器械
  B. 一般要求粉碎物料的直径不应大于圆球直径的 1/9~1/4
  C. 投料量为筒总容量的 30%
  D. 圆球加入量为筒总容量的 30%~35%
  E. 电机转速的实践经验值是临界转速的 75%

117. 下面的叙述哪一个是错的( )
  A. 粉碎度(n)等于物料粉碎前的粒径(d)与粉碎后的粒径(d_1)的比值
  B. 散剂的粉碎应适度,以达有效、安全、省时、节能的目的
  C. 一般散剂为中粉,能全部通过四号筛,但混有能通过五号筛不超过 60% 的粉末
  D. 儿科或外用散剂应为最细粉末,其中能通过七号筛的细粉含量不少于 95%
  E. 散剂所含水分,除药典另有规定外,不得超过 9.0%

118. 以下哪一项不是片剂处方中 lubricants 的作用( )
  A. 增加颗粒的流动性
  B. 防止颗粒黏冲头
  C. 促进片剂在胃中的润湿
  D. 减少冲头、冲模的磨损
  E. 使片剂易于从冲模中推出

119. 关于片剂中制粒作用的叙述错误的是( )
  A. 改善原辅料的流动性
  B. 增大物料的松密度,使空气易逸出
  C. 减小片剂与模孔间的摩擦力
  D. 避免粉末因比重不同分层
  E. 避免细粉飞扬

120. 压片时造成黏冲原因的错误表述是( )
  A. 压力过大
  B. 颗粒含水量过少
  C. 冲表面粗糙
  D. 颗粒吸湿
  E. 润滑剂用量不当

121. 有关片剂包衣错误的叙述是(　　)

A. 可以控制药物在胃肠道的释放速度

B. 滚转包衣法适用于包薄膜衣

C. 包隔离层是为了形成一道不透水的障碍,防止水分浸入片芯

D. 用聚乙烯吡咯烷酮包肠溶衣,具有包衣容易,抗胃酸性强的特点

E. EC 为水分散体薄膜衣材料

122. 不影响片剂成型的原、辅料的理化性质是(　　)

A. 可压性　　B. 熔点　　C. 粒度

D. 颜色　　E. 结晶形态与结晶水

123. 哪一个不是造成崩解迟缓的原因(　　)

A. 压缩力　　B. 崩解剂　　C. 可溶性成分

D. 黏合剂　　E. 环境湿度

124. 不能起的崩解作用是(　　)

A. 微粉硅胶　　B. 干淀粉　　C. CCNa

D. PVPP　　E. CMS-Na

125. 下列对粉碎的叙述,错误的是(　　)

A. 干法粉碎是使物料处于干燥状态下进行粉碎的操作

B. 湿法粉碎常用的方法是“加液研磨”和“水飞法”

C. 湿法粉碎是指药物中加入水进行研磨粉碎的方法

D. 湿法粉碎液体的选用是以药物遇湿不膨胀,两者不起变化,不妨碍药效为原则

E. 湿法粉碎可以避免粉尘飞扬

126. 下列对 ball mills 的叙述错误的是(　　)

A. 不能用于无菌粉碎

B. 磨机的粉碎效果与圆桶的转速、球与物料的装量、球的大小与重量等有关

C. 是以研磨和冲击为主的粉碎机械

D. 用于干法粉碎和湿法粉碎

E. 一般球和粉碎物料的总装量为罐体积的 50%～60%

127. 与药物的过筛效率无关的因素是(　　)

A. 药物结构　　B. 药物的带电性　　C. 药物粒子的形状

D. 药粉的干燥程度　　E. 粉层厚度

128. coating 叙述错误的是(　　)

A. 用邻苯二甲酸醋酸纤维衰包衣,也具有肠溶的特性

B. 可以控制药物在胃肠道的释放速度

C. 肠溶衣可以控制药物的释放部位

D. 滚转包衣法也适用于包肠溶衣

E. 用聚乙烯吡咯烷酮包肠溶衣,具有包衣容易、抗胃酸性强的特点

129. 受湿热易分解的小剂量片不选用的压片法是(　　)

A. 粉末直接压片　　B. 滚压法制粒压片　　C. 重压法制粒压片

D. 空白制粒压片　　E. 湿法制粒压片

130. 以下对压片机叙述错误的是(　　)

A. 旋转式压片机压力分布均匀,生产效率高

B. 单冲压片机是通过调节下冲下降的位置来调节压力

C. 单冲压片机是上冲加压,所以压力分布不均匀

D. 二次压片机适合于粉末直接压片

E. 旋转式压片机通过调节下压轮的位置来调节压力

131. 以下不是片剂润滑剂的作用的是(　　)

A. 使片剂易于从冲模中推出　　B. 防止颗粒黏附于冲头

C. 减少冲头、冲模的损失　　D. 增加颗粒的流动性

E. 促进片剂在胃中的润湿

132. 不会引起片重差异超限的是(　　)

A. 冲头、冲模吻合不好　　B. 颗粒大小不匀　　C. 加料斗中颗粒过多或过少

D. 下冲升降不灵活　　E. 压力不足

133. 国内包衣一般用滚转包衣法,以下有关包衣机的叙述哪个是错误的(　　)

A. 由包衣锅、动力部分、加热器、鼓风机组成

B. 包衣锅可用不锈钢、紫铜等导热性好的材料制成

C. 包衣锅转速越高,包衣效果不一定越好

D. 包衣锅的中轴与水平面成60°角

E. 加热可用电热丝或煤气,最好通入干热蒸汽

134. 关于 MMC 性质的错误表达是(　　)

A. MMC 是优良的薄膜衣材料

B. MMC 是可作为粉末直接压片的“干黏合剂”使用

C. MMC 国外产品的商品名为 Avicel

D. 片剂含 20% 以上微晶纤维素时崩解较好

E. MMC 是片剂的优良辅料

135. 下列片剂质量要求错误的是(　　)

A. 含量准确,重量差异小　　B. 压制片中药物很稳定,故无保存期规定

C. 崩解时限或溶出度符合规定　　D. 色泽均匀,完整光洁,硬度符合要求

E. 片剂大部分经口服用,需进行细菌学检查

136. 不是单冲压片机部件的有(　　)

A. 压力调节器　　B. 片重调节器　　C. 冲模与模圈

D. 上压轮　　E. 出片调节器

137. 我国药典对片重差异检查有详细规定,下列叙述错误的是(　　)

A. 取 20 片,精密称定片重并求得平均值

B. 片重小于 0.3g 的片剂,重量差异限度为 7.5%

C. 片重大于或等于 0.3g 的片剂,重量差异限度为 5%

D. 超出差异限度的药片不得多于 2 片

E. 不得有 2 片超出限度 1 倍

138. 关于 chewable tablets 的叙述,错误的是( )
A. 硬度宜小于普通片 B. 不进行崩解时限检查
C. 一般在胃肠道中发挥局部作用 D. 口感良好,较适用于小儿服用
E. 对于崩解困难的药物,做成咀嚼片后可提高药效

【配伍型题】

A. CMS-Na B. magnesium stearate C. loctose
D. HPMC 溶液 E. 水

139. adhesives( )
140. disintegrants( )
141. mojstening agent( )
142. fillers( )
143. lubricants( )

包衣过程应选择的材料
A. 丙烯酸树脂Ⅱ号 B. 羟丙基甲基纤维素 C. 虫胶
D. talc E. 川蜡

144. 隔离层( )
145. 薄膜衣( )
146. 粉衣层( )
147. 肠溶衣( )
148. 打光( )

A. 聚乙烯吡咯烷酮溶液 B. L-HPC C. lactose
D. alcohol E. PEG 6000

149. 片剂的润滑剂( )
150. 片剂的填充剂( )
151. 片剂的湿润剂( )
152. 片剂的崩解剂( )
153. 片剂的黏合剂( )

产生下列问题的原因是
A. 裂片 B. 黏冲 C. 片重差异超限
D. 均匀度不合格 E. 崩解超限

154. 润滑剂用量不足( )
155. 混合不均匀或可溶性成分迁移( )
156. 片剂的弹性复原( )

157. 压力过大( )
158. 加料斗中颗粒过多或过少( )

产生下列问题的原因是

A. 裂片　B. 黏冲　C. 片重差异超限
D. 色斑　E. 崩解超限

159. 颗粒向膜孔中填充不均匀( )
160. 颗粒过硬( )
161. 黏合剂黏性不足( )
162. 硬脂酸镁用量过多( )
163. 环境湿度过大或颗粒不干燥( )

A. PVA　B. PLA　C. PVP
D. CMS-Na　E. MC

164. 羧甲基淀粉钠的英文缩写( )
165. 聚乳酸的英文缩写( )
166. 聚乙烯吡咯烷酮的英文缩写( )
167. 甲基纤维素的英文缩写( )
168. 聚乙烯醇的英文缩写( )

《中国药典》关于粉末分等的规定

A. 粗粉　B. 中粉　C. 细粉
D. 最细粉　E. 极细粉

169. 全部通过二号筛但混有通过四号筛不超过40%的粉末为( )
170. 全部通过四号筛并含能通过五号筛不少于60%的粉末为( )
171. 全部通过五号筛并含能通过六号筛不少于95%的粉末为( )
172. 全部通过八号筛并含能通过七号筛不少于95%的粉末为( )

A. 结合水　B. 自由水　C. 平衡水
D. 非结合水　E. 去离子水

173. 与物料主要以机械方式结合的水分,结合力很弱,物料表面产生的水蒸气压等于同温度下纯水的饱和蒸汽压,为( )
174. 在一定空气状态下,物料中所含水分( )

下列各物质在片剂生产中的作用

A. PVP　B. lactose　C. PVPP
D. 水　E. 硬脂酸镁

175. 片剂的 lubricants( )

176. 片剂的 fillers(　　)
177. 片剂的 disintegrants(　　)
178. 片剂的 adhesives(　　)

片剂生产中可选用的材料

A. PEG　　B. sugar　　C. 碳酸氢钠
D. 甘露醇　　E. HPMC

179. 片剂的泡腾崩解剂(　　)
180. 薄膜衣片剂的成膜材料(　　)
181. 润滑剂(　　)
182. 制备咀嚼片常用的辅料(　　)

以下片剂剂型的特点

A. 缓释片　　B. 舌下片　　C. 多层片
D. 肠溶衣片　　E. 控释片

183. 可避免药物的首过效应(　　)
184. 可避免复方制剂中不同药物之间的配伍变化(　　)
185. 药物在胃中不溶而在肠中溶解的片剂(　　)
186. 可使药物恒速释放或近似恒速释放的片剂(　　)

根据不同的情况选择最佳的片剂生产工艺

A. 结晶压片法　　B. 干法制粒法　　C. 粉末直接压片
D. 湿法制粒压片　　E. 空白颗粒法

187. 药物的可压性不好,在湿热条件下不稳定者(　　)
188. 药物呈结晶型,流动性和可压性均较好(　　)
189. 辅料具有很好的流动性和可压性,与一定量药物混合后仍能保持上述特性(　　)
190. 性质稳定,受湿遇热不起变化的药物(　　)

片剂制备中可能产生问题的原因是

A. 裂片　　B. 黏冲　　C. 片重差异不合格
D. 含量均匀度不符合要求　　E. 崩解超限迟缓

191. 混合不均匀或可溶性成分的迁移(　　)
192. 片剂的弹性复原及压力分布不均匀(　　)

按崩解时限检查法检查,下列片剂应在多少时间内崩解

A. 30min　　B. 15min　　C. 60min
D. 5min　　E. 20min

193. compressed tablets(　　)
194. effervescent tablets(　　)

195. 肠溶衣片(于人工肠液中)
196. 糖衣片(　　)

包糖衣过程中,不同包层过程应选择的材料

A. L-HPC、微粉硅胶　B. 色素、糖浆　C. 虫胶、玉米朊
D. 滑石粉、糖浆　E. 川蜡、虫蜡

197. 隔离层(　　)
198. 粉衣层(　　)
199. 打光(　　)

下列有关片剂包衣

A. 片面不平　B. 花斑　C. 粘锅
D. 薄膜衣起泡　E. 排片

200. 糖浆过多及搅拌不及时(　　)
201. 撒粉过多而撒粉次数少(　　)
202. 固化条件不当或干燥速度过快(　　)
203. 衣层太厚(　　)

A. CMS-Na　B. CMC-Na　C. PVA
D. CAP　E. PLA

204. 羧甲基纤维素钠(　　)
205. 羧甲基淀粉钠(　　)
206. 邻苯二甲酸醋酸纤维素(　　)
207. 醋酸纤维素酞酸酯

下列 5 个缩写名代表的高分子辅料

A. HPC　B. HPMC　C. PVP
D. EC　E. CAP

208. 羟丙基甲基纤维素(　　)
209. 邻苯二甲基醋酸纤维素(　　)
210. 羟丙基纤维素(　　)
211. 聚乙烯吡咯烷酮(　　)

以下辅料可作为

A. sorbic acid　B. HPMC　C. 泊洛沙姆
D. PVPP　E. PEG 400

212. liquid preparations 中的防腐剂(　　)
213. 片剂中的崩解剂(　　)

214. 片剂中的薄膜衣材料(　　)
215. 注射剂溶剂(　　)

A. 羟丙甲纤维素　　B. 聚乙烯吡咯烷酮　　C. 微晶纤维素
D. 聚乙烯醇　　E. 十二烷基磺酸钠
216. HPMC 是(　　)
217. PVA 是(　　)
218. PVP 是(　　)
219. SLS 是(　　)

A. 挤出造粒　　B. dry granulation　　C. fluidized granulation
D. 摇摆制粒　　E. 液晶造粒
220. 可在一台设备实现混合、制粒、干燥工艺的是(　　)
221. 对湿热不稳定的药物可采用(　　)

下列原因可以造成
A. 裂片　　B. 黏冲　　C. 崩解迟缓
D. 片重差异过大　　E. 色斑
222. 含水量过大或冲头表面粗糙(　　)
223. 片剂的弹性复原及压力分布不均匀(　　)
224. 颗粒大小不匀,流动性不好(　　)
225. 混料不匀或模具被油污污染(　　)

下列说法对应的高分子材料是
A. EC　　B. 丙烯酸树脂Ⅳ　　C. 丙烯酸树脂Ⅱ
D. 丙烯酸树脂Ⅲ　　E. PVP
226. 在酸、碱性水溶液中均可溶解的材料(　　)
227. 用作水溶性固体分散物体载体,促进药物的溶出(　　)

下列说法对应的片剂是
A. enteric coated tablet　　B. sugar coated tablet　　C. toroches
D. multilayer tablet　　E. sublingual tablets
228. 硝酸甘油应制成(　　)
229. 可以避免复方药物之间的配伍反应(　　)
230. 主要用于口腔及咽喉疾病的治疗(　　)

二、是非题

1. 除另有规定外,散剂的干燥失重不得超过 3%。(　　)

2. 粉碎过程系机械能转变成表面能的过程。(　　)
3. 制备含液体药物的散剂时,可以利用处方中其他固体组分吸收液体药物。(　　)
4. 药典筛号数越大,粉末越粗。(　　)
5. 《中国药典》规定:细粉指能全部通过三号筛,但混有能通过五号筛不超过60%的粉末。(　　)
6. 片剂在包衣前、后,均需进行片重差异检查。(　　)
7. 片剂包糖衣过程中常用虫蜡作打光的材料。(　　)
8. 片剂颗粒中加入滑石粉的量越大,颗粒的流动性越好。(　　)
9. 硫酸钙常用作片剂的润滑剂。(　　)
10. 片剂中最常用的润滑剂是轻质氧化镁。(　　)
11. CMS-Na 表示羧甲基纤维素钠。(　　)
12. 环糊精是常用的片剂稀释剂。(　　)

三、填空题

1. 对一些难溶性药物来说,药物的 (1) 过程将成为药物吸收的限速过程。
2. 口服制剂吸收的快慢顺序一般是: (2) >混悬剂> (3) >颗粒剂>胶囊剂> (4) >丸剂。
3. Noyes-Whitney 方程表明药物从固体剂型中的溶出速度与溶出速度常数、 (5) 、 (6) 成正比。
4. 据散剂用途不同其粒径要求有所不同,一般的散剂能通过 (7) 号筛;难溶性药物、收敛剂、吸附剂、儿科或外用散能通过 (8) 号筛;眼用散应全部通过 (9) 号筛。
5. 散剂的制备一般工艺为:物料→ (10) → (11) →加辅料混合→ (12) →质检、包装。
6. 通常把粉碎前的粒度与粉碎后的粒度之比称为 (13) 。
7. 一般球磨机中球和粉碎物料的总装量为罐体总容积的 (14) %~ (15) %。
8. 气流粉碎机适用于 (16) 物料和 (17) 熔点物料的粉碎。
9. 药筛分为两种,即 (18) 筛和 (19) 筛。筛子的孔径规格各国有自己的标准,我国有 (20) 标准和 (21) 标准。
10. 混合机理概括起来有三种: (22) 、 (23) 、 (24) 。
11. 混合度的表示方法有 (25) 、 (26) 。
12. 组分比例相差过大时应该采用 (27) 法进行混合,各组分密度差异较大时应 (28) 。
13. 剂量 (29) ~ (30) g 可配成 10 倍散, (31) ~ (32) g 配成 100 倍散, (33) g 以下应配成 1 000 倍散。
14. 实验室常用的混合方法有 (34) 混合、 (35) 混合、 (36) 混合。
15. 散剂分剂量常用方法有: (37) 法, (38) 法, (39) 法三种。
16. (40) 是将药物与适宜的辅料混合而制成的颗粒状制剂。
17. 根据颗粒剂在水中的溶解情况可分类为可 (41) 颗粒剂、 (42) 颗粒剂及

__(43)__颗粒剂。

18. 据给药途径片剂分为__(44)__用片剂、__(45)__用片剂、__(46)__片剂、外用片剂等。
19. 咀嚼片适合于__(47)__服用,对于__(48)__的药物制成咀嚼片可有利于吸收。分散片在__(49)__℃±__(50)__℃下水中3分钟即可崩解分散,并通过__(51)__μm孔径的筛网。
20. __(52)__片、__(53)__片可避免肝脏对药物的首过作用,__(54)__片常用于口腔及咽喉疾病的治疗。
21. __(55)__的主要作用是用来增加片剂的重量或体积。__(56)__系指本身没有黏性,但能诱发待制粒物料的黏性,以利于制粒的液体。__(57)__系指对无黏性或黏性不足的物料给予黏性,从而使物料聚结成粒的辅料。
22. 可供粉末直接压片的填充剂有__(58)__、__(59)__、__(60)__。
23. 可压性淀粉作为多功能辅料,具有良好的__(61)__性、__(62)__性、自身润滑性和__(63)__性,并有较好的崩解作用。
24. 微晶纤维素具有较强的结合力与良好的可压性,亦有"__(64)__"之称。
25. 在制粒过程中常用的润湿剂有:__(65)__、__(66)__。
26. 淀粉浆的常用浓度为__(67)__%~__(68)__%。若物料的可压性较差,其浓度可提高到20%。淀粉浆的制法主要有__(69)__法和__(70)__法两种。
27. MCC指__(71)__;MC指__(72)__;HPC指__(73)__;HPMC指__(74)__;CMC-Na指__(75)__;EC指__(76)__;PVP指__(77)__;PEG指__(78)__;CMS-Na指__(79)__;LHPC指__(80)__;CCNa指__(81)__;PVPP指__(82)__;PVA指__(83)__;
28. 直接压片的干黏合剂有__(84)__、__(85)__。
29. 除了__(86)__片、__(87)__片、__(88)__片、__(89)__片、植入片等有特殊要求的片剂外,一般均需加入崩解剂。
30. 干淀粉适用于__(90)__或__(91)__药物的片剂,而对__(92)__溶性药物的崩解作用较差。
31. 崩解剂的加入方法有__(93)__法、__(94)__法和__(95)__法。
32. 广义的润滑剂包括三种辅料,即__(96)__、__(97)__和__(98)__。
33. 由于硬脂酸镁的疏水性,会使片剂的__(99)__或__(100)__迟缓。
34. 可用做粉末直接压片助流剂的是__(101)__。
35. 氢化植物油应用时,将其溶于__(102)__或__(103)__中,然后将此溶液边喷于干颗粒表面上边混合以利于均匀分布。
36. 压片过程的三大要素是__(104)__性、__(105)__性和__(106)__性。
37. 片剂的制备方法按制备工艺分类为制粒压片法、直接压片法,其中制粒压片法又分为__(107)__、__(108)__;直接压片法分为__(109)__和半干式颗粒(空白颗粒)压片法。
38. 干法制粒有__(110)__法和__(111)__法。半干式颗粒压片法适合于对__(112)__不宜制粒,而且__(113)__差的药物,也可用于含药较少物料。
39. 挤压制粒设备有__(114)__挤压式、__(115)__挤压式、__(116)__挤压式等。在挤压制粒过程中，(117)是关键步骤。

40. 转动制粒过程经历(118)，(119)，(120)三个阶段。
41. 高速搅拌制粒在一个容器内进行(121)、(122)、(123)过程，具有省工序、(124)、快速等优点。
42. 由于在一台设备内可完成(125)、(126)、(127)过程等，所以(128)兼有“一步制粒”之称。
43. (129)是利用热能使湿物料中的湿分(水分或其他溶剂)汽化，并利用气流或真空带走汽化了的湿分，从而获得干燥固体产品的操作。
44. 物料的干燥是(130)的传递和(131)的传递同时进行的过程。
45. 干燥的必要条件是(132)表面所产生的水蒸气分压大于(133)中的水蒸气分压。
46. (134)系指单位质量干空气带有的水蒸气的质量(kg 水蒸气/kg 干空气)。
47. (135)是指在一定总压及温度下，湿空气中水蒸气分压 p 与饱和空气中水蒸气分压 p_s 之比的百分数，常用 RH% 表示。
48. 根据物料中所含水分能否干燥来划分(136)水与(137)水。根据干燥的难易程度来划分(138)水分与(139)水分。
49. 湿物料是由绝干物料与水分所组成，可用(140)含水量与(141)含水量表示，在干燥计算中常采用(142)含水量，在工业生产中常采用(143)含水量。
50. (144)是在单位时间、单位干燥面积上被干物料中所能汽化的水分量。
51. 把物料干燥后测定水分含量时常用(145)测定法。精确测定微量含水量时，必须采用(146)法或(147)法。
52. 单冲压片机有加料斗、饲粉器、一副(148)和(149)，(150)调节器、(151)调节器、(152)调节器。
53. (153)调节器连在上冲杆上，用以调节上冲下降的深度，(154)调节器连在下冲杆上，用以调节下冲下降的深度。
54. 旋转压片机有多种型号，按冲数分有(155)冲、(156)冲、(157)冲、(158)冲、(159)冲等。按流程分(160)流程和(161)流程两种。
55. (162)的大小反应物料的结合力和压缩成形性的好坏。(163)反映片剂的抗磨损震动能力。
56. 片剂成形的影响因素有物料的(164)、药物的(165)及(166)，黏合剂和(167)，(168)，(169)。
57. 片剂中的药物含量不均匀的原因主要有(170)、(171)。
58. 除药典规定进行“(172)”检查的片剂以及某些特殊的片剂(如缓控释片剂、(173)片、(174)片等)以外，一般的口服片剂需做崩解度检查。
59. 普通片崩解时限为(175)min，浸膏片崩解时限(176)min，糖衣片崩解时限(177)min，薄膜包衣片崩解时限(178)min，肠溶包衣片在人工胃液中(179)h 不得有裂缝、崩解或软化等，人工肠液中(180)min 全部溶或崩解并通过筛网。

60. 片剂的包装分为 ___(181)___ 剂量包装、单剂量包装，其中单剂量包装主要分为 ___(182)___ 式包装和 ___(183)___ 式包装两种形式。

61. 包衣的基本类型有① ___(184)___ 包衣；② ___(185)___ 包衣；③ ___(186)___ 包衣。

62. 糖包衣的主要步骤为： ___(187)___ → ___(188)___ → ___(189)___ →有色糖衣层→ ___(190)___。

63. 倾斜包衣锅的轴与水平面的夹角为 ___(191)___ °～ ___(192)___ °。

四、问答题

1. 常用的湿法制粒技术有哪些。
2. 片剂包衣的目的有哪些？
3. 举例说明片剂的分类。
4. 散剂在混合时应注意哪些事项？
5. 简要写出湿法制粒压片的工艺流程图。
6. 简要叙述如何根据制备工艺对片剂的制备方法进行分类。
7. 片剂压缩成形的影响因素有哪些？
8. 举例说明片剂制备过程中可能出现的问题及原因。

五、处方分析

1. 分析“复方新诺明片”复方磺胺甲噁唑处方中各组成和作用，并写出该片剂的制备方法？

【处方】	TMP	1 000g	[ ]
	SMZ	5 000g	[ ]
	10%淀粉糊	适量	[ ]
	硬脂酸镁	1%	[ ]
	淀粉	3%	[ ]
	制成	10 000 片	

2. 分析“复方乙酰水杨酸片”处方中各组成和作用，并写出该片剂的制备方法。

【处方】	乙酰水杨酸（阿司匹林）	268g
	对乙酰氨基酚（扑热息痛）	136g
	咖啡因	33.4g
	淀粉	266g
	淀粉浆（15%～17%）	85g
	滑石粉	25g（5%）
	轻质液体石蜡	2.5g
	酒石酸	2.7g
	制成 1 000 片。	

第五章 固体制剂-2（胶囊剂、滴丸剂和膜剂）

一、选择题

【A1 型题】

1. 以下可作为 soft capsules 内容物的是(　　)
   A. 药物的油溶液　B. 药物的水溶液　C. 药物的水混悬液
   D. O/W 型乳剂　E. 药物的稀醇溶液
2. drop pill 与胶丸的相同点为(　　)
   A. 均采用明胶为基质　B. 均采用 PEG 为基质　C. 均可采用滴制法制备
   D. 均为丸剂　E. 均为压制法制备
3. 以下适合制成 capsules 的药物为(　　)
   A. 药物的水溶液　B. 易风化药物　C. 吸湿性很强的药物
   D. 性质相对稳定的药物　E. 药物的稀乙醇溶液
4. 常用的软胶囊囊壳的组成为(　　)
   A. 明胶、甘油、水　B. 淀粉、甘油、水　C. 可压性淀粉、丙二醇、水
   D. 明胶、甘油、乙醇　E. PEG、水
5. capsules 不需要检查的项目是(　　)
   A. 装量差异　B. disintegration test　C. hardness
   D. 水分　E. 外观
6. soft capsules 的制备方法有压制法和(　　)
   A. 乳化法　B. 熔融法　C. 塑制法
   D. 滴制法　E. 泛制法
7. 制备空胶囊时,加入 glycerin 的作用是(　　)
   A. 延缓明胶溶解　B. 制成肠溶胶囊　C. 作为 preservative
   D. 增加可塑性　E. 起矫味作用
8. 《中国药典》规定,软胶囊剂的崩解时限为(　　)
   A. 45min　B. 60min　C. 120min
   D. 15min　E. 30min
9. 《中国药典》规定,硬胶囊剂的崩解时限为(　　)
   A. 60min　B. 120min　C. 90min
   D. 30min　E. 45min

10. 当胶囊剂内容物的平均装量为 0.3g 时,其装量差异限度为(　　)
A. ±5.0%　　B. ±2.0%　　C. ±1.0%
D. ±10.0%　　E. ±7.5%

11. 当硬胶囊内容物为易风化药物时,将使硬胶囊(　　)
A. 分解　　B. 软化　　C. 变脆
D. 变形　　E. 变色

12. 软胶囊的胶皮处方,较适宜的重量比是增塑剂 :明胶 :水为(　　)
A. 1 :0.4~0.6 :1　　B. 1 :1 :1　　C. 0.5 :1 :1
D. 0.8 :1 :1　　E. 1 :0.5 :1

13. 用于制备空胶囊壳的主要原料为(　　)
A. dextrin　　B. gelatin　　C. starch
D. sugar　　E. arabic gum

14. 制备肠溶胶囊剂时,用 formaldehyde 处理的目的是
A. 增加弹性　　B. 增加稳定性　　C. 增加渗透性
D. 改变其溶解性能　　E. 杀灭微生物

15. 以水溶性基质制备滴丸时应选用下列哪一种冷凝液(　　)
A. 水与醇的混合液　　B. liquid paraffin　　C. 乙醇与甘油的混合液
D. 液体石蜡与乙醇的混合液　　E. 以上都不行

16. 中国药典 2000 年版二部规定,胶囊剂平均装量 0.30g 以下者,其装量差异限度为(　　)
A. ±5%　　B. ±10%　　C. ±15%
D. ±20%　　E. ±25%

17. 空胶囊的操作环境中,理想的操作条件应包括(　　)
A. 温度 20℃~30℃　相对湿度 30%~45%
B. 温度 20℃以下　相对湿度 40%~60%
C. 温度 10℃~25℃　相对湿度 35%~45%
D. 温度 20℃~30℃　相对湿度 40%~60%
E. 以上都不对

18. films 是指(　　)
A. 药物制成的膜状制剂
B. 药物与辅料制成的膜状制剂
C. 药物与成膜物制成的膜状制剂
D. 药物与适宜的成膜材料经加工制成的膜状制剂
E. 药物与成膜物经一定的加工程序制成的膜状制剂

19. films 的制备方法有(　　)
A. 均浆流延成膜法、融成制膜法　　B. 压-融成膜法、复合制膜法
C. 复合制膜法、均浆流延成膜法　　D. 融成制膜法、均浆流延成膜法
E. 均浆流延成膜法、热塑制膜法和复合制膜法

20. base absorption 是用来( )
A. 评价混悬剂的沉降 B. 评价过滤介质的吸附比率 C. 计算软胶囊的大小
D. 控制栓剂的填充量 E. 估计硬胶囊的容积

21. 最小号的空胶囊是( )
A. 1 号 B. 5 号 C. 10 号
D. 000 号 E. 0 号

22. 下列宜制成软胶囊剂的是( )
A. O/W 乳剂 B. 甘草流浸膏 C. 维生素 E
D. 药物的稀乙醇溶液 E. 药物的水溶液

23. 空胶囊制备的流程是( )
A. 溶胶,蘸胶,拔壳,截割,干燥,整理 B. 溶胶,干燥,蘸胶,拔壳,截割,整理
C. 溶胶,截割,蘸胶,干燥,拔壳,整理 D. 溶胶,蘸胶,干燥,拔壳,截割,整理
E. 溶胶,截割,蘸胶,拔壳,干燥,整理

【A2 型题】

24. 下列关于滴丸剂的叙述,不正确的是( )
A. 发挥药效迅速,生物利用度高 B. 可将液体药物制成固体滴丸,便于运输
C. 生产设备简单、操作方便、利于劳动保护 D. 主要供口服使用
E. 滴丸在 pharmaceutics 上又称胶丸

25. 如下列关于 capsules 的叙述不正确的是( )
A. 可将液态药物制成固体剂 B. 可提高药物的稳定性 C. 可避免 first pass effect
D. 可掩盖药物的不良嗅味 E. 可以掩盖内容物的苦味

26. 已规定检查 dissolution rate 的胶囊剂,不必再检查( )
A. 崩解度 B. 重量差异 C. 溶解度
D. 硬度 E. 脆碎度

27. 胶囊剂不检查的项目是( )
A. 装量差异 B. 崩解时限 C. hardness
D. water content E. 外观

28. 下列关于滴制法制备丸剂特点的叙述,哪一项是错的( )
A. 工艺周期短,生产率高
B. 受热时间短,易氧化及具挥发性的药物溶于基质后,可增加其稳定性
C. 可使液态药物固态化
D. 用固体分散技术制备的滴丸减低药物的生物利用度
E. 生产条件较易控制,含量较准确

29. 不是 drop pill 的特点是( )
A. 疗效迅速,生物利用度高 B. 固体药物不能制成滴丸剂
C. 生产车间无粉尘 D. 液体药物可制成固体的滴丸剂
E. 可用于耳腔

30. 对膜材描述错误的是( )
   A. PVA 对眼黏膜无刺激性,可制成眼用控释膜剂
   B. 膜材聚乙烯醇的英文缩写为 PVA
   C. PVA 醇解度为 88% 时水溶性最好
   D. 乙烯-醋酸乙烯共聚物的英文缩写词为 EVA
   E. PVA 与 EVA 均为天然膜材
31. 不是成膜材料的要求是( )
   A. 应具有很好的水溶性
   B. 成膜、脱膜性能好
   C. 成膜后有足够的强度和韧性
   D. 性质稳定,不降低药物的活性
   E. 无毒、无刺激性
32. 下列关于 capsules 的叙述不正确的是( )
   A. 可以掩盖药物不适的苦味及臭味
   B. 生物利用度较丸、片剂高
   C. 提高药物的稳定性
   D. 弥补其他固体剂型的不足
   E. 药物不能定时、定位释放
33. 硬胶囊壳的组成不包括( )
   A. 异丙醇
   B. 水
   C. glycerin
   D. gelatin
   E. agar
34. 对胶囊剂崩解时限叙述错误的是( )
   A. 肠溶胶囊在盐酸溶液中(9→1 000)中检查 2h,不崩解;在人工肠液中,1h 内应全部崩解
   B. 测定崩解时限时,若胶囊漂浮于液面,可加挡板
   C. 硬胶囊剂应在 15min 内全部崩解
   D. 硬胶囊剂应在 30min 内全部崩解
   E. 软胶囊剂应在 60min 内全部崩解

【配伍型题】

现有乙酰水杨酸粉末欲装胶囊,如何按其装量,恰当选用胶囊大小号码
   A. 0 号
   B. 1 号
   C. 2 号
   D. 3 号
   E. 4 号

35. 0.56g( )
36. 0.155g( )
37. 0.26g( )
38. 0.33g( )
39. 0.20g( )

胶囊组成中各物质起什么作用
   A. 成型材料
   B. plasticizer
   C. opacifying agent
   D. preservatives
   E. 增稠剂

40. sorbite(　　)
41. 二氧化钛(　　)
42. agar(　　)
43. gelatin(　　)
44. 对羟基苯甲酸酯(　　)

A. fluidized granulation　　B. 滴制法　　C. 研和法
D. 流延法　　E. film dispersion method

45. 制备软胶囊采用(　　)
46. 制备滴丸可采用(　　)
47. 制备 films 可采用(　　)
48. 制备微丸可采用(　　)

二、是非题

1. 刺激性强的药物应考虑制成胶囊剂。(　　)
2. 通过改进制备工艺可以改善胶囊剂内容物吸潮状况。(　　)
3. 与片剂相比,胶囊剂的药物生物利用度低。(　　)

三、填空题

1. __(1)__系指将药物填装于空心硬质胶囊中或密封于弹性软质胶囊中而制成的固体制剂。
2. 通常将胶囊剂分为__(2)__胶囊和__(3)__胶囊两大类。
3. 由酸水解制得的明胶称为__(4)__型明胶,等电点 pH __(5)__ ~ __(6)__;由碱水解制得的明胶称为__(7)__型明胶,等电点 pH __(8)__ ~ __(9)__。
4. 空胶囊制备工艺:__(10)__ → __(11)__ → __(12)__ → __(13)__ → __(14)__ → __(15)__生产环境洁净度应达__(16)__级,温度__(17)__℃ ~ __(18)__℃,相对湿度__(19)__% ~ __(20)__%。
5. 空胶囊共有__(21)__种规格,常用的为__(22)__ ~ __(23)__号,随着号数由__(24)__到__(25)__,容积由__(26)__到__(27)__。
6. 软胶囊囊壁组成的重量比例通常是干明胶 :干增塑剂 :水=1 :__(28)__ ~ __(29)__ :1。
7. 软胶囊剂常用的制备方法为__(30)__法和__(31)__法。
8. 膜剂的缺点是__(32)__量小,只适合于__(33)__剂量的药物,__(34)__不易控制,收率不高。
9. 根据其__(35)__和__(36)__不同,聚乙烯醇有不同的规格和性质。
10. 膜剂的制备方法有__(37)__、__(38)__、__(39)__。

四、问答题

1. 胶囊剂具有哪些特点?
2. 决定聚乙烯醇成膜性能的参数是什么?
3. 肠溶胶囊的制备方法有哪几种?

第六章　半固体制剂

一、选择题

【A1 型题】

1. 下列基质中属于油脂性软膏基质的是(　　)
   A. PEG　B. 甘油明胶　C. wool fat
   D. 纤维素衍生物　E. carbopol
2. 油脂性软膏基质的水值是指(　　)
   A. 1g 基质所吸收水的克数　B. 常温下 100g 基质所吸收水的克数
   C. 一定量的基质所吸收水的克数　D. 100g 基质所吸收水的克数
   E. 常温下 1g 基质所吸收水的克数
3. 通常在凡士林软膏基质中加入以下哪种物质以改善凡士林的吸水性(　　)
   A. paraffin　B. silicones　C. bees wax
   D. wool fat　E. alcohol
4. 油脂性软膏基质灭菌温度为(　　)
   A. 115℃　B. 121℃　C. 150℃
   D. 100℃　E. 110℃
5. wool fat 具有较强的吸水性,可吸水(　　)
   A. 20%　B. 120%　C. 130%
   D. 150%　E. 80%
6. 以下软膏基质中,适用于大量渗出性的患处的基质是(　　)
   A. vaselin　B. 羊毛脂　C. 乳剂型基质
   D. 水溶性基质　E. 液体石蜡
7. 以下属于水溶性软膏基质的是(　　)
   A. stearyla lcohol　B. silicones　C. stearic acid
   D. PEG　E. glycerin
8. 按下列处方配制的软膏,其基质应属于(　　)
   处方:硬脂酸 150g;单硬酸甘油酯 35g;液体石蜡 80g;凡士林 10g;羊毛脂 50g;　三乙醇胺 4g;羟苯乙酯 1g;蒸馏水适量;制成 1 000g
   A. 油脂性基质　B. 水溶性基质　C. O/W 型乳剂基质
   D. W/O 型乳剂基质　E. 凝胶

9. 最有助于药物穿透、吸收的软膏基质是(　　)
   A. 乳剂型基质　B. 水溶性基质　C. 动物油脂
   D. 植物油脂　E. liquid paraffin
10. 以下油脂性软膏基质中,吸水性最强的是(　　)
   A. vaselin　B. bees wax　C. liquid paraffin
   D. 单硬脂酸甘油酯　E. wool fat
11. 全身作用的 suppositories 在直肠中最佳的用药部位在(　　)
   A. 接近直肠上静脉　B. 应距肛门口 2cm 处
   C. 接近直肠下静脉　D. 接近直肠上、中、下静脉
   E. 接近肛门括约肌
12. 制备栓剂时,选用润滑剂的原则是(　　)
   A. 任何基质都可采用水溶性润滑剂
   B. 水溶性基质采用水溶性润滑剂
   C. 油溶性基质采用水溶性润滑剂,水溶性基质采用油性润滑剂
   D. 无需用润滑剂
   E. 油脂性基质采用油脂性润滑剂
13. 下列有关 displacement value 的正确表述是(　　)
   A. 药物的重量与基质重量的比值　B. 药物的体积与基质体积的比值
   C. 药物的重量与同体积基质重量的比值　D. 药物的重量与基质体积的比值
   E. 药物的体积与基质重量的比值
14. 为油脂型栓剂基质的是(　　)
   A. poloxamer　B. PEG 6000　C. S-40
   D. 甘油明胶　E. 半合成椰油酯
15. 下列关于软膏剂的叙述正确的为(　　)
   A. 软膏剂主要起保护,润滑和局部及全身治疗作用
   B. 二甲基硅油化学性质稳定,对皮肤无刺激性,宜用于眼膏基质
   C. 固体石蜡和蜂蜡为类脂类基质,用于增加软膏的稠度
   D. O/W 型乳剂基质含较多的水分,无须加入保湿剂
   E. 遇水不稳定的药物宜用油脂性基质
16. 凡士林基质中加入 wool fat 是为了(　　)
   A. 增加药物的溶解度　B. 防腐与抑菌　C. 增加药物的稳定性
   D. 减少基质的吸水性　E. 增加基质的吸水性
17. 研和法制备油脂性软膏剂时,如药物是水溶性的,宜先用少量水溶解,再用哪种物质吸收后与基质混合(　　)
   A. liquid paraffin　B. wool fat　C. 单硬酯酸甘油酯
   D. 白凡士林　E. bees wax
18. 指出哪项不是一般眼膏剂的质量检查项目(　　)
   A. 装量　B. be free of pyrogen　C. 粒度

D. 金属性异物　　E. 微生物限度

19. 凝胶剂是指(　　)

A. 一种混悬的乳胶稠厚半固体制剂

B. 药物与适宜的辅料制成的均一、混悬或乳剂型的乳胶稠厚液体或半固体制剂

C. 一种均一的乳胶稠厚的液体制剂

D. 一种乳剂型的乳胶稠厚的液体制剂

E. 一种乳剂型的乳胶稠厚的半固体制剂

20. 依药典对凝胶剂进行检查的主要项目是(　　)

A. 粒度、物理性质　　B. 熔点范围　　C. 重量差异

D. 装量和微生物检查　E. 融变时限

21. oin tments 是指(　　)

A. 药物混合成稠状的半固体外用制剂

B. 药物与基质混合成的稠状半固体外用制剂

C. 药物与适宜基质均匀混合制成的具有一定稠度的半固体外用制剂

D. 药物与适宜基质均匀混合制成的半固体外用制剂

E. 药物与适宜基质均匀混合制成的半固体制剂

22. oin tments 的类型按分散系统分为(　　)

A. 溶液型、乳剂型　　B. 混悬型、乳剂型　　C. 溶液型、混悬型

D. 凝胶型、混悬型　　E. 溶液型、混悬型、乳剂型

23. 常用的 oin tments 基质分为(　　)

A. 油质性基质和水溶性基质

B. 油质性基质、水溶性基质和乳剂型基质

C. 油质性基质和乳剂型基质

D. 水溶性基质和乳剂型基质

E. 凝胶性基质和乳剂型基质

24. 以下为乳膏剂和乳化剂的是(　　)

A. 平平加 0　　B. silicones　　C. 液体石蜡

D. 甘油明胶　　E. PEG

25. 用来增加油性基质吸水性的物质是(　　)

A. paraffin　　B. 二甲基硅油　　C. 硬脂醇

D. soft paraffin　　E. wool fat

26. 软膏剂的储存应(　　)

A. 一般在常温下避光储存

B. 一般在常温下避光、密闭条件下储存,温度不宜过高或过低

C. 密闭条件下储存

D. 温度不宜过高或过低的条件下保存

E. 无特殊要求

27. 对乳剂型基质说法正确的是(　　)
    A. O/W 型乳剂基质可选用高分子溶液作乳化剂
    B. HLB 为 7~9 的表面活性剂易形成 O/W 型基质
    C. W/O 乳剂基质“有反向吸收”现象
    D. O/W 乳剂基质可使用于分泌物较多的病灶
    E. O/W 型乳剂基质因外相水易蒸发变硬,故需加入保湿剂
28. eye ointments 是指(　　)
    A. 药物与基质混合制成的软膏剂
    B. 药物混合均匀制成的软膏剂
    C. 药物与基质制成的供眼用的软膏剂
    D. 药物与基质制成的供眼用的灭菌软膏剂
    E. 药物与适宜基质制成的专供眼用的灭菌软膏剂
29. suppositories 在常温下为(　　)
    A. 固体　　B. 液体　　C. 半固体
    D. 气体　　E. 无定形
30. 某栓剂每粒含药物 0.2g,可可豆脂空白栓重 2g,已知药物的 DV = 1.6,则每粒含药栓需可可豆脂为(　　)
    A. 1.975g　　B. 1.687g　　C. 1.715g
    D. 1.800g　　E. 1.875g
31. 对于水溶性基质的栓剂规定融变时限为(　　)
    A. 6 粒应在 30min 内融变
    B. 无数量要求,时限为 30min
    C. 3 粒均应在 60min 内融变
    D. 3 粒应在 30min 内融变
    E. 6 粒均应在 30min 内融变
32. 下列哪种方法属于 suppositories 的制备方法(　　)
    A. 干法制粒　　B. 乳化法　　C. 热熔法
    D. 研和法　　E. 喷雾干燥法
33. 要制备起全身作用的栓剂,以下说法正确的是(　　)
    A. 水溶性药物选择脂溶性基质　　B. 脂溶性药物选择脂溶性基质
    C. 脂溶性药物选择中性基质　　D. 水溶性药物选择水溶性基质
    E. 药物与基质无关
34. 下列哪个可作起全身作用的油溶性药物栓剂的基质(　　)
    A. 聚氧乙烯　　B. 泊洛沙姆　　C. cocoa butter
    D. PEG　　E. 瓜耳胶
35. 下列关于局部作用栓剂的叙述正确的为(　　)
    A. 熔化速度应较快　　B. 需加入吸收促进剂　　C. 应具有缓慢持久作用
    D. 脂溶性药物应选择水性基质

E. 水溶性药物应选择水性基质

36. 以下有关栓剂 displacement value 的正确表述为(　　)

A. 同体积不同基质的重量比值

B. 同体积不同主药的重量比值

C. 主药重量与基质重量比值

D. 药物体积与同体积栓剂基质重量比值

E. 药物的重量与同体积栓剂基质重量比值

37. 要使栓剂中的药物吸收后避免首过效应,应将栓剂塞入距肛门口(　　)

A. 2cm　　B. 3cm　　C. 5cm

D. 2.5cm　　E. 3.5cm

38. 下列有关 suppositories 的叙述正确的是(　　)

A. 应做崩解时限检查

B. 栓剂使用时塞得深,生物利用度好

C. 局部作用的栓剂应选择释药慢的基质

D. 常用的制法是研磨法

E. 栓剂刺激胃肠黏膜

39. 甘油明胶栓剂中水 :明胶 :甘油的配比应该是(　　)

A. 10 :30 :60　　B. 25 :25 :50　　C. 20 :20 :60

D. 20 :30 :50　　E. 10 :20 :70

40. 以下可作为栓剂基质的是(　　)

A. 液体石蜡　　B. DMSO　　C. alcohol

D. 吐温 61　　E. 吐温 65

41. 对于油脂性基质的栓剂规定融变时限为(　　)

A. 10 粒应在 10min 内融变　　B. 10 粒均应在 10min 内融变

C. 无数量要求,时限为 60min　　D. 3 粒应在 30min 内融变

E. 3 粒均应在 30min 内融变

【A2 型题】

42. 下列关于乳剂型软膏基质的叙述错误的是(　　)

A. O/W 型乳剂基质软膏剂也称为"冷霜"

B. O/W 型乳剂基质软膏中的药物释放与透皮吸收较快

C. 钠肥皂为 O/W 型乳剂基质的乳化剂

D. 乳剂基质的油相多为固体

E. 乳剂型基质有水包油(O/W)型和油包水(W/O)型两种

43. 以下物质中,不能形成水溶性凝胶基质的是(　　)

A. 卡波沫　　B. 鲸蜡醇　　C. CMC-Na

D. 明胶　　E. MC

44. 以下关于 eye ointment 的叙述错误的是(　　)

A. 成品不得检出金黄色葡萄球菌与铜绿假单胞菌

B. 眼膏剂的基质应在 150℃干热灭菌 1~2h

C. 眼膏剂较滴眼剂作用持久

D. 应在无菌条件下制备眼膏剂

E. 常用基质是黄凡士林 :液体石蜡 :羊毛脂为 5 :3 :2 的混合物

45. 下列关于 soft paraffin 特点的叙述,错误的是(　　)

A. 有适宜的黏性和涂展性

B. 稳定性好、无刺激性,呈中性

C. 吸水性差

D. 通常释放药物的能力比较好

E. 凡士林是由多种分子量的烃类组成的半固体状混合物

46. 下列关于 ointment 基质的叙述,错误的是(　　)

A. 油脂性基质润滑性好　B. 油脂性基质释药性好

C. 乳剂型基质穿透性好　D. 水溶性基质吸水性好

E. 水溶性基质易洗除

47. 下列物质中,不是乳剂型软膏基质的乳化剂的是(　　)

A. SLS　B. 吐温类　C. 三乙醇胺

D. 硬脂酸钠　E. 司盘类

48. 以下关于 fusion method 制备软膏剂的注意事项中,错误的是(　　)

A. 熔融时,熔点高的先加,熔点低的后加　B. 药物加入基质搅拌均匀后,要迅速冷凝

C. 夏季可适量增加基质中石蜡的用量　D. 冬季可适量增加基质中液体石蜡用量

E. 可用于熔点不同的基质制备软膏剂

49. 不作为 suppositories 质量检查的项目是(　　)

A. 熔点范围测定　B. 融变时限检查

C. 重量差异检查　D. 药物溶出速度与吸收试验

E. 稠度检查

50. 关于 cocoa butter 的错误表述是(　　)

A. 可可豆脂具同质多晶性质　B. β 晶型最稳定

C. 制备时熔融温度应高于 40°C　D. 为公认的优良栓剂基质

E. 不宜与水合氯醛配伍

51. 下面关于半合成山苍子油酯的叙述,哪一项是错误的(　　)

A. 半合成山苍子油酯亦称混合脂肪酸酯

B. 系由山苍子油水解、分离得月桂酸再加硬脂酸与甘油酯化而得

C. 有 34 型、36 型、38 型、40 型等不同规格

D. 本品属于半合成脂肪酸甘油酯

E. 主要理化性质与 S-40 相似

52. 以下对肛门栓描述错误的是(　　)
A. 可通过直肠给药并吸收进入血液而起到全身作用
B. 药物可不受胃肠酸碱度和酶的影响
C. 栓剂塞入直肠 2cm 处,药物可避免首过效应
D. 在体温下可软化或融化
E. 粪便的存在有利于药物吸收

53. 下列关于 suppositories 的叙述中不正确的为(　　)
A. 栓剂在常温下为固体,塞入腔道后应迅速软化、熔融或溶解
B. 栓剂发挥全身作用时,可避免肝的首过效应
C. 可可豆脂制备栓剂时应逐渐加热升温,以减少晶型转化的可能
D. 可可豆脂制备栓剂时,不需润滑剂
E. 栓剂的制备方法有冷压法、热熔法和乳化法

54. 下列关于栓剂的叙述中不正确的为(　　)
A. 甘油明胶溶解缓慢,常用于局部杀虫、抗菌的阴道栓的基质
B. 局部用药应选释放慢的基质
C. 脂肪型栓剂的融变时限检查要求 30min 内融化、软化或溶解
D. 栓剂的基质分三类:油脂性基质、乳剂性基质、水溶性和亲水性基质
E. 根据药物性质选择与药物溶解性相反的基质,有利于药物的释放,增加吸收

55. 对 onitments 的质量要求,错误的为(　　)
A. 色泽均匀一致,质地细腻,无粗糙感
B. 无不良反应
C. 软膏剂的稠度应适宜,易于涂抹
D. 软膏是半固体制剂,主要起保护润滑和局部治疗作用
E. 软膏剂中的药物须能和软膏基质互溶

56. 软膏剂的叙述中错误的为(　　)
A. 凡士林为饱和烃类油脂性基质,加入羊毛脂可增加凡士林的吸水性
B. 眼用的软膏剂的配制需在无菌条件下进行
C. 软膏剂的稠度应适宜,易于涂抹
D. 软膏是固体制剂,主要起保护,润滑和局部治疗作用
E. 软膏剂的基质主要有油脂性基质,乳剂性基质和水溶性基质

57. 下述哪一种基质不是水溶性软膏基质(　　)
A. PEG　　B. 甘油明胶
C. 纤维素衍生物(MC. CMC-Na)　　D. wool fat
E. 卡波普

58. 不属于基质和软膏质量检查项目的是(　　)
A. 熔点　　B. 黏度和稠度　　C. irritance
D. 硬度　　E. 药物的释放、穿透及吸收的测定

59. 哪种物质不宜作为眼膏基质成分( )
A. 液体石蜡 B. 羊毛脂 C. white vaseline
D. glycerin E. carbopol

60. 以下不属于凝胶基质的是( )
A. 十六醇 B. CMC-Na C. gelatin
D. carbomer E. MC

61. 下列不是软膏剂质量检查项目的是( )
A. 酸碱度、熔点、物理外观 B. 融变时限
C. 刺激性、稳定性 D. 粒度、装量、灭菌
E. 稠度与黏度

62. ointments 质量要求说法错误的是( )
A. 均匀、细腻并具有适当黏稠度 B. 软膏剂中药物应充分溶于基质中
C. 应无刺激性、过敏性与其他不良反应 D. 易涂布于皮肤或黏膜上
E. 眼用软膏剂应在无菌条件下进行制备

63. 对软膏剂说法错误的是( )
A. 常用基质主要有油脂性基质、乳剂型和亲水性或水溶性基质
B. 羊毛脂可增加基质的吸水性与稳定性
C. 刺激性应作为软膏剂的质量评价指标
D. 软膏剂按分散系统分为三类,即溶液型、混悬型和乳剂型
E. vaselin 常用于乳膏剂的制备

64. 对凡士林基质说法错误的是( )
A. 是常用的油脂性基质
B. 是由多种分子量的烃类组成的半固体状混合物
C. 性质稳定无刺激性
D. 凡士林吸水性很强
E. 常温下每 100g 基质吸收水的克数即为水值

65. 有关软膏剂基质不正确的叙述是( )
A. silicones 又叫二甲基硅油
B. O/W 型乳剂基质应加入适当的防腐剂和保湿剂
C. 乳剂型基质可分为 O/W 型和 W/O 型两种
D. 乳剂型基质由于存在表面活性剂,可促进药物与皮肤的接触
E. vaseline 是吸水型基质

66. 对软膏剂说法不正确的是( )
A. 不溶于基质的药物应制成细粉并通过六号筛
B. 不溶于基质的药物制成眼膏剂药物粉粒应通过七号筛
C. 根据药物的分散状态,软膏剂可分为溶液型、混悬型与乳剂型
D. 不同基质对皮肤水合作用顺序:O/W 型>W/O 型>油脂性基质
E. 可溶于基质的药物应溶于基质制成溶液型软膏

67. 对 ointments 的质量要求叙述错误的是(　　)

A. 应均匀、细腻、涂在皮肤上无粗糙感

B. 有适当的黏稠性、易涂布于皮肤或黏膜等部位

C. 性质稳定、无酸败、变质等现象

D. 无刺激性、过敏性及其他不良反应

E. 用于创面的软膏剂还应限菌

68. 下列不是水溶性软膏基质的是(　　)

A. PEG　B. carbopol　C. MC

D. 甘油明胶　E. wool fat

69. 下列对 eye ointments 说法不正确的是(　　)

A. 眼膏剂应在避菌条件下制备

B. 常用基质为凡士林 :液体石蜡 :羊毛脂为 8 :1 :1

C. 眼膏基质需采用干法灭菌

D. 眼膏剂应进行无菌检查

E. 眼膏基质需采用热压灭菌

70. 下列对 creams 说法不正确的是(　　)

A. W/O 型乳膏剂需加入保湿剂、防腐剂

B. O/W 型乳膏基质中药物释放与穿透皮肤较其他基质快

C. O/W 型乳膏具反吸收作用,忌用于溃疡创面

D. 表面活性剂常作为乳膏剂的乳化剂

E. 乳膏剂分为 O/W 型与 W/O 型两类

71. 下列关于软膏基质的叙述中错误的是(　　)

A. soft paraffin 中加入羊毛脂可增加吸水性

B. 液体石蜡主要用于调节软膏稠度

C. 乳剂型基质中因含有表面活性剂,对药物的释放和穿透均较油质性基质差

D. 基质不仅作为药物载体,对药物释放影响也很大

E. 水溶性基质能吸收组织渗出液,释放药物较快,无刺激

72. 以下不可作为栓剂基质的是(　　)

A. cocoa butter　B. vaseline　C. glycerogelatin

D. 泊洛沙姆　E. PEG

73. 有关 fusion method 制备栓剂的操作错误的是(　　)

A. 主药可溶解、乳化或混悬在基质中　B. 应先将基质熔化,温度不宜过高

C. 药物与基质的混合物应分次注入模内　D. 注模时混合物的温度在 40℃左右为好

E. 应在栓剂完全凝固后才可开启栓模

74. 下列关于全身作用的栓剂的叙述错误的是(　　)

A. 全身作用栓剂要求迅速释放药物

B. 药物的溶解度对直肠吸收有影响

C. 全身作用的肛门栓剂用药的最佳部位应距肛门约 2cm

D. 水溶性药物应选择脂溶性基质,有利于药物的释放
E. 水溶性药物应选择水溶性基质,有利于药物的释放

【配伍型题】

A. 水性基质　B. penetration enhancer　C. humectants
D. 稠度调节剂　E. 油脂性基质

75. paraffin 为软膏剂的(　　)
76. 凡士林为软膏剂的(　　)
77. PEG 为软膏剂的(　　)
78. glycerin 为软膏剂的(　　)

A. stearylacohol　B. O/W 型基质　C. sorbite
D. 尼泊金乙酯　E. 吸水性差的基质

79. 有一定吸水性可增加乳剂基质稠度的是(　　)
80. 具有反向吸收作用的基质是(　　)
81. 具有保湿作用的是(　　)
82. 做乳剂型软膏剂的防腐剂的是(　　)

A. vaseline　B. bees wax　C. silicones
D. wool fat　E. SLS

83. O/W 乳剂基质的乳化剂(　　)
84. 可提高油脂性基质吸水能力的(　　)
85. 不适宜作眼膏基质的是(　　)
86. 可防止皮肤水分蒸发,促进皮肤水合的基质(　　)

A. glycerin　B. PEG 300~400　C. 硬脂醇
D. PEG 4000　E. 吐温类

87. 具有保湿与增塑功能的基质(　　)
88. O/W 型乳剂基质的乳化剂是(　　)
89. O/W 型乳剂基质的油相是(　　)
90. 作水性软膏基质的是(　　)

A. 高级脂脂醇　B. O/W 型基质　C. sorbite
D. parabens　E. 吸水性差的基质

91. 有一定的吸水性可增加乳剂基质稠度的是(　　)
92. 具有反向吸收作用的基质是(　　)
93. 具有保湿作用的是(　　)
94. 作乳剂型软膏剂的防腐剂是(　　)

A. 油脂性软膏基质　B. 水溶性软膏基质　C. 栓剂基质
D. emulsifier　E. propeuent of aerosol

以下各种物质可作为(　　)

95. 二甲基硅油(　　)
96. 氟氯烷烃(　　)

在软膏中

A. PEG　B. wool fat　C. 液体石蜡
D. 花生油　E. glyceryl monostearate

97. 常用作辅助乳化剂的是(　　)
98. 本身是聚合物且不污染衣服的是(　　)
99. 常与凡士林合用以改善其吸水性的是(　　)

在软膏剂中

A. sorbite　B. parabens　C. 硬脂酸甘油酯
D. PEG 4000　E. 液体石蜡

100. 常用于调节软膏剂稠度的是(　　)
101. 作乳剂型软膏剂的防腐剂的是(　　)
102. 属于弱的 W/O 型乳化剂的是(　　)
103. 具有保湿作用的是(　　)

下列物质在软膏剂中的作用为

A. 油脂性基质　B. 促渗剂　C. water-soluble base
D. 稠度调节剂　E. humectant

104. vaseline(　　)
105. PEG(　　)
106. glycerin(　　)

A. soft paraffin　B. cocoa butter　C. PVA
D. glycerogelatin　E. 8 份黄凡士林、1 份羊毛脂、1 份液体石蜡

107. 油脂性栓剂基质(　　)
108. 水溶性栓剂基质(　　)
109. 成膜材料(　　)
110. 眼膏基质(　　)
111. 软膏基质(　　)

A. ±6.5%　B. ±5%　C. ±10%
D. ±8%　E. ±7.5%

112. 平均粒重≤1g 栓剂的重量差异限度(　　)
113. 平均粒重>3.0g 栓剂的重量差异限度(　　)
114. 平均粒重 1.0~3.0g 栓剂的重量差异限度(　　)

A. 油溶性软膏基质　B. 乳膏基质　C. 水溶性栓剂基质
D. 油脂性栓剂基质　E. 水溶性软膏基质

115. 羊毛脂吸水后可形成(　　)
116. wool fat 为(　　)
117. 凡士林为(　　)
118. glycerogelatin 为(　　)
119. cocoa butter 为(　　)

二、是非题

1. ointments 中含有的基质熔点不同,在常温下不能均匀混合者应采用研磨法制备。(　　)
2. 眼膏剂应进行无菌检查。(　　)
3. 以凡士林为基质的软膏适用于有多量渗出液的皮肤患部。(　　)
4. pasta 具有较高稠度和吸水性,主要用作保护剂。(　　)
5. wool fat 吸水性好,有利于药物的渗透,可单独作软膏基质使用。(　　)
6. O/W 型乳剂型软膏基质、水溶性软膏基质皆要加入保湿剂和防腐剂。(　　)
7. 组成乳膏基质的三个基本要素是保湿剂、水相、油相。(　　)
8. 用于大面积烧伤及皮肤严重损伤的软膏需进行无菌检查的。(　　)
9. 凡士林中加入羊毛脂可增加吸水性。(　　)
10. 液体石蜡主要用于调节软膏稠度。(　　)
11. 乳剂型基质中因含有表面活性剂,对药物的释放和穿透均较油质性基质差。(　　)
12. 基质主要作为药物载体,对药物释放影响不大。(　　)
13. 水溶性基质能吸收组织渗出液,释放药物较快,无刺激。(　　)
14. 软膏剂的制备方法有研和法、化学反应法、乳化法。(　　)
15. 栓剂完全避免了药物的首过效应。(　　)
16. 栓剂的制备法有乳化法、研和法、熔和法。(　　)
17. 栓剂要求无菌、无热原、等渗。(　　)
18. 栓剂在常温下为固体,塞入腔道后应迅速软化、融化或溶化。(　　)
19. 栓剂直肠给药,可减少肝脏的首过效应。(　　)
20. 可可豆脂可与多数药物配伍使用。(　　)
21. 可可豆脂制备栓剂时,需用液体石蜡作脱模剂。(　　)
22. 直肠黏膜的 pH 影响栓剂中药物吸收速度。(　　)
23. 栓剂中 pKa 大于 10 的碱性药物吸收快。(　　)
24. 直肠粪便存在有利于栓剂中药物吸收。(　　)
25. 不解离的药物易发生透皮吸收。(　　)

26. 栓剂中药物的吸收与其塞入直肠的深度无关。( )
27. 栓剂和软膏都是半固体外用制剂。( )
28. Suppositions 只能起局部治疗作用。( )
29. 栓剂通过直肠吸收,全部的药物都可避免肝首过效应。( )

三、填空题

1. 软膏剂的类型按分散系统分为三类:__(1)__型、__(2)__型和__(3)__型。
2. 常用的基质主要有:__(4)__性基质,__(5)__型基质及__(6)__性基质。
3. 油脂性基质涂于皮肤能形成封闭性油膜,促进皮肤__(7)__作用,主要用于__(8)__的药物制备软膏剂。
4. 油脂性基质中以烃类基质凡士林为常用,__(9)__与__(10)__用以调节稠度,类脂中的__(11)__可增加基质吸水性及稳定性。
5. 凡士林吸水性能可用水值来表示,水值是指常温下每__(12)__g 基质所能吸收水的克数。
6. 乳剂型基质有__(13)__型与__(14)__型两类。
7. O/W 型基质外相含多量水,常加入__(15)__剂和保湿剂,常用的保湿剂有__(16)__、丙二醇、__(17)__。
8. 溶液型或混悬型软膏常采用__(18)__法或__(19)__法制备。乳剂型软膏常采用__(20)__法制备。
9. 软膏剂体外试验法有__(21)__法、__(22)__法、__(23)__法和微生物法。
10. 眼膏剂常用的基质,一般用__(24)__八份,__(25)__、__(26)__
11. 用前将眼膏剂基质于__(27)__℃干热灭菌__(28)__~__(29)__小时。
12. 用于眼部手术或创伤的眼膏剂应__(30)__或__(31)__操作,且不添加__(32)__剂或__(33)__剂。
13. 凝胶剂有__(34)__相凝胶和__(35)__相凝胶之分,如氢氧化铝凝胶属于__(36)__相凝胶。
14. 常用的栓剂有__(37)__和__(38)__栓剂。
15. 供制栓剂用的固体药物,除另有规定外,应预先用适宜方法制成细粉,并全部通过__(39)__号筛。
16. 可可豆脂有__(40)__、__(41)__、__(42)__、__(43)__四种晶型,其中以__(44)__型最稳定,常应缓缓升温加热待熔化至__(45)__时,停止加热,让余热使其全部熔化。
17. 甘油明胶栓剂的溶解速度与明胶、甘油及水三者用量有关,__(46)__与__(47)__的含量越高则越容易溶解,且__(48)__能防止栓剂干燥变硬。
18. 聚乙二醇__(49)__性较强,加入约20%的水,则可减轻刺激性。
19. 栓剂的制备基本方法有二种,即__(50)__法与__(51)__法。
20. 栓孔内涂的润滑剂通常有两类:① 脂肪性基质的栓剂,常用__(52)__、__(53)__各一份与__(54)__五份混合所得;② 水溶性或亲水性基质的栓剂,则用__(55)__性润滑剂,如__(56)__或__(57)__等。但__(58)__或__(59)__类,可不用润滑剂。

21. 药物的重量与同体积基质重量的比值称为该药物对基质的___(60)___。
22. 全身作用的栓剂,如药物是脂溶性的则应选择___(61)___溶性基质;如药物是水溶性的则选择___(62)___溶性基质。栓剂在应用时塞入距肛门口约___(63)___cm 处为宜。
23. 酸性药物 *pKa* 值在___(64)___以上、碱性药物 pKa 值低于___(65)___者可被直肠黏膜迅速吸收。
24. 局部作用的栓剂多选用___(66)___溶性基质。

四、问答题

1. 常用软膏剂的基质有哪些?
2. 软膏剂释药试验方法有哪几种?

五、处方分析

1. 水杨酸　　50g　　[　　]
　甘油　　120g　　[　　]
　硬脂酸甘油酯　　70g　　[　　]
　十二烷基硫酸钠　　10g　　[　　]
　硬脂酸　　100g　　[　　]
　羟苯乙酯　　1g　　[　　]
　白凡士林　　120g　　[　　]
　液体石蜡　　100g　　[　　]
　蒸馏水　　480ml　　[　　]
　该软膏为____类型软膏
2. Rp:水杨酸　　1g　　[　　]
　单硬脂酸甘油酯　　4g　　[　　]
　硬脂酸　　1g　　[　　]
　羊毛脂　　1g　　[　　]
　液体石蜡　　2g　　[　　]
　甘油　　1g　　[　　]
　十二烷基硫酸钠　　0. 1g　　[　　]
　三乙醇胺　　0. 3g　　[　　]
　尼泊金 A　　0. 01g　　[　　]
　蒸馏水　　10g　　[　　]
　该软膏为____类型软膏
3. 单硬脂酸甘油酯　　120g　　[　　]
　蜂蜡　　50g　　[　　]
　石蜡　　50g　　[　　]
　白凡士林　　50g　　[　　]
　液体石蜡　　250g　　[　　]

油酸山梨坦	20g	[　]
聚山梨酯 80	10g	[　]
羟苯乙酯	1g	[　]
蒸馏水加至	1 000g	[　]

该软膏为____类型软膏

六、计算题

栓模标示量为 3g(按可可豆油计),将药物 1.5g 与可可豆油相混合,倒入栓模中,测得栓剂的重量为 3.7g,此药物的置换价是多少？如利用此药在该栓模制备阴道栓 8 枚,每枚内含主药 1.0g,需用可可豆油多少克？

第七章 气雾剂、喷雾剂与粉雾剂

一、选择题

【A1 型题】

1. aerosol 中药物能否深入肺泡囊，主要取决于(　　)
   A. 大气压　B. 粒子的大小　C. 抛射剂的量
   D. 药物的分子量　E. 药物的脂溶性
2. 定量吸入气雾剂的阀门系统中阀杆包括(　　)
   A. 推动钮　B. 橡胶封圈和弹簧　C. 出药孔和膨胀室
   D. 定量室　E. 浸入管
3. 氟氯烷烃类抛射剂 F_{12} 是指(　　)
   A. 二氯四氟乙烷　B. 一氯二氟丁烷　C. 二氯二氟甲烷
   D. 三氯一氟甲烷　E. 一氯一氟丁烷
4. 以下属于气雾剂阀门系统组成部件的是(　　)
   A. 抛射剂　B. 药物　C. 橡胶封圈
   D. 耐压容器　E. 附加剂
5. 吸入气雾剂药物的吸收主要在(　　)
   A. 咽喉　B. 鼻黏膜　C. 气管
   D. 肺泡　E. 口腔
6. 下列关于 aerosol 的叙述正确的是(　　)
   A. 抛射剂是高沸点的物质　B. 药物只能配成溶液
   C. 不能加防腐剂、抗氧剂　D. 抛射剂常是气雾剂的溶剂
   E. 抛射剂用量少，喷出的雾滴细小
7. 使用时需“倒喷”的气雾剂，其阀门系统中没有(　　)
   A. 定量室　B. 橡胶封圈　C. 内孔
   D. 膨胀室　E. 浸入管
8. 气雾剂中最常用的 propellents 是(　　)
   A. Fceon　B. 惰性气体　C. 高级烷烃
   D. O_2　E. 空气
9. 盐酸异丙肾上腺素气雾剂属于(　　)
   A. 吸入气雾剂　B. 空间消毒用气雾剂　C. 粉雾剂

D. 阴道用气雾剂　　E. spray

10. 吸入粉雾剂中的药物微粒,大多数应在多少 μm 以下(　　)

A. 100μm　　B. 15μm　　C. 5μm

D. 25μm　　E. 3μm

11. 影响吸入气雾剂吸收的主要因素是(　　)

A. 药物的性质　　B. 药物微粒的大小

C. 药物的性质和药物微粒的大小　　D. 药物的规格

E. 药物的吸入部位　　F. 乳剂喷出后呈泡沫状

12. 以下不是 aerosol 质量评价项目的为(　　)

A. 非定量阀门气雾剂应进行喷射速度检查

B. 装有定量阀门的气雾剂进行喷射剂量与喷次检查

C. 2000 版药典规定三相气雾剂喷射药物的粒度检查

D. 安全、漏气检查

E. 应进行抛射剂用量检查

13. aerosol 是指(　　)

A. 药物与适宜的抛射剂装于具有特制阀门系统的耐压密封容器中制成的制剂

B. 药物装于具有特制阀门系统的耐压密封容器中制成的制剂

C. 药物与抛射剂装于耐压的密封容器中制成的制剂

D. 药物与辅料装于耐压的密封容器中制成的制剂

E. 药物与基质装于耐压的密封容器中制成的制剂

14. 可作气雾剂抛射剂的是(　　)

A. Freon　　B. 水蒸气　　C. CO_2 气

D. N_2 气　　E. H_2 气

【A2 型题】

15. 下列有关气雾剂的叙述中,错误的是(　　)

A. 避免药物的胃肠道降解,无首过效应

B. 药物呈微粒状,在肺部吸收完全

C. 使用剂量小,药物的副作用也小

D. 常用的抛射剂氟里昂对环保有害

E. aerosol 可发挥全身治疗或某些局部治疗作用

16. 下列关于溶液型气雾剂的叙述错误的是(　　)

A. 常选择乙醇、丙二醇作潜溶剂

B. 抛射剂汽化产生的压力使药液形成气雾

C. 药物可溶于抛射剂(或加入潜溶剂)时,常配制成溶液型气雾剂

D. 常用的抛射剂为 CO_2气体

E. 应根据药物的性质选择适宜的附加剂

17. 下列关于混悬型气雾剂的叙述错误的是(　　)
   A. 可选择加入适宜的 moistening agont and suspending agent
   B. 药物在抛射剂中的溶解度越小越好
   C. 混悬药物微粒粒径应在 5μm 以下,不得超过 10μm
   D. 可采用混合抛射剂调节适宜的密度与蒸汽压
   E. 抛射剂与混悬固体药物的密度差大,有利于制剂稳定
18. 下列关于气雾剂质量检查的叙述错误的是(　　)
   A. 进行抛射剂用量检查
   B. 三相气雾剂喷射药物的粒度检查
   C. 安全、漏气检查
   D. 装有定量阀门的气雾剂进行喷射剂量与喷次检查
   E. 非定量阀门气雾剂应进行喷射速度检查
19. 乳剂型气雾剂的组成中,不包括(　　)
   A. consolvent　　B. 稳定剂　　C. 抛射剂
   D. 药物溶液　　E. emulsifer
20. 下列关于 propellents 的叙述错误的是(　　)
   A. 抛射剂可分为压缩气体与液化气体
   B. 压缩气体常用作喷雾剂动力
   C. 抛射剂在气雾剂中起动力作用
   D. 抛射剂可兼作药物的溶剂或稀释剂
   E. 气雾剂喷雾粒子大小、干湿与抛射剂用量无关
21. 下列哪条不代表 aerosol 的特征是(　　)
   A. 不稳定
   B. 皮肤用气雾剂有保护创面、清洁消毒、局麻止血等功能,阴道黏膜用气雾剂常用 O/W 型泡沫气雾剂
   C. 能使药物迅速达到作用部位
   D. 粉末气雾剂是三相气雾剂
   E. be free of first pass effect
22. 关于 aerosol 的叙述中错误的为(　　)
   A. 气雾剂分吸入气雾剂、皮肤和黏膜用气雾剂以及空间消毒用气雾剂
   B. 盐酸异丙肾上腺素气雾剂中含有乙醇,乙醇的作用是增加皮肤的通透性,促进吸收
   C. 混悬型气雾剂中常加入表面活性剂作为润湿剂
   D. 泡沫型气雾剂是乳剂型气雾剂,抛射剂是内相,药液是外相,中间相为乳化剂
   E. propellents 的填充有压灌法和冷灌法
23. 混悬型气雾剂的组成部分不包括(　　)
   A. 抛射剂　　B. consolvent　　C. 分散剂
   D. 助悬剂　　E. moistening agent

24. 关于吸入的三相气雾剂叙述,哪条是错误的( )
   A. 为防止药物微粒的凝聚,制剂过程中应严格控制水分的含量
   B. 药物微粒的粒径大多数应在 5μm 以下
   C. 成品需进行泄漏和爆破检查
   D. 据有效部位药物沉积量测定法,药品沉积量应不少于每揿主药标示含量的 20%
   E. 成品需进行微生物限度检查

25. 对气雾剂特点叙述错误的是( )
   A. 无局部用药刺激性
   B. 药物密闭于容器内,避光,稳定性好
   C. 可避免 first pass effect 和胃肠道破坏作用
   D. 具有速效和定位作用
   E. 具有长效作用

26. 对溶液型 aerosol 叙述错误的是( )
   A. 根据药物的性质选择适宜的附加剂
   B. 药物可溶于抛射剂(或加入潜溶剂),常配制成溶液型气雾剂
   C. 常用 CO_2 气体为抛射剂
   D. 常选择乙醇、丙二醇作潜溶剂
   E. 抛射剂气化产生的压力使药液形成气雾

27. 对混悬型气雾剂叙述错误的是( )
   A. 应选择加入适宜的润湿剂与助悬剂
   B. 采用混合抛射剂以调节适宜的密度与蒸汽压
   C. 药物在抛射剂中的溶解度越小越好
   D. 抛射剂与混悬固体药物的密度差大,有利于制剂稳定
   E. 混悬药物微粒粒径应在 5μm 以下,不得超过 10μm

28. 乳剂型气雾剂描述错误的是( )
   A. 常用乳化剂为聚山梨酯、脂肪酸山梨酯、十二烷基硫酸钠等
   B. 泡沫的稳定性与抛射剂的用量无关
   C. 乳剂型气雾剂内相是抛射剂,外相为药液
   D. 采用混合抛射剂调节其密度与水相接近
   E. 非均相分散体系

29. 以下对 propellents 叙述错误的是( )
   A. 抛射剂可兼作药物的溶剂或稀释剂
   B. 抛射剂可分为压缩气体与液化气体
   C. 压缩气体常用喷雾剂的抛射剂
   D. 气雾剂喷雾粒子大小、干湿与抛射剂用量无关
   E. 抛射剂在气雾剂中起动力作用

30. 不属于 aerosol 组成的是( )
   A. 耐压容器
   B. 灌装器
   C. 抛射剂
   D. 阀门系统
   E. 药物与附加剂

31. 对抛射剂叙述不正确的是( )
   A. 喷雾剂常采用 CO_2 与 N_2 经压缩作抛射剂
   B. 气雾剂的喷射能力取决于抛射剂的用量与蒸汽压

C. 抛射剂是气雾剂的喷射动力,有时兼有药物溶剂作用
D. 在常温下抛射剂的蒸汽压应高于大气压
E. 碳氢化合物具有破坏大气中臭氧层的作用

【配伍型题】

盐酸异丙肾上腺素处方分析

A. 主药　　B. 抛射剂　　C. 潜溶剂
D. 抗氧剂　　E. 抑菌剂

32. 盐酸异丙肾上腺素(　　)
33. 维生素 C(　　)
34. 二氯二氟甲烷(　　)
35. 丙二醇(　　)
36. 乙醇(　　)

A. spray　　B. 吸入粉雾剂　　C. aerosol
D. 吸入剂　　E. propellents

37. 通过机械(喷雾器或雾化器)作用将药液喷成雾状的制剂(　　)
38. 借主药本身具挥发与升华的特性供患者吸入的制剂(　　)
39. 药物与适宜的抛射剂封装于具有特制阀门系统的耐压密封容器中制成的制剂(　　)
40. 作为气雾剂抛射动力的液化气体,兼有药物溶剂的作用(　　)
41. 微粉化药物与载体(或无载体)以胶囊、泡囊或多剂量储库形式,采用特制的干粉吸入装置,由患者主动吸入雾化药物的制剂(　　)

A. Freon　　B. propylene glycol　　C. PVP 溶液
D. 枸橼酸钠　　E. 硬脂酸镁

42. 混悬液中的 suspending agent(　　)
43. 混悬液中的絮凝剂(　　)
44. 气雾剂中的抛射剂(　　)
45. 气雾剂中的潜溶剂(　　)
46. 片剂中的 lubricants(　　)

A. 油脂性基质　　B. water-soluble base　　C. 栓剂基质
D. emulsifier　　E. 气雾剂的抛射剂

47. cocoa butter(　　)
48. silicones(　　)
49. 氟氯烷烃(　　)
50. bees wax(　　)
51. vaseline(　　)

A. Tween 80　　B. 胶态二氧化硅　　C. Freon
D. CO_2 压缩气体　　E. propylene glycol

52. 可作喷雾剂的抛射剂的是(　　)
53. 可作气雾剂的抛射剂的是(　　)
54. 可作混悬剂气雾剂润湿剂的是(　　)
55. 可作乳剂型气雾剂乳化剂的是(　　)

下列物质可做气雾剂中的是

A. consolvent　　B. 湿润剂　　C. 抛射剂
D. 稳定剂　　E. emulsifier

56. Freon(　　)
57. 丙二醇(　　)
58. 聚山梨酯 80(　　)
59. alcohol(　　)

A. 吸入气雾剂　　B. 粉雾剂　　C. spray
D. 外用气雾剂　　E. 混悬型气雾剂

60. 用于皮肤和黏膜及空间消毒的气雾剂是(　　)
61. 供肺部吸入的气雾剂是(　　)
62. 不含抛射剂、借助手动泵的压力将内容物以雾状等形态释出的制剂是(　　)
63. 采用特制的干粉给药装置,将雾化药物喷出的制剂是(　　)

二、是非题

1. 制备 aerosol 时使用的抛射剂是惰性气体。(　　)
2. 药物在肺部的吸收速度,与药物的脂溶性成正比,与药物的分子量成反比。(　　)
3. 气雾剂中的药物是否能到达肺泡中,主要取决于粒子的大小。(　　)
4. 支气管扩张药以气雾剂给药时,若含大量的大粒子,则到达主要作用部位的比例很大。(　　)
5. 制备三相气雾剂时常加入 consulvent。(　　)
6. 气雾剂处方中包括三种主要成分:抛射剂、药物和 inent gas。(　　)
7. 气雾剂按分散系统分为溶液型、混悬型及乳剂型。(　　)
8. 气雾剂由药物与附加剂、抛射剂、耐压容器和阀门系统组成。(　　)
9. 气雾剂用药剂量难以控制。(　　)
10. propellents 的用量可影响喷雾粒子的大小。(　　)
11. 气雾剂只能吸入给药。(　　)

三、填空题

1. 气雾剂具有__(1)__和__(2)__作用,增加了药物的__(3)__性;使用方便,剂量准确,但

（4）高；具有（5）效应，氟氯烷烃类可致敏（6）。

2. 气雾剂可分为（7）型、（8）型和（9）型，二相气雾剂多指（10）型气雾剂，三相气雾剂一般指（11）型气雾剂与（12）型气雾剂。
3. 影响药物在呼吸系统分布的因素有（13）、（14）、（15），通常吸入气雾剂的微粒大小以在（16）～（17）μm 范围内最适宜。
4. 气雾剂是由（18）剂、（19）与（20）剂、（21）和（22）剂所组成。
5. 抛射剂一般可分为（23）、（24）及（25）三类。
6. 氟氯烷烃类可作（26）溶性药物的溶剂，但可破坏（27）。
7. 碳氢化合物作抛射剂的主要品种有（28）、（29）和（30）。常与（31）类抛射剂合用。
8. 压缩气体用作抛射剂的主要有（32）、（33）和（34）等。
9. 为配制澄明溶液型气雾剂在抛射剂中加入适量乙醇或丙二醇作（35）剂。
10. 为使混悬型气雾剂分散均匀并稳定，需加入（36）剂、（37）剂和（38）剂。
11. 混悬型气雾剂要求水分含量要极低，应在（39）% 以下，通常控制在（40）% 以下，药物的粒度极小，应在（41）μm 以下，不得超过（42）μm，选用在抛射剂中溶解度最（43）的药物衍生物，调节（44）和混悬固体的密度，尽量使两者密度相等；添加适当的助悬剂。
12. 气雾剂的制备过程可分为：（45）处理与装配，（46）和充填（47）三部分。
13. 抛射剂的填充有（48）灌法和（49）灌法两种。
14. 喷雾剂系指不含（50），借助（51）的压力将内容物以雾状等形态释出的制剂。按使用方法分为（52）剂量和（53）剂量喷雾剂；按分散系统分类为（54）型、乳剂型和（55）型。多用于（56）、（57）给药。
15. 吸入粉雾剂系指微粉化药物或与载体以（58）、（59）或（60）形式，采用特制的（61）装置，由患者主动吸入雾化药物至肺部的制剂。吸入粉雾剂中的药物粒度大小应控制在（62）μm 以下，其中大多数应在（63）μm 左右。

四、问答题

1. 气雾剂的特点是什么？
2. 影响药物在呼吸系统分布的因素有哪些？
3. 简述如何按分散系统对气雾剂进行分类。
4. 混悬型气雾剂在处方设计时必须注意哪几个环节？
5. 气雾剂的抛射剂分为几类？其填充方法有哪几种？

第八章 浸出技术与中药制剂

一、选择题

【A1 型题】

1. 除另有规定外,fluid extracts 的浓度为(　　)
   A. 流浸膏 1ml 相当于原药材 1g　　B. 流浸膏 1ml 相当于原药材 2g
   C. 流浸膏 1ml 相当于原药材 0.5g　　D. 流漫膏 1ml 相当于原药材 3g
   E. 流浸膏 1ml 相当于原药材 5g
2. 有效成分含量较低或贵重药材的提取宜选用(　　)
   A. decoction　　B. 回流法　　C. distillation
   D. maceration　　E. perolation
3. 制备浸出制剂时,一般来说浸出的主要对象是(　　)
   A. 有效成分　　B. 有效单体化合物　　C. 有效成分及辅助成分
   D. 有效成分及无效成分　　E. 有效成分及组织成分
4. 对于含多量树脂、油树脂及脂肪油的药材,用水浸出时应先用以下哪种溶剂脱脂,以保证浸出效果(　　)
   A. ethanol　　B. glycerin　　C. 甲醇
   D. 乙醚、石油醚或苯　　E. 丙酮
5. 盐酸、硫酸、枸橼酸、酒石酸等为常用的浸出辅助剂,主要用于促进以下哪种成分的浸出(　　)
   A. 生物碱　　B. 苷　　C. 有机酸
   D. 糖　　E. 挥发油
6. 影响浸出效果的决定因素为(　　)
   A. 温度　　B. 浸出时间　　C. 药材粉碎度
   D. 浓度梯度　　E. 溶剂 pH
7. 浸出方法中的单渗漉法一般包括 6 个步骤,正确者为(　　)
   A. 药材粉碎　润湿　装筒　排气　浸渍　渗滤
   B. 药材粉碎　装筒　润湿　排气　浸渍　渗滤
   C. 药材粉碎　装筒　润湿　浸渍　排气　渗滤
   D. 药材粉碎　润湿　排气　装筒　浸渍　渗滤
   E. 药材粉碎　润湿　装筒　浸渍　排气　渗滤

8. 下面不是 macroporous adsorptive resins 特点的是(　　)
   A. 可缩小剂量,提高制剂水平　　B. 树脂可再生,使用寿命长
   C. 安全性高　　D. 广泛用于分离纯化苷类、黄酮类化合物
   E. 有效除去重金属,且对产品的吸湿性无影响
9. 下面属于含糖浸出剂型的是(　　)
   A. 麻杏石甘汤　　B. 川贝枇杷膏　　C. 复方土槿皮酊
   D. 甘草流浸膏　　E. 刺五加浸膏
10. 中药剂型改革必须遵循(　　)原则
    A. 借鉴西药研发思路　　B. 坚持中医理论,提高制剂药效
    C. 寻找单体化合物　　D. 中药传统剂型的制备方法不能改
    E. 中西结合
11. 下面不是 freeze drying 的优点是(　　)
    A. 可避免热分解　　B. 成本低　　C. 质地疏松
    D. 含水量低　　E. 外观好
12. 一般情况下,含毒剧药品的 tincture 每 100ml 相当于原药物(　　)
    A. 1g　　B. 5g　　C. 10g
    D. 15g　　E. 20g
13. 一般情况下,普通酊剂每 100ml 相当于原药物(　　)
    A. 1g　　B. 5g　　C. 10g
    D. 15g　　E. 20g
14. 一般情况下,每 1ml 流浸膏相当于原药材(　　)
    A. 0.1g　　B. 0.5g　　C. 1g
    D. 2g　　E. 5g
15. 一般情况下,每克 extracts 相当于原药材(　　)
    A. 0.1~0.5g　　B. 0.5~1g　　C. 1~3g
    D. 2~5g　　E. 5~8g
16. 目前中药注射剂最常用的浸出、纯化方法为(　　)
    A. 超滤法　　B. 离子交换法　　C. 有机溶剂萃取法
    D. 水醇法、蒸馏法　　E. SFCE

【A2 型题】

17. 下列制备方法中,不用于酊剂制备的是(　　)
    A. 渗漉法　　B. 稀释法　　C. 煎煮法
    D. 浸渍法　　E. 溶解法
18. 下列关于 percolation 优点的叙述,错误的是(　　)
    A. 有良好的浓度差　　B. 溶剂的用量较浸渍法少
    C. 操作比浸渍法简单易行　　D. 浸出效果较浸渍法好
    E. 可制得较高浓度浸出液

19. 下列哪项措施不利于提高浸出效率(　　)
A. 升高温度　　B. 加大浓度　　C. 选择适宜溶剂
D. 浸出一定时间　　E. 将药材粉碎成细粉

20. 不是导致液体浸出制剂在储存中发生沉淀的因素是(　　)
A. 瓶盖封口不严,溶剂挥发使 ethanol 含量降低
B. 所含高分子化合物聚沉
C. 储存湿度过高或过低
D. 容器游离出碱性物质使 pH 升高
E. 储存温度过高或过低

21. 不影响药材浸出效果的因素是(　　)
A. 浸出容器的大小　　B. 药材粉碎粒度　　C. 浸出溶剂的种类
D. temperature　　E. 浸出时间

22. 下列有关浸出制剂特点叙述错误的是(　　)
A. 有利于发挥药材成分的多效性　　B. 成分单一,稳定性高
C. 具有药材各浸出成分的综合作用　　D. 基本上保持了原药材的疗效
E. 水性浸出制剂的稳定性较差

23. 下列有关浸出方法叙述错误的是(　　)
A. 渗漉法适用于有效成分含量低的药材浸出
B. 渗漉液的浓度与渗漉速率有关
C. 渗漉法适用于新鲜及无组织结构药材的浸出
D. 浸渍法适用于黏性及易膨胀药材的浸出
E. 浸渍法不适用于需制成较高浓度制剂的药材浸出

24. 下列哪项措施不利于提高浸出效率(　　)
A. 恰当升高温度　　B. 选择适宜新技术　　C. 选择适宜溶媒
D. 提高浸润压力　　E. 将药材粉碎成极细粉

25. 利用不同浓度乙醇选择性浸出药材有效成分,下列表述错误的是(　　)
A. 乙醇含量 10% 以上时具有防腐作用
B. 乙醇含量大于 40% 时,能延缓酯类、苷类等成分水解
C. 乙醇含量 50% 以下时,适于浸提苦味质、蒽醌类化合物等
D. 乙醇含量 50% ~ 70% 时,适于浸提生物碱、苷类等
E. 乙醇含量 90% 以上时,适于浸提挥发油、有机酸、树脂等

26. 下列不属于常用浸出方法的是(　　)
A. decoction　　B. percolation　　C. maceration
D. 蒸馏法　　E. 醇提水沉淀法

27. 根据 Fick 第一扩散公式,可得知下列叙述错误者为(　　)
A. 扩散速度与扩散面积、浓度差、温度成正比
B. 扩散速率与扩散物质分子半径、液体黏度成正比
C. 扩散系数与扩散物质分子半径成正比

D. 扩散系数与阿伏加德罗常数成正比

E. 扩散系数与克分子气体常数成正比

28. 下列哪一条不是影响 evaporation 的因素(　　)

A. 药液蒸发的面积　　B. 液体表面压力

C. stirring　　D. 加热温度与液体温度的温度差

E. 液体黏度

29. 下列药材粉碎原则中不正确的是(　　)

A. 粉碎时达到所需要的粉碎度即可

B. 粉碎时尽量保存药物组分和药理作用不变

C. 植物性药材粉碎前应尽量润湿

D. 粉碎毒性和刺激性强药物应防止中毒

E. 粉碎易燃易爆药物要注意防火防爆

30. 不能提高蒸发效率的方法是(　　)

A. 增大液体体表面积　　B. 降低大气压　　C. 降低实质蒸汽压

D. 增大传热温度差　　E. 减低传热系数

31. 药物浸出过程不包括下列哪个阶段(　　)

A. crushing　　B. 溶解　　C. cliffusion

D. 浸润　　E. displacement

32. 关于超临界萃取技术描述不正确的是(　　)

A. 超临界流体的英文缩写 SCFE

B. 超临界流体的性质介于固体、液体之间

C. 超临界流体对物质的溶解能力与其密度成正比关系

D. 一般用超临界 CO_2 作为萃取剂

E. 既可避免高温破坏,又无残留溶剂

33. 下列关于单独粉碎的叙述哪一项是错误的(　　)

A. 氧化性药物和还原性药物应单独粉碎　　B. 贵细药材应单独粉碎

C. 挥发性强烈的药材应单独粉碎　　D. 含糖量较多的黏性药材应单独粉碎

E. 细小种子类药材应单独粉碎

34. 下列关于混合粉碎法的叙述哪一项是错误的(　　)

A. 处方中某些药物的性质及硬度相似,则可以将它们掺合在一起进行混合粉碎

B. 混合粉碎可以避免一些黏性药物单独粉碎的困难

C. 混合粉碎可以使粉碎和混合操作结合进行

D. 含脂肪油较多的药物不宜混合粉碎

E. 对混合粉碎可能产生共熔现象者,则视制剂具体要求决定粉碎方法

35. 下列关于药材粉碎度原则的叙述,哪项是错误的(　　)

A. 不同质地药材选用不同粉碎方法,即施予不同机械力

B. 不得因粉碎改变药物组成和药理作用,药用部位应全部粉碎备用,但对不易粉碎部位可以弃去

C. 只需粉碎到需要的粉碎度,以免浪费人力、物力和时间,影响后处理

D. 适宜粉碎,不时筛分,提高粉碎效率保证均匀度

E. 粉碎毒物或刺激性较强的药物时,应严格注意劳动保护和安全技术

36. 下面关于中药巴布剂描述错误的是( )

A. 中药巴布剂与传统中药膏药的优缺点相同　B. 具有强力渗透、载药量大的优点

C. 药效持久,可反复粘贴　D. 生产安全性高

E. 采用水溶性高分子材料制成

【配伍型题】

下述浸出方法适用于

A. maceration　B. decoction　C. percolation

D. 回流法　E. steam distillation

37. 制备 electuary( )

38. 制备芳香水剂( )

39. 制备 decoction( )

40. 含树脂类药材浸提( )

下列剂型属于

A. 非浸出制剂　B. 醇浸出制剂　C. 水浸出制剂

D. 含糖浸出制剂　E. 精制浸出制剂

41. 酊剂( )

42. 中药注射剂( )

43. 汤剂( )

二、是非题

1. 应用煎煮法制备浸出制剂时,一般沸前用武火,沸后用文火。( )

2. 乙醇能溶解淀粉、黏液质、蛋白质、果胶等化学成分,是仅次于水的常用浸出溶剂。( )

3. 除另有规定外,流浸膏剂多用渗漉法和煎煮法制备。( )

4. 渗漉操作中,药材中加入溶剂时,应先将下端药液出口打开。( )

5. 当用渗漉法制备浓度较低浸出制剂如酊剂时,无须另器保存药材量 85% 的初漉液。( )

6. 一般一份药材约用 4~8 份浸出溶剂渗漉,即可将有效成分浸出接近完全。( )

7. 浸提时药材成分的浸出速度与其分子大小有关,与其溶解性无关。( )

8. 酒剂和酊剂均是用不同浓度的药用乙醇作溶剂而制得的澄明 ligwid prepartions。( )

9. 蒸馏法与超临界流体萃取法均可用于中药挥发抽的提取。( )

10. 酒剂和酊剂为了矫味,常酌加适量的冰糖或蜂蜜。( )

11. 增大液体体表面积可提高药材浸出液蒸发效率。( )

12. 浸渍法可用于制备高浓度的制剂。( )

13. 渗漉前的润湿会影响渗漉效率。( )

三、填空题

1. 浸出技术系指用适当的＿(1)＿和＿(2)＿，从药材(动、植物)中浸出＿(3)＿的工艺技术。
2. 常用浸出制剂的类型有＿(4)＿浸出剂型、＿(5)＿浸出剂型、＿(6)＿浸出剂型、＿(7)＿浸出剂型。
3. 浸出制剂具有药材各浸出成分的＿(8)＿作用，作用＿(9)＿，＿(10)＿较低。提高＿(11)＿的浓度，减少＿(12)＿，便于服用。
4. 浸出药材的预处理主要包括＿(13)＿、＿(14)＿。
5. 药材品质检查主要包括药＿(15)＿的鉴定、＿(16)＿的测定、＿(17)＿测定。
6. 药物要求特别细度，或有刺激性，毒性较大者，则宜用＿(18)＿法粉碎。
7. 浸出过程实质上就是溶质由＿(19)＿转移到＿(20)＿中的传质过程，系以扩散原理为基础，包括＿(21)＿⟶＿(22)＿⟶＿(23)＿⟶＿(24)＿。
8. 浸出的基本方法有＿(25)＿法、＿(26)＿法、＿(27)＿法，有时为了达到有效成分的有效分离，常采用＿(28)＿技术及＿(29)＿技术进行有效成分的精制操作。
9. 煎煮法适用于＿(30)＿能溶于水，且对＿(31)＿、＿(32)＿均较稳定的药材，浸渍法适宜于＿(33)＿性药物、＿(34)＿的药材，尤其适用于有效成分遇热易＿(35)＿或易＿(36)＿的药材。渗漉法适用于＿(37)＿浓度浸出制剂的制备，亦可用于药材中有效成分含量较＿(38)＿时充分提取。但对＿(39)＿的药材，＿(40)＿的药材不宜应用。
10. 蒸发方式分为＿(41)＿蒸发和＿(42)＿蒸发两种，蒸发过程进行的必要条件是不断地向溶液供给＿(43)＿和不断地＿(44)＿所产生的＿(45)＿。
11. 酒剂又名药酒，系指药材用＿(46)＿浸取的澄清的 ligwid prepartions。
12. 酊剂系指药物用规定浓度的＿(47)＿浸出或＿(48)＿制成的澄清 ligwid prepartions，亦可用流浸膏稀释制成，或用＿(49)＿溶解制成。酊剂的浓度除另有规定外，含有毒剧药品的酊剂，每 100ml 相当于原药物＿(50)＿g，其他酊剂，每 100ml 相当于原药物＿(51)＿g。酊剂可用＿(52)＿法、＿(53)＿法、＿(54)＿法和＿(55)＿法制备。
13. 流浸膏剂系指药材用适宜的溶剂浸出有效成分，蒸去＿(56)＿溶剂，调整浓度至规定标准而制成的 ligwid prepartions。通常流浸膏剂每 1ml 相当于原有药材＿(57)＿g。制备流浸膏剂常用＿(58)＿为溶剂，少数以＿(59)＿为溶剂。
14. 浸膏剂系指药材用适宜溶剂浸出有效成分，蒸去＿(60)＿溶剂，调整浓度至规定标准所制成的膏状或粉状的固体制剂。除另有规定外，浸膏剂每 1g 相当于原有药材＿(61)＿g。
15. 煎膏剂也称＿(62)＿，药效以＿(63)＿为主，兼有缓慢的＿(64)＿作用。
16. 中药注射剂常用的浸出和纯化工艺为＿(65)＿、＿(66)＿。
17. 中药注射液浓度有三种表示方法：＿(67)＿mg/ml 表示；＿(68)＿g/ml；＿(69)＿g/ml。

四、问答题

1. 简述浸出制剂的分类及特点。
2. 浸出前的药材预处理包括哪些内容？
3. 简述影响浸出的因素。
4. 提高浸出制剂质量的方法有哪些？
5. 简述连续逆流浸出工艺优点。

第九章 药物溶液的形成理论

一、选择题

【A1 型题】

1. 吐温 80 能增加难溶性药物的溶解度,其作用是(　　)

A. hydrotropy agent　B. elisperse　C. emulsifying
D. solubilization　E. wetting

2. 下列关于 solubility 的正确表述为(　　)

A. 药物在一定量的溶剂中溶解的最大量
B. 在一定的压力下,一定量的溶剂中所溶解药物的最大量
C. 在一定的温度下,一定量的溶剂中所溶解药物的最大量
D. 药物在生理盐水中所溶解的最大量
E. 在一定的温度下,一定量的溶剂中溶解药物的量

3. 在苯甲酸钠的存在下,咖啡因溶解度由 1 :50 增大至 1 :1.2,苯甲酸钠的作用是(　　)

A. solubilization　B. 助溶　C. antisepsis
D. 增大离子强度　E. 止痛

4. 处方:碘 50g,碘化钾 100g,蒸馏水适量,制成复方碘溶液 1 000ml。碘化钾的作用是(　　)

A. 助溶作用　B. 脱色作用　C. antioxidant
D. 增溶作用　E. 补钾作用

5. 茶碱在乙二胺存在下溶解度由 1 :120 增大至 1 :5,乙二胺的作用是(　　)

A. 矫味　B. solubization　C. 增大溶液的 pH
D. 防腐　E. 助溶

6. 苯巴比妥在 90% 的乙醇溶液中溶解度最大,90% 的乙醇溶液是作为(　　)

A. hydrotropy agent　B. consolvent　C. solubilizer
D. 消毒剂　E. 极性溶剂

7. 能使难溶性药物的溶解度增加的吐温 80 的作用是(　　)

A. 乳化　B. 润湿　C. 增溶
D. 分散　E. 助溶

8. 下列关于晶型的说法正确的是(　　)

A. 在多数情况下,溶解度与溶解速度按水合物<无水物<有机化物的顺序排列
B. 晶型不影响药物的溶解度

C. 晶型不同,溶解度不同,但由于是同一化学结构,所以熔点相同
D. 晶型不同,溶解度不同,原因与晶格能无关
E. polymorphism 是指结晶的外部形态具有多样性

9. 下列说法正确的是(　　)
A. 粒径越小,溶解度越大
B. 温度越高,溶解度越大
C. 弱酸性药物的 pHm 表示若低于该 pH 则会出现沉淀
D. 弱碱性药物的 pHm 表示若低于该 pH 则会出现沉淀
E. 由于助溶作用许多盐酸盐类药物在 0.9%氯化钠溶液中的溶解度比在水中大

10. consolvent 增大溶解度的原因是(　　)
A. 形成可溶性络合物、复盐　　B. 溶剂间发生氢键缔合和介电常数的改变
C. 胶束的形成　　D. 乳化作用
E. 形成缔合物

11. 根据 Noyes-Whitney 方程可以看出(　　)
A. 溶出速度与药物粒子的大小成正比
B. 溶出速度与溶出介质体积无关
C. 溶出速度与药物的扩散系数有关,通常扩散系数越大,溶出速度越快
D. 对于难溶性药物,溶出速度不易改变
E. 漏槽条件是一种理想状态,体内吸收过程不属于漏槽状态

【A2 型题】

12. 下列各项中,不影响药物溶解度的因素有(　　)
A. solvent　　B. 药物极性　　C. 压力大小
D. 微粒大小　　E. 药物晶型

13. 下属哪种方法不能增加药物溶解度(　　)
A. 加入 hydrotropy agent　　B. 加入非离子型表面活性剂
C. 制成盐类　　D. 应用 consolvent
E. 加入 suspending agent

14. 有关增加药物溶解度方法的叙述中,错误的是(　　)
A. 同系物药物分子量越大,增溶量越小　　B. 助溶机制包括形成有机分子复合物
C. 同系物增溶剂碳链愈长,增溶量越小　　D. 有些增溶剂可防止药物水解
E. 增溶剂加入顺序可形象增溶量

15. 与 solubility 无关的因素是(　　)
A. 溶剂的极性　　B. 溶剂的量　　C. 温度
D. 药物的极性　　E. 药物的晶型

16. 下列与增溶剂的增溶效果无关的是(　　)
A. 药物、增溶剂、溶剂的混合顺序　　B. 适宜的增溶剂用量
C. 药物的 molecular weight　　D. 增溶剂的溶解度

E. 增溶剂的种类

17. 关于 dielectric constant 描述错误的是( )

A. dielectric constant 越大,极性越大

B. dielectric constant 与溶解度参数用来描述溶剂的性质

C. 通常测得空气的介电常数接近 1

D. 水的 dielectric constant 比空气的小

E. dielectric constant 表示将相反电荷在溶液中分开的能力

18. 关于 solubility parameter 描述错误的是( )

A. solubility parameter 表示同种分子间的内聚力

B. solubility parameter 越小,极性越大

C. 生物膜的平均 solubility parameter 与正辛醇接近

D. solubility parameter 越小,极性越小

E. 参数是溶剂分子极性大小的一种量度

19. 下列关于溶解度叙述错误的是( )

A. 溶解度是指在一定温度(气体在一定压力)下,在一定量溶剂中所能溶解的最大药物的量

B. 在一定温度下溶解度用 g 药物/100g 溶剂、g 药物/100g 溶液、g 药物/100ml 溶液表示

C.《中国药典》2000 版关于溶解度有七种提法

D. 特性溶解度与平衡溶解度的内含相同,只是测定方法不同

E. 一般情况下测得的多为药物的平衡溶解度

20. 下列关于溶剂化作用与水合作用的说法错误的是( )

A. 离子大小与离子表面积是水分子极化的决定性因素

B. 药物的溶剂化会影响药物在溶剂中的溶解度

C. 离子水合数目随离子半径的增大而增大

D. 药物离子的水合作用与离子性质有关

E. 阳离子与水分子作用力强,可在其周围形成水膜

21. 不影响药物溶出速度的因素是( )

A. 固体表面积 B. 温度 C. 溶出介质

D. 压力 E. 扩散系数

22. 有关渗透压的描述错误的是( )

A. 渗透压是物理化学概念,具有依数性特性

B. 渗透压的单位以渗量 Osm 表示,即渗透摩尔浓度

C. 1mol 氯化钠与 1mol 葡萄糖在水中的渗透压相等

D. 根据 $\Delta = KTm$,渗透压可由冰点降低法间接求出

E. 供试品与 0.9% NaCl(g/ml)溶液渗透压的比率称为渗透压比,静脉注射液的渗透压比必须大于等于 1

23. 根据右图判断以下说法哪个是错误的(　　)
A. 该图为药物平衡溶解度测定曲线
B. A 线表示药物由于同离子效应而抑制解离
C. B 线表示药物纯度高
D. C 线表示药物发生同离子效应而抑制解离
E. S_0表示药物的特性溶解度

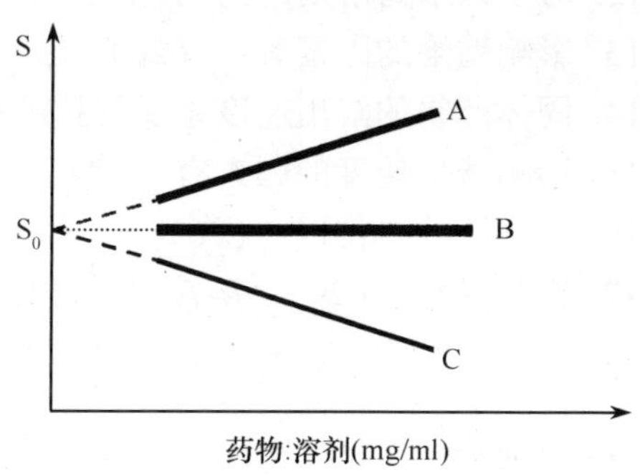

24. 已知磺胺嘧啶的特性溶解度为 3.07×10^{-4} mol/L,*pKa* 为 6.48,而某输液中含有磺胺嘧啶,其浓度为 4.0×10^{-2} mol/L,问该输液 pH 不应低于(　　)
A. 4.59　　B. 5.59　　C. 6.59
D. 7.59　　E. 8.59

25. 已知普鲁卡因的特性溶解度为 0.5g/100ml,pKa 为 9.0,配制 20mg/ml 的普鲁卡因注射液,其 pH 不应高于(　　)
A. 5.52　　B. 6.52　　C. 7.52
D. 8.52　　E. 9.52

26. 以下各项中,对药物的溶解度不产生影响的因素是(　　)
A. 药物的极性　　B. 药物的晶型　　C. 溶剂的量
D. 溶剂的极性　　E. 温度

二、填空题

1. 溶剂的极性大小常以__(1)__和__(2)__的大小来衡量,表示将相反电荷在溶液中分开的能力。
2. 介电常数大的溶剂的极性__(3)__,介电常数小的极性__(4)__。
3. __(5)__是表示同种分子间的内聚力,两种组分的__(6)__值越接近,他们越能互溶。
4. 整个生物膜溶解度参数的平均值很接近__(7)__的溶解度参数。
5. __(8)__是指药物不含任何杂质,在溶剂中不发生解离或缔合,也不发生相互作用时所形成的饱和溶液的浓度。
6. 在多数情况下,溶解度和溶解速度按水合物<__(9)__<__(10)__的顺序排列。
7. 对于难溶性药物,粒子半径大于__(11)__nm 时粒径对溶解度无影响,但粒子大小在__(12)__~__(13)__nm 时溶解度随粒径减小而增加。
8. 在混合溶剂中各溶剂在某一比例时,药物的溶解度比在各单纯溶剂中溶解度出现极大值,这种现象称为__(14)__。
9. __(15)__系指难溶性药物与加入的第三种物质在溶剂中形成可溶性络合物、复盐或缔合物等,以增加药物在溶剂(主要是水)中的溶解度。
10. 常用的助溶剂可分为两大类:一类是__(16)__,另一类为__(17)__类化合物。
11. __(18)__是指某些难溶性药物在表面活性剂的作用下,在溶剂中溶解度增大并形成澄清溶液的过程。

12. 对于以水为溶剂的药物，增溶剂的最适 HLB 值为___(19)___。
13. 影响增溶的因素有：___(20)___、___(21)___、___(22)___增溶剂的用量。
14. 固体药物的溶出速度主要受扩散控制，可用___(23)___方程表示。
15. 影响溶出速度的因素有___(24)___、温度、溶出介质的体积、扩散系数、___(25)___。
16. 渗透压的单位以___(26)___表示，即___(27)___。渗透压测定可由___(28)___间接求得。
17. 供试品与___(29)___溶液渗透压比率称为渗透压比，渗透压比等于 1 为___(30)___渗溶液，大于 1 时为___(31)___渗溶液，小于 1 时为___(32)___渗溶液。

三、问答题

1. 简述影响药物溶解度的因素及增加溶解度的方法。
2. 简述影响药物溶出速度的因素和增加溶出速度的方法。

第十章 表面活性剂

一、选择题

【A1 型题】

1. polysorbate 类表面活性剂溶血作用的顺序为(　　)
   A. 聚山梨酯 20>聚山梨酯 60>聚山梨酯 40>聚山梨酯 80
   B. 聚山梨酯 80>聚山梨酯 60>聚山梨酯 40>聚山梨酯 20
   C. 聚山梨酯 80>聚山梨酯 40>聚山梨酯 60>聚山梨酯 20
   D. 聚山梨酯 40>聚山梨酯 20>聚山梨酯 60>聚山梨酯 80
   E. 聚山梨酯 40>聚山梨酯 80>聚山梨酯 60>聚山梨酯 20
2. 下列具有 cloud point 的表面活性剂是(　　)
   A. 硫酸化物　B. 磺酸化物　C. 脂肪酸山梨坦类
   D. 聚山梨酯类　E. 肥皂类
3. 最适合做 W/O 型乳化剂的 HLB 值是(　　)
   A. 1~3　B. 3~8　C. 7~15
   D. 9~13　E. 0.5~20
4. 下列属于两性离子型表面活性的是(　　)
   A. 肥皂类　B. 脂肪酸甘油酯　C. 季铵盐类
   D. lecithin　E. Tween
5. 表面活性剂的增溶机理,是由于形成了(　　)
   A. 络合物　B. micelles　C 复合物
   D. Tnclusion compound　E. 离子对
6. SLS 属于(　　)
   A. 阴离子型表面活性剂　B. 阳离子型表面活性剂　C. 非离子型表面活性剂
   D. 两性离子型表面活性剂　E. A. B. C 均是
7. 毒性最小的 surfacant 是(　　)
   A. 阳离子表面型活性剂　B. 阴离子型表面活性剂
   C. 氨基酸型两性离子型表面活性剂　D. 非离子型表面活性剂
   E. 甜菜碱型两性离子型表面活性剂
8. 常用表面活性剂 hemolysis 的大小次序是(　　)
   A. 聚氧乙烯烷基醚>聚氧乙烯烷芳基醚>聚氧乙烯脂肪酸酯>聚山梨酯类
   B. 聚氧乙烯烷基醚<聚氧乙烯烷芳基醚<聚氧乙烯脂肪酸酯<聚山梨酯类
   C. 聚山梨酯类>聚氧乙烯烷芳基醚>聚氧乙烯脂肪酸酯>聚氧乙烯烷基醚
   D. 聚氧乙烯烷芳基醚<聚氧乙烯烷基醚<聚山梨酯类<聚氧乙烯脂肪酸酯类

E. 聚氧乙烯烷芳基醚<聚山梨酯类<聚氧乙烯烷基醚<聚氧乙烯脂肪酸酯类

9. 具有 Krafft 点的表面活性剂是(　　)

A. 单硬脂酸甘油酯　　B. Span　　C. 肥皂类

D. 聚氧乙烯脂肪酸酯　　E. Tween

10. O/W 型乳化剂的 HLB 值一般在(　　)

A. 6~9　　B. 3~20　　C. 8~16

D. 3~8　　E. 15~40

11. 下列属于阳离子型表面活性剂的为(　　)

A. 肥皂类　　B. 磺酸化物　　C. 硫酸化物

D. 洁尔灭　　E. 吐温类

12. 以下物质中,为 W/O 型乳化剂的是(　　)

A. 卖泽 45　　B. arabic gum　　C. 司盘 80

D. 吐温 80　　E. 乳化剂 OP

13. 以下缩写中表示临界胶束浓度的是(　　)

A. HLB　　B. gMP　　C. cmc

D. MC　　E. CMS-Na

14. 以下属于非离子型表面活性剂的是(　　)

A. 十二烷基苯磺酸钠　　B. SPS　　C. 苯扎溴铵

D. lecithin　　E. 脱水山梨醇脂肪酸酯

15. 与表面活性剂增溶作用有关的性质是(　　)

A. Surface active　　B. 在溶液中形成胶团　　C. 具有昙点

D. 在溶液表面定向排列　　E. HLB 值

16. Surfactant 分子的结构特征是(　　)

A. 结构中均具有酯键　　B. 结构中既有亲水基团,又有亲油基团

C. 结构中均具有醚键　　D. 结构中均具有醇羟基结构

E. 结构中仅具有亲水基团,而无亲油基团

17. 下列物质中,具有起昙现象的表面活性剂是(　　)

A. 卵磷脂　　B. arabic gum　　C. 吐温 40

D. 司盘 20　　E. 三乙醇胺

18. 以下表面活性剂中,可作为消毒剂的是(　　)

A. 苯扎氯铵　　B. Myrij　　C. Brij

D. Pluromic　　E. 十二烷基硫酸钠

19. 以下属于非离子型表面活性剂的是(　　)

A. lecithin　　B. sodium cholate　　C. 吐温 80

D. 油酸三乙醇胺　　E. SDS

20. Solubilization 要求的最适 HLB 值为(　　)

A. 8~18　　B. 3.5~6　　C. 8~10

D. 15~18　　E. 6~8

21. 以下属于阴离子型表面活性剂的是(　　)

A. 泊洛沙姆　B. 十六烷基硫酸钠　C. 司盘 65

D. 苯扎氯铵　E. 蔗糖脂肪酸酯

22. 以下 surfactant 中,毒性最强的是(　　)

A. 平平加 0　B. 吐温 80　C. 肥皂

D. 司盘 20　E. 苯扎氯铵

23. 促进液体在固体表面铺展或渗透的作用称为(　　)

A. wetting action　B. emulsification　C. 增溶作用

D. antifoaming　E. 去污作用

24. 作润湿剂用的表面活性剂,要求其 HLB 值为(　　)

A. 13~16　B. 7~9　C. 3~8

D. 15~18　E. 8~16

25. 以下可作为杀菌剂的表面活性剂是(　　)

A. 非离子型表面活性剂　B. 肥皂类　C. 两性离子型表面活性剂

D. 阳离子型表面活性剂　E. 阴离子型表面活性剂

26. 将吐温 80(HLB=15)两份和司盘 80(HLB=4.3)一份混合,混合后的 HLB 值最接近的是(　　)

A. 9.6　B. 18.2　C. 9.5

D. 11.4　E. 12.6

27. Tween 的化学名称是(　　)

A. 三油酸甘油酯类　B. 脱水山梨醇脂肪酸酯类

C. 聚乙烯脂肪酸酯类　D. 山梨醇脂肪酸类

E. 聚氧乙烯失水山梨醇脂肪酸酯类

28. Span 80(HLB=4.3)60% 与 Tween 80(HLB=15.0)40% 混合,混合物的 HLB 值与下述数值最接近的是哪一个(　　)

A. 4.8　B. 6.6　C. 8.6

D. 15.2　E. 12.6

29. 吐温 60 能增加尼泊金类防腐剂的溶解度,但不能增加其抑菌力,其原因是(　　)

A. 两者之间形成复合物　B. 前者形成胶团增溶　C. 前者不改变后者的活性

D. 前者使后者分解　E. 两者之间起化学作用

30. 关于 surface active agent 的叙述中哪一条是正确的(　　)

A. 能使溶液表面张力降低的物质　B. 能使溶液表面张力增加的物质

C. 能使溶液表面张力不改变的物质　D. 能使溶液表面张力急剧下降的物质

E. 能使溶液表面张力急剧上升的物质

31. 聚氧乙烯脱水山梨醇单油酸酯的商品名称是(　　)

A. Tween 20　B. Tween 40　C. Tween 80

D. Span 60　E. Span 85

32. 最适于作疏水性药物 wetting agent HLB 值是(　　)

A. HLB 值在 5~20 之间　B. HLB 值在 7~11 之间　C. HLB 值在 8~16 之间

D. HLB 值在 7~13 之间　E. HLB 值在 3~8 之间

33. 有关 surfactant 的正确表述是(　　)

A. 表面活性剂的浓度要在临界胶团浓度(cmc)以下,才有增溶作用

B. 表面活性剂用作乳化剂时,其浓度必须达到临界胶团浓度

C. 非离子表面活性的 HLB 值越小,亲水性越大

D. 表面活性剂均有很大毒性

E. 阳离子表面活性剂具有很强杀菌作用,故常用作杀菌和防腐剂

34. 下列属于非离子型表面活性剂的是(　　)

A. 胆酸钠　B. 吐温 80　C. lecithin

D. 油酸三乙醇胺　E. SDS

35. 下列属于阴离子型表面活性剂的是(　　)

A. poloxamer　B. 苯扎氯铵　C. 司盘 65

D. 蔗糖脂肪酸酯　E. 十六烷基硫酸钠

36. 对 surfactant 的 HLB 值表述正确的是(　　)

A. 表面活性剂的 HLB 值反应其在油相或水相中的溶解能力

B. 表面活性剂的 CMC 越大其 HLB 值越小

C. 离子型表面活性剂的 HLB 值具有加和性

D. 表面活性剂的亲油性越强其 HLB 值越大

E. 表面活性剂的亲水性越强,其 HLB 值越大

37. 吐温类表面活性剂的化学名称应是(　　)

A. 失水山梨醇脂肪酸酯类　B. 三油酸甘油酯类

C. 山梨醇脂肪酸酯类　D. 聚氧乙烯失水山梨醇脂肪酸酯类

E. 聚乙烯脂肪酸酯类

38. 与表面活性剂能够增溶难溶性药物相关的性质为(　　)

A. cloud point　B. 在溶液中形成胶束　C. HLB 值

D. 表面活性　E. 在溶液表面定向排列

39. 吐温类表面活性剂溶血作用强弱的顺序是(　　)

A. 吐温 20>吐温 40>吐温 60>吐温 80

B. 吐温 20>吐温 60>吐温 40>吐温 80

C. 吐温 60>吐温 40>吐温 20>吐量 80

D. 吐温 40>吐温 20>吐温 60>吐温 80

E. 吐温 80>吐温 60>吐温 40>吐温 20

40. 作为 emulsifier 最合适的 HLB 值为(　　)

A. 2~5(W/O 型);6~10(O/W 型)　B. 4~9(W/O 型);8~10(O/W 型)

C. 3~8(W/O 型);8~16(O/W 型)　D. 3~8(W/O 型);6~10(O/W 型)

E. 2~5(W/O 型);8~16(O/W 型)

41. 下列关于 surfactant 性质的叙述中正确的是( )
 A. 有亲水基团,无疏水基团 B. 有疏水基团,无亲水基团 C. 疏水基团、亲水基团均有
 D. 有中等极性基团 E. 无极性基团
42. 下列 surfactant 有起昙现象的主要是哪一类( )
 A. 肥皂 B. 硫酸化物 C. 磺酸化物
 D. 季铵化物 E. Tween
43. 下列说法正确的是( )
 A. 由于 Tweens 类表面活性剂对皮肤和黏膜的刺激性很小,所以可大剂量长期使用
 B. 表面活性剂既可能促进药物的吸收也可能降低药物的吸收
 C. Spans 类是常用的去污剂
 D. 阴离子表面活性剂与阳离子表面活性剂不能配伍使用
 E. 表面活性剂无法增溶解离药物

【A2 型题】

44. 下列关于 surfactant 说法错误的是( )
 A. 一般来说表面活性剂静脉注射的毒性大于口服
 B. 表面活性剂与蛋白质可发生相互作用
 C. 表面活性剂中,非离子表面活性剂毒性最大
 D. 表面活性剂长期应用或高浓度使用于皮肤或黏膜,会出现皮肤或黏膜损伤
 E. 表面活性剂的刺激性以阳离子型表面活性剂最大
45. 有关 HLB 值的错误表述是( )
 A. 表面活性剂分子中亲水和亲油基团对油或水的综合亲和力称为亲水亲油平衡值
 B. HLB 值在 8~18 的表面活性剂,适合用作 O/W 型乳化剂
 C. 亲水性表面活性剂有较低的 HLB 值,亲油性表面活性剂有较高的 HLB 值
 D. 非离于表面活性剂的 HLB 值有加合性
 E. 根据经验,一般将表面活性剂的 HLB 值限定在 0~20 之间
46. 下列术语与表面活性剂特性无关的是( )
 A. cloud point B. krafft point C. β
 D. cmc E. HLB
47. 下列关于 surfactant 的叙述中,错误的是( )
 A. 表面活性剂在溶液表面层的浓度大于其在溶液内部的浓度
 B. 能够降低溶液表面张力的物质叫作表面活性剂
 C. 表面活性剂分子结构中具有亲水基与亲油基
 D. 能够显著降低溶液表面张力的物质叫作表面活性剂
 E. 表面活性剂分子可在溶液表面作定向排列
48. 下列关于 Tween 80 的叙述中,错误的是( )
 A. Tween 80 可作为 O/W 型乳剂的乳化剂
 B. Tween 80 能与抑菌剂羟苯酯类形成络合物

C. 在常用的表面活性剂中,吐温 80 的溶血性最强

D. Tween 80 属于非离子型表面活性剂

E. Tween 80 在碱性溶液中易水解

49. 下列对表面活性剂说法正确的是(　　)

A. 阴离子型表面活性剂一般作消毒剂使用

B. 卵磷脂为两性离子型表面活性剂

C. 非离子型表面活性剂具有昙点

D. 表面活性剂的亲油性越强其 HLB 越大

E. 表面活性剂作增溶剂时其浓度应大于 cmc

50. 下列关于 surfactant 的叙述中,错误的是(　　)

A. 吐温 80 的溶血作用最小

B. 阳离子型表面活性剂的毒性最小

C. 卵磷脂无毒、无刺激性、无溶血性

D. Poloxamerl88 可作为静脉注射脂肪乳剂的乳化剂

E. 阴离子型表面活性剂较非离子型表面活性剂具有较大的刺激性

51. 下列不适宜作 wetting agent 的是(　　)

A. 十二烷基硫酸钠　　B. 土耳其红油　　C. sgrups

D. 脂肪酸山梨坦　　E. polysorbat

52. 与表面活性剂应用无关的作用是(　　)

A. 助溶作用　　B. 杀菌作用　　C. 润湿作用

D. 乳化作用　　E. solubilization

53. 下列不属于表面活性剂类别的是(　　)

A. 脱水山梨醇脂肪酸脂类　　B. 聚氧乙烯去水山梨醇脂肪酸脂类

C. 聚氧乙烯脂肪酸脂类　　D. 聚氧乙烯脂肪醇醚类

E. 聚氧乙烯脂肪酸醇类

54. 不同 HLB 值的表面活性剂用途不同,下列错误者为(　　)

A. solubilizer 最适范围为 15~18 以上　　B. 去污剂最适范围为 13~16

C. 润湿剂与铺展剂最适范围为 7~9　　D. 大部分消泡剂最适范围为 5~8

E. O/W 乳化剂最适范围为 8~16

55. 下列说法错误的是(　　)

A. Tweens 类表面活性剂对皮肤和黏膜的刺激性很小,所以可大剂量长期使用

B. 表面活性剂既可能促进药物的吸收也可能降低药物的吸收

C. Spans 类是常用的乳剂

D. 阴离子表面活性剂与阳离子表面活性剂不能按任意比例配伍使用

E. 表面活性剂无法增溶解离药物

56. 吐温类表面活性剂不具有(　　)

A. 增溶作用　　B. 助溶作用　　C. lubrication

D. 乳化作用　　E. 分散作用

57. 不属于表面活性剂在药剂方面应用是(　　)

A. 增溶　　B. 乳化 emulsifying　　C. 润湿 wetting

D. 润滑　　E. 去污

58. 有关 Tween 80 的叙述中,错误的是(　　)

A. 系聚氧乙烯去水山梨醇单油酸酯　　B. 系亲水性非离子型表面活性剂

C. 在临界浓度以上,增溶作用变强　　D. 本品 HLB 值约为 15

E. 系聚氧乙烯去水山梨醇单硬脂酸脂

59. 可静脉注射用亚纳米乳的乳化剂为(　　)

A. 土耳其红油　　B. SDS　　C. lecithin

D. Tween-80　　E. Span- 60

60. 下列说法错误的是(　　)

A. 表面活性剂的 cmc 越低、缔合数越大,增溶的 MAC 就越高

B. 不是所有的聚氧乙烯类表面活性剂都具有昙点

C. 在 cmc 以上,随着表面活性剂用量的增加,增容量也相应增加

D. 某表面活性剂的昙点是其应用温度的下限

E. Krafft 点是离子表面活性剂应用温度的下限

【配伍型题】

A. 3~8　　B. 7~9　　C. 8~16

D. 13~16　　E. 15~18

61. solubilizer 的 HLB 最适范围(　　)

62. detergent 的 HLB 最适范围(　　)

63. O/W 型乳化剂的 HLB 最适范围(　　)

64. W/O 型乳化剂的 HLB 最适范围(　　)

65. 润湿剂与铺展剂的 HLB 最适范围(　　)

A. Krafft 点　　B. cloud point　　C. HLB

D. cmc　　E. 杀菌与消毒剂

66. 表面活性剂的亲水亲油平衡值(　　)

67. 离子型表面活性剂的溶解度急剧增大时的温度(　　)

68. 表面活性剂的临界胶束浓度(　　)

69. 表面活性剂溶解度下降,出现混浊时的温度(　　)

70. 大多数阳离子型表面活性剂可作(　　)

A. 脂肪酸山梨坦　　B. 聚山梨酯　　C. 泊洛沙姆

D. 羟苯烷基酯　　E. 苯扎溴铵

71. pluronic(　　)

72. parabens(　　)

73. 新洁尔灭(　　)
74. 吐温类(　　)

A. SDS　　B. 吐温 80　　C. 苯扎溴铵
D. 硬脂醇硫酸钠　　E. 司盘 80

75. 聚氧乙烯脱水山梨醇单油酸酯(　　)
76. 十二烷基硫酸钠(　　)
77. 十八烷基硫酸钠(　　)
78. 脱水山梨醇单油酸酯(　　)

A. 吐温 80　　B. 司盘 80　　C. lecithin
D. SLS　　E. 苯扎溴铵

79. 可作为 W/O 型乳化剂的表面活性剂(　　)
80. 具有杀菌作用的表面活性剂(　　)
81. 具有起昙现象的表面活性剂(　　)
82. 两性离子型表面活性剂(　　)

二、是非题

1. Sunfactant 之所以能降低液体的表面张力,是由其结构上含有亲水基团和亲油基团的特点决定的。(　　)
2. 新洁尔灭是阴离子型表面活性剂。(　　)
3. 卵磷脂是天然的两性离子型表面活性剂,主要来源于大豆和蛋黄。(　　)
4. 聚山梨酯,其商品名为司盘(span)类,它是由山梨糖醇及其单酐和二酐与各种不同的脂肪酸反应所形成的酯类化合物的混合物。(　　)
5. PluronicF 68 有起昙现象。(　　)
6. 聚山梨酯是乳剂中常用的 W/O 型乳化剂。(　　)
7. 表面活性剂由于能在油水界面定向排列而起增溶作用。(　　)
8. 阴离子型表面活性剂除具有良好的表面活性外,都具有很强的杀菌作用,主要用于杀菌。(　　)
9. 两性离子型表面活性剂在碱性水溶液中呈阴离子型表面活性剂性质;在酸性水溶液中则呈阳离子型表面活性剂特性,杀菌力很强。(　　)
10. 一般阳离子型表面活性剂的毒性最大,其次为阴离子型,非离子型毒性最小。(　　)
11. 表面活性剂的 HLB 值愈高,亲油性愈强;HLB 值愈低,亲水性愈强。(　　)
12. Sunfactant 的溶解度都随温度升高而增大。(　　)

三、填空题

1. 表面活性剂是指那些具有很强__(1)__、能使液体的表面张力__(2)__下降的物质,一般由__(3)__和一个以上的__(4)__组成。表面活性剂在溶液表面层聚集的现象称为

___(5)___。根据分子组成特点和极性基团的解离性质,将表面活性剂分为___(6)___表面活性剂和___(7)___表面活性剂。

2. 根据离子表面活性剂所带电荷,又可分为___(8)___离子表面活性剂、___(9)___离子表面活性剂和___(10)___离子表面活性剂。
3. 阴离子表面活性剂起表面活性作用的部分是___(11)___。
4. 高级脂肪酸盐有良好的___(12)___性能和___(13)___的能力,但易被___(14)___破坏。
5. 阳离子表面活性剂分子结构的主要部分是一个___(15)___,具有良好的表面活性作用和___(16)___作用。
6. 脂肪酸山梨坦 HLB 值从 1.8~3.8,是常用的___(17)___型乳化剂。
7. 聚山梨酯是常用的___(18)___剂、___(19)___剂、分散剂和___(20)___剂。
8. ___(21)___作为一种水包油型乳化剂,是目前用于静脉乳剂的极少数合成乳化剂之一。
9. 表面活性剂分子缔合形成胶束的最低浓度即为___(22)___。
10. 表面活性剂分子中亲水和亲油基团对油或水的综合亲和力称为___(23)___。
11. 表面活性剂的 HLB 值与其应用性质有密切关系,HLB 值在___(24)___的表面活性剂适合用做 W/O 型乳化剂,HLB 值在___(25)___的表面活性剂,适合用做 O/W 型乳化剂。作为___(26)___剂的 HLB 值在 13~18,作为___(27)___剂的 HLB 值在 7~9。
12. 表面活性剂在水溶液中达到 cmc 后,一些水不溶性或微溶性物质在胶束溶液中的溶解度可显著增加,形成透明胶体溶液,这种作用称为___(28)___。
13. 当表面活性剂用量为 1g 时增溶药物达到饱和的浓度即为___(29)___。
14. Krafft 点是___(30)___表面活性剂的特征值,也是该类表面活性剂应用温度的___(31)___;昙点是某些___(32)___表面活性剂的特征值,也是该类表面活性剂应用温度的___(33)___。
15. 关于增溶剂加入的顺序,一般认为将___(34)___与___(35)___先行混合再与___(36)___混合效果较好。
16. 表面活性剂除用于增溶外,还常用做___(37)___剂、___(38)___剂和___(39)___剂、起泡剂和消泡剂、___(40)___剂、消毒剂或___(41)___剂等。
17. 一般而言,___(42)___表面活性剂的毒性最大,其次是___(43)___表面活性剂,___(44)___表面活性剂毒性最小。

四、问答题

1. 表面活性剂增溶作用的原理是什么?
2. 简述表面活性剂降低界面张力的原因。
3. 简述说明表面活性剂的分类并举例说明每类的代表性物质。
4. 欲配制 HLB 值为 10.31 的混合表面活性剂 150g,问需分别用多少 span 60(HLB 值为 4.7)和 tween80(HLB 值为 14.9)进行配制?

第十一章 药物微粒分散系的基础理论

一、选择题

【A1 型题】

1. 微粒分散体系的粒径范围为(　　)
   A. 小于 10^{-9}m　　B. 10^{-9}~10^{-7}m　　C. 10^{-7}m
   D. 10^{-9}~10^{-4}m　　E. 大于 10^{-4}m
2. 纳米级粒子粒径的测定方法主要有(　　)
   A. 库尔特计数法　　B. 电子显微镜法、激光散射法　　C. 筛分法
   D. 吸附法　　E. 沉降法
3. 腹腔注射粒径为 0.1~0.3μm 的粒子,其分布器官主要为(　　)
   A. 骨髓　　B. 肺　　C. 肝脏、脾脏
   D. 肾　　E. 脑
4. 肺靶向的粒子其粒径范围为(　　)
   A. 小于 50nm　　B. 0.1~0.3μm　　C. 7~12μm
   D. 30~50μm　　E. 大于 50μm
5. 有关布朗运动叙述正确的是(　　)
   A. 布朗运动是微粒扩散的微观基础,微粒扩散是布朗运动的宏观表现
   B. 布朗运动是微粒扩散的宏观基础,微粒扩散是布朗运动的微观表现
   C. 布朗运动与微粒扩散无关
   D. 布朗运动的平均位移与时间、介质温度有关,与介质黏度无关
   E. $r \leqslant 10^{-5}$m,撞击可被抵消,无布朗运动
6. 下面有关微粒光学性质的叙述正确的是(　　)
   A. 低分子溶液以反射为主　　B. 光的反射与散射主要取决于微粒的大小
   C. 丁铎尔现象正是微粒反射光的宏观表现　　D. 粗分散体系以散射为主
   E. 某些低分子的真溶液可以观察到乳光
7. 微粒电泳的速度与(　　)成正比
   A. 介质黏度　　B. 微粒大小　　C. 电荷密度
   D. 温度　　E. 压力

8. 根据右图判断下列说法哪个是对的(　　)

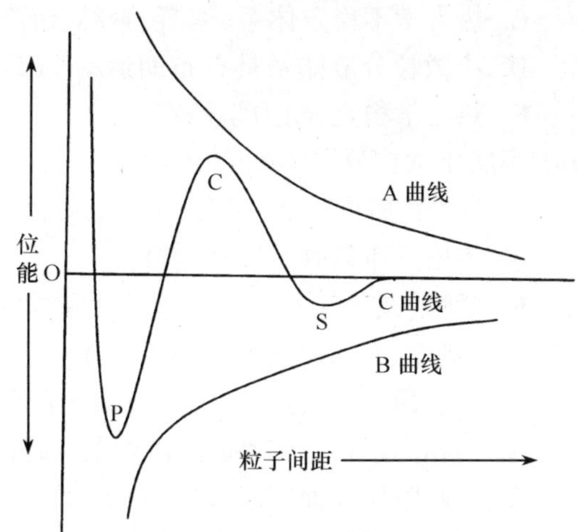

A. A 曲线为微粒之间相互吸引力的曲线

B. B 曲线为微粒之间相互排斥力的曲线

C. S 点表示聚沉,P 点表示絮凝

D. C 点表示势垒,势垒越高,混悬剂越稳定

E. 增大溶液电解质浓度或反离子价数,双电层被压缩,总势能曲线的势垒也随之增大

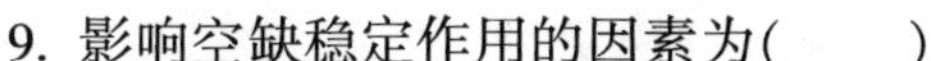

9. 影响空缺稳定作用的因素为(　　)

A. 晶型　　B. 压力　　C. 温度

D. 聚合物分子量、微粒大小、溶剂

E. 药物的分子结构

10. 下列关于 DLVO 理论、空间稳定理论、空缺稳定理论的区别描述正确的是(　　)

A. DLVO 理论的稳定剂为高分子化合物,而空间稳定理论、空缺稳定理论的稳定剂为电解质

B. DLVO 理论中微粒的表面发生负吸附,而空间稳定理论、空缺稳定理论中微粒的表面发生正吸附

C. DLVO 理论中微粒具有热力学稳定性质,而空间稳定理论、空缺稳定理论中微粒具有热力学亚稳定性质

D. DLVO 理论中微粒间的相互作用主要为长程范德华引力与扩散双电层间的静电斥力,空间稳定理论中微粒间的相互作用为静电排斥能、吸引能、空间稳定效应产生的排斥能之和,空缺稳定理论中微粒间的相互作用主要为空缺层重叠产生的渗透吸附能及 ΔG 增大的斥力势能

E. DLVO 理论、空间稳定理论、空缺稳定理论没有本质区别

11. 根据 $\Delta G_R=\Delta H_R-T\Delta S_R$ 判断下列说法哪个是对的(　　)

A. ΔH_R、$\Delta S_R>0$,$\Delta H_R>T\Delta S_R$,加热使体系不稳定,不易聚沉

B. ΔH_R、$\Delta S_R<0$,$|\Delta H_R|>|T\Delta S_R|$,加热使体系稳定,易聚沉

C. ΔH_R、$\Delta S_R>0$,$\Delta H_R>T\Delta S_R$,加热使体系不稳定,易聚沉

D. $\Delta H_R>0$、$\Delta S_R<0$,加热对体系的稳定性有影响

E. 以上说法均错

【A2 型题】

12. 不属于粗分散体系的是(　　)

A. 混悬剂　　B. 乳剂　　C. 微囊

D. 微球　　E. 纳米粒

13. 不是微粒分散体系特性的是(　　)

A. 属于多相体系

B. 存在相界面与界面现象

C. 热力学不稳定体系,絮凝、聚结、沉降
D. 小微粒分散体系具有布朗运动、丁铎尔现象、电泳性质
E. 热力学稳定、动力学稳定

14. 不属于微粒分散体系的应用是( )
A. 提高溶解度、溶解速度,提高生物利用度
B. 提高分散性与稳定性
C. 体内分布具有一定选择性
D. 不影响药物在体外的稳定性
E. 微囊、微球等微粒分散体系具有缓释作用

15. 关于动电位叙述错误的是( )
A. 与介质中电解质的浓度、反离子的水化程度、微粒的大小有关
B. 在相同条件下,微粒越小,ζ 电位越高
C. 从吸附层表面至反离子电荷为零处的电位差叫作动电位
D. 动电位越低,溶胶剂的稳定性越好
E. ζ 电位与微粒的物理稳定性关系密切

16. 根据 $\Phi_A=-\dfrac{A}{12\pi D^2}$(平板微粒)、$\Phi_A=-\dfrac{Aa}{12H}$(球形微粒)和 $A_{131}=(A_{11}^{1/2}-A_{33}^{1/2})$ 判断下面哪个说法是错误的( )
A. 同一物质微粒间的 Vander Waals 作用永远是相互吸引
B. 介质的存在能减弱吸引作用
C. 介质与微粒的性质越接近,微粒间的相互吸引就越弱
D. 同一物质微粒间的 Vander Waals 作用永远是正值
E. 微粒间的距离增加,微粒间的 Vander Waals 作用力降低

17. 根据空间稳定理论判断下面哪个说法是错误的( )
A. 空间稳定作用的稳定剂是能够在微粒表面发生正吸附的亲溶剂的高分子
B. 一般地说,分子量越大,高分子在微粒表面上形成的吸附层越厚,稳定效果越好
C. 溶剂对空间稳定作用的影响不大
D. 微粒表面上吸附的大分子从空间阻碍了微粒相互接近,进而阻碍了它们的聚结,因此称这一类稳定作用为空间稳定作用
E. 高分子的浓度过低易出现敏化作用

18. 根据微粒聚结动力学判断下面哪个说法是错误的( )
A. 快聚结的微粒的聚结速度由微粒的扩散速度决定
B. 快速聚结速度与微粒大小无关
C. 倘若微粒势垒为零,则微粒相互接近时必然导致聚结,称为慢聚结
D. 若温度与介质黏度固定,快聚结的聚结速度与微粒浓度的平方成正比
E. 电解质对慢聚结的聚结速度常数有显著的影响

二、填空题

1. ___(1)___ 是一种或几种物质高度分散在某种介质中所形成的体系。被分散的物质称为 ___(2)___,而连续的介质称为 ___(3)___。

2. 微粒分散体系是＿(4)＿相体系，是＿(5)＿不稳定体系，具有明显的＿(6)＿、丁铎尔现象、＿(7)＿等性质。
3. 测定纳米级粒子大小常用的方法是＿(8)＿、＿(9)＿。
4. 小于＿(10)＿nm 的微粒能够进入骨髓组织，静脉注射、腹腔注射＿(11)＿μm 的微粒分散体系能浓集于巨噬细胞丰富的肝脏和脾脏等部位，静注＿(12)＿μm 的微粒时，大部分微粒被肺部机械性地滤取。
5. 布朗运动是微粒扩散的＿(13)＿基础，而扩散现象又是布朗运动的＿(14)＿表现。
6. 丁铎尔现象是胶体微粒＿(15)＿光的宏观表现。同样条件下，粗分散体系以反射光为主，而低分子的真溶液则是＿(16)＿光为主。
7. 微粒在电场作用下移动的速度与其粒径大小成＿(17)＿比，其他条件相同时，微粒越小，移动越＿(18)＿。
8. 从吸附层表面至反离子电荷为零处的电位差叫＿(19)＿，即＿(20)＿电位。在相同条件下，微粒越小，ζ 电位越＿(21)＿。
9. 加入＿(22)＿剂，微粒呈絮状，形成疏松的纤维状结构，但振摇可重新分散均匀，这种作用叫做＿(23)＿作用。
10. 电解质的离子价数和浓度对絮凝的影响很大，一般离子价数越高，絮凝作用越＿(24)＿。
11. 在微粒体系中加入某种电解质使微粒表面的＿(25)＿电位升高，静电排斥力阻碍了微粒之间的碰撞聚集，这个过程称为＿(26)＿，加入的电解质称为＿(27)＿剂。
12. 同物质微粒间的 Vander Waals 作用永远是相互＿(28)＿，介质的存在能减弱该作用，而且介质与微粒的性质越接近，微粒间的相互＿(29)＿作用就越＿(30)＿。
13. 当电解质浓度达到某一数值时，势能曲线的最高点恰为零，势垒消失，体系由稳定转为聚沉，这就是＿(31)＿状态，这时的电解质浓度即为该微粒分散体系的＿(32)＿值。
14. 根据空间稳定理论，作为有效的稳定剂，高分子必须一方面和＿(33)＿有很强的亲和力，另一方面又要与＿(34)＿有良好的亲合性；一般高分子分子量越大，在微粒表面上形成的吸附层越＿(35)＿，稳定效果越＿(36)＿。
15. 与双电层排斥作用相比，空间稳定作用受＿(37)＿浓度的影响很小，它在＿(38)＿体系及＿(39)＿体系中均可起作用，能够使很浓的分散体系稳定。
16. 快速聚结速度与微粒＿(40)＿无关，若温度与介质黏度固定，聚结速度与微粒＿(41)＿的平方成正比。

三、问答题

1. 简述微粒分散体系热力学不稳定的原因。
2. 简述絮凝与反絮凝的原因。

第十二章　药物制剂的稳定性

一、选择题

【A1 型题】

1. 盐酸普鲁卡因的主要降解途径是(　　)
   A. hydrolysis　B. optical isomerization　C. oxidize
   D. decarboxylation　E. polymerization
2. 维生素 C 降解的主要途径是(　　)
   A. decarboxylation　B. oxidize　C. optical isomerization
   D. polymerization　E. hydrolysis
3. 酚类药物降解的主要途径是(　　)
   A. hydrolysis　B. decarboxylation　C. oxidize
   D. isomerization　E. polymerization
4. 酯类药物降解的主要途径是(　　)
   A. 脱羧　B. 聚合　C. 氧化
   D. 水解　E. 异构化
5. 既能影响易水解药物的稳定性,又与药物氧化反应有密切关系的是(　　)
   A. pH　B. general acid-base catalysis　C. 溶剂
   D. 离子强度　E. 空气
6. 影响 pharmaceutical preparation 稳定性的外界因素是(　　)
   A. 温度　B. solvent　C. ionic strength
   D. pH　E. 广义酸碱
7. 一级反应半衰期公式为(　　)
   A. $t_{1/2}=0.1054/k$　B. $t_{1/2}=0.693/k$　C. $t_{1/2}=C_0/2k$
   D. $t_{1/2}=0.693k$　E. $t_{1/2}=1/C_0k$
8. 下列关于药物稳定性 accelerated testing 的叙述中,正确的是(　　)
   A. 试验温度为(40±2)℃
   B. 进行加速试验的供试品要求三批,且为市售包装
   C. 试验时间为 1、2、3、6 个月
   D. 试验相对湿度为(75±5)%
   E. 上述均对

9. 易氧化的药物通常结构中含有(　　)

A. 酯键　B. 饱和键　C. 双键　D. 苷键　E. 酰胺键

10. 酯类药物的稳定性不佳,是因为容易发生(　　)

A. 差向异构　B. hydrolysis　C. 氧化反应　D. 变旋反应　E. 聚合反应

11. 易发生水解的药物为(　　)

A. 烯醇类药物　B. 酚类药物　C. 多糖类药物　D. 蒽胺类药物　E. 酰胺类药物

12. 下列药物中,容易发生氧化降解的是(　　)

A. 乙酰水杨酸　B. 维生素 C　C. 盐酸丁卡因　D. 利多卡因　E. 氯霉素

13. 下列有关药物稳定性的叙述中,正确的是(　　)

A. 制剂中应避免使用亚稳定型晶型

B. 凡受给出质子或接受质子的物质催化的反应称为特殊酸碱催化反应

C. 乳剂的分层是不可逆现象

D. 乳剂破裂后,加以振摇,能重新分散、恢复成原来状态的乳剂

E. 为增加混悬剂的稳定性,加入能降低 zeta 电位、使粒子絮凝的电解质称絮凝剂

14. 某一带正电荷的药物水解受 OH^- 催化,介质的离子强度增加时,该药的水解速度常数(　　)

A. 下降　B. 不变　C. 不规则变化　D. 增大　E. A,B 均可能

15. 某药按一级反应速度降解,反应速度常数为 $k_{25℃}=4.0\times10^{-6}(h^{-1})$,该药的有效期为(　　)

A. 2.5 年　B. 2 年　C. 1.5 年　D. 3 年　E. 1 年

16. 关于药品 stability 的正确叙述是(　　)

A. 盐酸普鲁卡因溶液的稳定性受湿度影响,与 pH 无关

B. 药物的降解速度与离子强度无关

C. 固体制剂的赋型剂不影响药物稳定性

D. 药物的降解速度与溶剂无关

E. 零级反应的反应速度与反应物浓度无关

17. 下列有关药物稳定性正确的叙述是(　　)

A. 亚稳定型晶型属于热力学不稳定晶型,制剂中应避免使用

B. 乳剂的分层是不可逆现象

C. 为增加混悬液稳定性,加入能降低 zeta 电位,使粒子絮凝程度增加的电解质

D. 乳剂破裂后,加以振摇,能重新分散,恢复成原来状态的乳剂

E. 凡受给出质子或接受质子的物质的催化反应称特殊酸碱催化反应

18. 下列哪种药物可发生 recemization 反应(　　)
A. 肾上腺素　B. 盐酸丁卡因　C. 氢溴酸后马托品
D. 氯霉素　E. 抗坏血酸
19. 强光照射实验一般在光加速实验橱中进行,光橱的照度及光照时间要求为(　　)
A. 2 000~4 000LX,10 天　B. 2 000~4 000LX,15 天　C. 4 000~5 000LX,10 天
D. 1 000~3 000LX,15 天　E. 3 000~4 000LX,15 天
20. 药物稳定与否的根本原因在于自身的化学结构,外界因素则是引起变化的条件,影响 pharmaceutical preparation 降解的外界因素主要有(　　)
A. pH 与温度　B. 溶剂介电常数及电子强度
C. 赋型剂或附加剂的影响　D. 水分、氧、金属离子和光线
E. 以上都对
21. 对于 liquid preparations,为了延缓药物降解可采用下述那种措施(　　)
A. 调节 pH 或改变溶剂组成　B. 充入惰性气体
C. 加入附加剂如抗氧剂、螯合剂、抗光解剂等　D. 改变剂型
E. 以上措施均可采用
22. 荷负电药物水解受 OH^- 催化,其水解速度常数 K 随介质的离子强度增加而发生(　　)
A. K 升高　B. K 降低　C. K 不变
D. 不规则变化　E. A、B 均有可能
23. 对于固体制剂,延缓药物降解的措施有(　　)
A. 加入干燥剂或(和)改善包装　B. 改变生产工艺和直接压片、包衣等
C. 改变剂型　D. 制成稳定的衍生物
E. 以上措施均可以
24. 药物稳定性问题实质上是(　　)
A. pharmaceutical preparation 在制备期间的质量变化
B. pharmaceutical preparation 在储存期间的质量变化
C. pharmaceutical preparation 在储存期间的规格变化
D. pharmaceutical preparation 在制备期间条件的变化
E. pharmaceutical preparation 在制备和储存期间是否发生质量变化
25. 药物稳定性研究的目的是(　　)
A. 保证用药后的安全性和有效性　B. 保证用药后的安全性
C. 保证用药后的有效性　D. 保证用药后的经济性
E. 保证用药后的适当性
26. 药物稳定性研究应始终贯穿在(　　)
A. 药物的原料合成　B. 药物的原料合成、处方设计及制剂生产
C. 药物的处方设计　D. 药物的制剂生产
E. 药物的储存期间
27. 药物稳定性的变化主要包括(　　)
A. 化学稳定性变化　B. 物理稳定性变化

C. 化学稳定性变化和物理稳定性变化两个方面　　D. 生物稳定性变化
E. 环境稳定性变化

28. 药物化学稳定性变化是指(　　)
A. 药物在发生水解后其含量的变化
B. 药物发生氧化变化造成的含量变化
C. 药物发生降解产生了有毒物
D. 药物发生水解、氧化等化学变化,造成药物含量(或效价)下降,或产生有毒的降解产物和色泽改变等
E. 产生有毒的降解产物和色泽改变

29. 下列为 first order kinetic equation 的是(　　)
A. $\log C_0 = -\frac{kt}{2.303} + \log C$　　B. $\log C = \frac{kt}{2.303} + \log C_0$　　C. $\log C_0 = -\frac{k}{2.303t} + \log C$
D. $\log C = -\frac{kt}{2.303} + \log C_0$　　E. $\log C = -\frac{t}{2.303k} + \log C_0$

30. 药物化学降解途径包括(　　)
A. 水解、氧化、异构化、聚合、脱羧反应　　B. 水解、异构化、聚合反应
C. 氧化、异构化、聚合反应　　D. 水解、异构化、脱羧反应
E. 氧化、异构化、脱羧反应

31. 下列水解反应速率方程哪个是正确的(　　)
A. $-\frac{d[E]}{dt} = k$　　B. $\frac{d[E]}{dt} = kt$　　C. $\frac{d[E]}{dt} = \frac{[E]}{t}$
D. $-\frac{d[E]}{dt} = k[E]$　　E. $\frac{d[E]}{dt} = k[E]$

32. 青霉素类药物分子中的不稳定结构是(　　)
A. R—CO—OR 键　　B. β-内酰胺环　　C. 吡唑酮
D. 烯醇键　　E. 不对称碳原子

33. 对易氧化药物要特别注意的因素是(　　)
A. 光　　B. O_2　　C. 金属离子
D. 光、氧、金属离子　　E. humidity

34. 影响 pharmaceutical preparation 稳定性的处方因素是(　　)
A. 包装材料　　B. 光线　　C. 药液的 pH
D. 金属离子　　E. temperature

35. 影响 pharmaceutical preparation 稳定性的环境因素是(　　)
A. 溶液的 pH　　B. 缓冲体系　　C. adjuvants
D. 溶剂的极性　　E. 湿度与水分

36. 一般药物稳定性试验方法中 stress festing 考查包括(　　)
A. 照光照射试验　　B. 高温试验
C. 相对湿度(75±5)%高湿度试验　　D. 相对湿度(90±5)%高湿度试验

E. 高温试验、高湿度试验、强光照射试验

37. 已知醋酸可的松半衰期为100min,反应200min后残存率是(　　)

A. 90%　　B. 80%　　C. 75%

D. 50%　　E. 25%

38. 下列是Arrhenius公式的是哪项(　　)

A. $\log K=-\frac{E_aT}{2.303R}+\log A$　　B. $\log C=-\frac{E_aT}{2.303R}+K$　　C. $\log K=-\frac{E_aT}{2.303R}+\log A$

D. $\log K=\frac{E_a}{2.303RT}+\log A$　　E. $\log K=-\frac{E_a}{2.303RT}+\log A$

39. 已知维生素C注射液最稳定pH为6.0~6.2,应选用的antioxidant是(　　)

A. 亚硫酸钠　　B. EDTA　　C. 硫代硫酸钠

D. 甲醛　　E. 亚硫酸氢钠

40. 影响药物制剂稳定性的外界因素是(　　)

A. pH的影响　　B. 加入抗氧剂　　C. 溶剂的极性

D. package　　E. buffer saline

41. 影响药物制剂稳定性的处方因素是(　　)

A. 温度　　B. 光线　　C. 湿度与水分

D. 包装材料的种类　　E. 辅料或辅加剂

42. 关于药物稳定性的正确叙述是(　　)

A. 盐酸普鲁卡因溶液的稳定性受温度影响,与pH无关。

B. 药物的降解速度与离子强度无关。

C. 固体制剂的赋型剂不影响药物稳定性。

D. 药物的降解速度与溶剂无关。

E. 零级反应的反应速度与反应浓度无关。

【A2 型题】

43. 下列关于药物stability的叙述中,错误的是(　　)

A. 通常将反应物消耗一半所需的时间称为半衰期

B. 大多数药物的降解反应可用零级、一级反应进行处理

C. 若药物降解的反应是一级反应,则药物有效期与反应浓度有关

D. 对于大多数反应来说,温度对反应速率的影响比浓度更为显著

E. 若药物的降解反应是零级反应,则药物有效期与反应浓度有关

44. 以下关于药物稳定性的specific alid-base catalysis叙述中,错误的是(　　)

A. 许多酯类\酰胺类药物常受H^+或OH^-催化水解,这种催化作用也叫作广义的酸碱催化

B. 在pH很低时,药物的降解主要受酸催化

C. 在pH较高时,药物的降解主要受OH^-催化

D. 在pH-速度曲线图中,最低点所对应的横坐标即为最稳定的pH

E. 给出质子或接受质子的物质都可能催化水解

45. 影响 pharmaceutical preparation 稳定性的制剂因素不包括( )
A. 溶剂 B. 广义酸碱 C. ionic strength
D. 温度 E. pH

46. 影响药物 stability 的环境因素不包括( )
A. 温度 B. pH C. 光线
D. 空气中的氧 E. 空气湿度

47. 下列关于药物制剂 stability 的叙述中,错误的是( )
A. 药物制剂在储存过程中发生的质量变化属于稳定性问题
B. 药物制剂稳定性是指药物制剂从制备到使用期间保持稳定的程度
C. 药物制剂的最基本要求是安全、有效、稳定
D. 稳定性研究可预测药物制剂的有效期
E. 药物制剂稳定性只有化学、物理稳定性

48. 以下各因素中,不属于影响药物制剂稳定性的处方因素的是( )
A. 安瓿的理化性质 B. 药液的 pH C. 药液的离子强度
D. 溶剂的极性 E. 附加剂

49. 下列关于 long term testing 的叙述中,错误的是( )
A. 符合实际情况 B. 一般在 25℃下进行
C. 相对湿度为 75% ±5% D. 不能及时发现药物的变化及原因
E. 在通常包装储存条件下观察

50. 下列关于药物 hydrolysis 的叙述中,错误的是( )
A. 酯类药物易发生水解反应 B. 磷酸氢根对青霉素 G 钾盐的水解有催化作用
C. 专属性酸与碱可催化水解反应 D. 药物的水解速度常数与溶剂的介电常数无关
E. pHm 表示药物溶液的最稳定 pH

51. 下列有关 chemical kinetics 的描述哪个是错误的( )
A. chemical kinetics 是制剂稳定性加速实验的理论依据,pharmaceutical preparation 降解的规律,生产工艺过程的制定、处方设计及有效期的确定等均与之有关。
B. chemical kinetics 是研究化学反应的速度以及影响速度的因素的科学。
C. 反应速度系指单位时间、单位体积中反应物下降的量或产物生成量。
D. 在 pharmaceutical preparation 的降解反应中,多数药物可按零级、一级反应处理。
E. 对于零级降解的 pharmaceutical preparation,其反应速度公式为 $\mathrm{Ln}C=-kt+\mathrm{Ln}C_0$

52. 下列不可作 antioxidant 的是( )
A. 硫脲 B. 焦亚硫酸钠 C. 蛋氨酸
D. 亚硫酸氢钠 E. 酒石酸

53. 药物降解反应 activetion energy 叙述不正确的是( )
A. 活化能具有能量单位 B. 活化能小的药物稳定性好
C. 活化能大的药物稳定性好 D. 由 $\lg K$ 对 $1/T$ 作图直线斜率求活化能
E. 在一定温度范围内活化能为一定值

54. 不能提高易氧化药物注射剂稳定性的方法是(　　)

A. 处方设计时选择适宜的 pH　　B. 避光保存

C. 制备时充入 NO_2 气　　D. 处方中加入适宜的抗氧剂

E. 加入金属离子络合剂作辅助抗氧剂

55. 对 pharmaceutical preparation 包装材料说法不正确的是(　　)

A. 塑料容器的透气透湿性影响 pharmaceutical preparation 的稳定性

B. 对光敏感的药物可采用棕色瓶包装

C. 制剂稳定性取决于处方设计,与包装材料无关

D. 玻璃容器的可释放碱生物质和脱落不溶性玻璃碎片

E. 乳酸钠注射液应选择耐碱性玻璃容器

56. 下列各种药物中哪个不能发生 hydrolysis 反应的是(　　)

A. 盐酸普鲁卡因　　B. 乙酰水杨酸　　C. 青霉素和头孢菌素等

D. 巴比妥类　　E. 维生素 C

57. 下面关于 pharmaceutical preparation 稳定性实验方法的叙述中,哪一条是错误的(　　)

A. 留样观察法的特点是能反应实际情况,方法简便、易行,但费时,不易及时发现、纠正出现的问题

B. 加速实验即在超常条件下进行实验,以预测药物在自然条件下的稳定性

C. 带包装湿度加速试验是指取带包装试品置于相对湿度 75%±5% 的密闭容器中,在 40±2℃条件下放置 3 个月,观察包装情况,并按规定对有关项目进行检测

D. 高湿度试验是指去包装供试品一定量置于开口的玻璃器皿内,称重,放置于高相对湿度的环境中(如相对湿度 75% 或 90.2%)、温度 25℃,暴露时间视样品性质而定,一般为 10 天

E. 加速试验包括以下三个方面:① 高温试验;② 高温试验;③ 强光照射试验

58. 下列不可作抗氧剂的是(　　)

A. 硫脲　　B. 焦亚硫酸钠　　C. 蛋氨酸

D. 亚硫酸氢钠　　E. 酒石酸

【配伍选择】

A. chloramphenic　　B. 吗啡　　C. 维生素 C

D. 毛果芸香碱　　E. 氨苄青霉素

59. 分子中具烯醇基,可发生氧化反应(　　)

60. 碱性条件下发生差向异构化(　　)

61. 分子中具酚羟基,可发生氧化反应(　　)

62. 分子中具 β-内酰胺环,又可发生聚合反应(　　)

63. pH 2 以下或 pH 8 以上时水解加速(　　)

A. tartaric acid　　B. $NaHSO_3$　　C. 半胱氨酸

D. 硫代硫酸钠　　E. 二丁甲苯酚

64. 可用于偏酸性溶液的抗氧剂的是(　　)
65. 可增强抗氧剂的抗氧效果的是(　　)
66. 脂溶性抗氧剂是(　　)

A. 采用棕色瓶密封包装　B. 制备过程中充入 N_2气　C. 产品冷藏保存
D. 处方中加入 EDTA 钠盐E. 调节溶液的 pH
67. 所制备的药物溶液对热极为敏感应将(　　)
68. 为避免氧气的存在可加速药物的降解,在(　　)
69. 能发生 photodegradation 的药物(　　)

A. 弱酸性药液　B. alcohol solution　C. 碱性溶液
D. 油溶性维生素类制剂　E. 增加药物溶解度
70. 焦亚硫酸钠作为抗氧剂用于(　　)
71. 亚硫酸氢钠作为抗氧剂用于(　　)
72. 硫代硫酸钠作为抗氧剂用于(　　)
73. BHA 作为抗氧剂用于(　　)

下列稳定性试验
A. 高温试验　B. 高湿度试验　C. 强光照射试验
D. accelerated testing　E. long-term testing
74. 供试品要求三批,按市售包装,在温度 40℃±2℃、相对湿度 75%±5% 的条件下放置 6 个月(　　)
75. 在接近药品的实际储存条件 25±2℃ 下进行,其目的是为制定药物的有效期提供依据(　　)
76. 供试品开口置适宜的洁净容器中,在温度 60℃ 的条件下放置 10 天(　　)
77. 供试品开口置恒湿密闭容器中,在相对湿度 90%±5% 的条件下放置 10 天(　　)

下列与稳定性有关的参数
A. E　B. k　C. pHm
D. $t_{1/2}$　E. $t_{0.9}$
78. pharmaceutical preparation 的最稳定 pH(　　)
79. 药物的 validity duration(　　)
80. 药物 half-life(　　)
81. 药物降解的速度常数(　　)

A. 处方中加入 EDTA-Na_2　B. 采用棕色瓶密封包装
C. 制备过程中充入氮气　D. 调节溶液的 pH
E. 产品冷藏保存

82. 光照射可加速药物氧化,为提高药物稳定性可采用(　　)
83. 氧气存在加速药物降解,为提高药物稳定性可采用(　　)
84. 所制备的药物溶液对热极为敏感,为提高药物稳定性可采用(　　)

A. 维生素 C　　B. 四环素　　C. penicillin G
D. sodium nitroprusside　　E. adrenaline
85. 易发生氧化降解的是(　　)
86. 易发生水解降解的是(　　)
87. 易发生差向异构化的是(　　)
88. 易发生光化降解的是(　　)

A. tablets　　B. syrups　　C. emulsions
D. injetion　　E. suspensions
89. 稳定性试验中重点考查性状、含量、崩解时限或溶出度及有关物质的是(　　)
90. 稳定性试验中重点考查性状、含量、沉降体积比、再分散性及有关物质的是(　　)
91. 稳定性试验中重点考查性状、检查有否分层、含量及有关物质的是(　　)
92. 稳定性试验中重点考查性状、含量、pH、澄明度、相对密度及有关物质的是(　　)
93. 稳定性试验中重点考查外观色泽、含量、pH、澄明度及有关物质的是(　　)

二、是非题

1. 烯醇类药物的主要降解途径是水解。(　　)
2. 酯类药物降解主要途径是氧化。(　　)
3. 许多酯类、酰胺类药物常受 H^+ 或 OH^- 催化水解,这种催化作用叫专属酸碱催化。(　　)
4. 易水解的药物,加入表面活性剂都能使稳定性增加。(　　)
5. 在制剂处方中,加入电解质或盐所带入的离子,均可增加药物的水解速度。(　　)
6. 影响 pharmaceutical preparation 降解的处方因素有 pH、溶剂、温度、离子强度、光线等。(　　)
7. 防止药物氧化的措施有驱氧、制成 liquid preparations、加入抗氧剂等。(　　)
8. 包装材料塑料容器存在的主要问题有透气性、透湿性、有吸附性。(　　)
9. 稳定性影响因素试验包括高温试验、高湿度试验、强光照射试验、长期试验。(　　)
10. 原料药需要进行加速试验,制剂不需要进行此项试验。(　　)
11. 酯类药物不但能水解,而且也很易氧化。(　　)
12. 对于零级反应,药物降解的半衰期与初浓度无关。(　　)
13. 包装材料对 pharmaceutical preparation 的稳定性没有影响。(　　)
14. 光照可引发药物的氧化、水解、聚合等反应。(　　)
15. 水分的存在不仅可引起药物的水解,也可加速药物氧化。(　　)

三、填空题

1. pharmaceutical preparation 稳定性一般包括 ___(1)___、___(2)___ 和 ___(3)___ 三个方面。

2. 零级反应的速率方程(积分式)为___(4)___,___(5)___与___(6)___呈线性关系;一级反应的速率方程(积分式)为___(7)___,___(8)___与___(9)___呈线性关系,恒温时,一级反应的___(10)___、___(11)___与反应物浓度无关。
3. 制剂中药物的化学降解途径有___(12)___、___(13)___、___(14)___、___(15)___、脱羧。
4. 影响 pharmaceutical preparation 降解的处方因素有___(16)___、___(17)___、___(18)___、___(19)___、表面活性剂、处方中基质或赋形剂。
5. 在 pH-速度曲线图最低点对应的横坐标,即为___(20)___值,以___(21)___表示。
6. pH 调节要同时考虑___(22)___、___(23)___和___(24)___三个方面。
7. 影响 pharmaceutical preparation 降解的外界因素包括___(25)___、___(26)___、___(27)___、金属离子、___(28)___、包装材料等。
8. 根据 Van't Hoff 规则,温度每升高 10℃,反应速度约增加___(29)___倍。
9. 有些药物分子受辐射作用使分子活化而产生分解,此种反应叫___(30)___,其速度与系统的___(31)___无关。这种易被光降解的物质叫___(32)___物质。
10. ___(33)___对于易氧化的品种,是防止氧化的根本措施。
11. 作为抗氧剂,焦亚硫酸钠和亚硫酸氢钠常用于___(34)___性药液,亚硫酸钠常用于___(35)___性药液,硫代硫酸钠只能用于___(36)___性药液中。
12. 要避免金属离子的影响,应选用___(37)___的原辅料,操作过程中不要使用___(38)___器具,同时还可加入___(39)___剂。
13. 塑料容器存在三个问题:___(40)___、___(41)___、___(42)___。
14. 固体药物一般分解较___(43)___,具有系统的___(44)___性,变化表里不一。
15. 固体剂型化学降解的几个主要的动力学原理为___(45)___理论、___(46)___理论、___(47)___理论。
16. 稳定性试验包括___(48)___试验、___(49)___试验与___(50)___试验。
17. 影响因素试验适用___(51)___的考察,用___(52)___批原料药进行。加速试验与长期试验适用于___(53)___与___(54)___,要求用___(55)___批供试品进行。

四、问答题

1. 简述影响 pharmaceutical preparation 降解的因素及方法。
2. 简述抗氧剂的分类及其与协同抗氧剂的区别。
3. 简述稳定性试验的目的及基本要求。
4. 简述经典恒温法的试验步骤。
5. 每毫升 800 单位抗生素溶液,25℃下放置 30 天后含量降低为每毫升 600 单位,若该抗生素的降解服从一级反应,问:第 40 天时含量为多少?半衰期是多少?有效期是多少?

第十三章　粉体学基础

一、选择题

【A1 型题】

1. 关于 micromeritics 的概念下面哪种说法是正确的(　　)
   A. 是研究具有各种形状的粒子的科学
   B. 是研究具有各种形状的粒子的大小的科学
   C. 是研究各种形状的粒子的性质的科学
   D. 是研究具有各种形状的粒子的集合体性质的科学
   E. 是研究各种形状的粒子的物理性质及其应用的科学
2. angkle of repose 满足下列哪个条件,粉体可以自由流动(　　)
   A. $\theta \leqslant 30°$　　B. $\theta \leqslant 50°$　　C. $\theta \geqslant 30°$
   D. $\theta \geqslant 20°$　　E. $\theta \geqslant 50°$
3. 粉体 particle size 是粉体的基本性质,粉体粒子愈小(　　)
   A. 比表面积愈大　　B. 比表面积愈小　　C. 与比表面积无关
   D. 表面能愈小　　E. 流动性不发生变化
4. 以下关于粉体 wetting 的叙述正确的是(　　)
   A. 用接触角表示粉体的润湿性　　B. 粉体的润湿性与颗粒剂的崩解无关
   C. 接触角小,粉体的润湿性差　　D. 用休止角表示粉体的润湿性
   E. 休止角小,粉体的润湿性差
5. 粒子的大小称为(　　)
   A. 细度　　B. 粒度　　C. 分散度
   D. 颗粒径　　E. 粒子径
6. CRH 用于评价粉体的(　　)
   A. 风化性　　B. 流动性　　C. 黏着性
   D. 吸湿性　　E. 聚集性
7. 下列关于 geometric diameter 的说法正确的是(　　)
   A. 只有在光学显微镜下观察到的粒子几何形状所确定的粒子径
   B. 只有在电子显微镜下观察到的粒子几何形状所确定的粒子径
   C. 在光学显微镜或电子显微镜下观察到的粒子几何形状所确定的粒子径
   D. 用 X 射线衍射技术所测到的粒子几何形状所确定的粒子径
   E. 用吸附法或透过法测得粉体的比表面积后推算出的粒子径
8. 20g 的水溶性药物 A(CRH 为 60%)与 15g 的水溶性药物 B(CRH 为 85%)混合后,若不

发生反应,则混合物的 CRH 为(　　)

A. 60.0%　　B. 23.7%　　C. 51%

D. 69.0%　　E. 3.9%

9. 粉体粒子的 mean diumeter 是(　　)

A. 由若干粒子径的几何平均值所表示的粒径

B. 由若干粒子径的粒度平均值所表示的粒径

C. 最大粒径和最小粒径的平均值称为平均粒径

D. 粒度居中的粒子的粒径称为平均粒径

E. 一般将 45μm 定为平均粒径

10. 在一个容器中装入一些药物粉末,有一个力通过活塞施加于这一堆粉末,假定这个力大到足够使粒子内空隙和粒子间都消除,测定该粉体的体积,用此体积求算出来的密度为(　　)

A. ρ_t　　B. 粒子密度　　C. 表观密度

D. 粒子平均密度　　E. 以上四个都不是

11. 在相对湿度为 56% 时,水不溶性药物 A 与 B 的吸湿量分别为 2g 和 3g,A、B 混合后不发生反应,则混合物的吸湿量为(　　)

A. 2.8g　　B. 8g　　C. 1.5g

D. 9g　　E. 5g

12. 下列关于粉体密度的比较关系式正确的是(　　)

A. 真密度>粒子密度>松密度　　B. 粒子密度>真密度>松密度

C. 松密度>真密度>粒子密度　　D. 粒子密度>松密度>真密度

E. 真密度>松密度>粒子密度

13. 下列关于 angle of repose 叙述正确的是(　　)

A. 休止角指的是静止状态下粒子与粒子之间的夹角

B. 休止角指的是让粉体自由下落后,所形成的堆积体的顶角

C. 休止角指的是让粉体自由下落后,所形成的堆积体的顶角的一半

D. 静止状态下,粉体堆积体自由表面与水平面之间的夹角

E. 休止角指的是运动状态下粒子与粒子之间的夹角

14. 下列对休止角表述正确的是(　　)

A. 粒子表面粗糙的物料休止角小　　B. 休止角越大,流动性越好

C. 休止角大于 30°,物料流动性好　　D. 休止角小于 30°,物料流动性好

E. 粒径大的物料休止角大

15. 粉体学中,用包括粉粒自身孔隙和粒子间孔隙在内的体积计算的密度称为(　　)

A. ρ_b　　B. ρ_g　　C. ρ_t

D. 高压密度　　E. 空密度

16. 将 CRH 为 78% 的水杨酸钠 50g 与 CRH 为 88% 的苯甲酸 30g 混合,其混合物的 CRH 为(　　)

A. 69%　　B. 93%　　C. 78%

D. 83%　　　　E. 85%

17. 工业筛筛孔数目即目数习惯上指(　　)

A. 每厘米长度上筛孔数目　　B. 每平方米面积上筛孔数目

C. 每英寸长度上筛孔的数目　　D. 每平方英寸面积上筛孔数目

E. 每市寸长度上筛孔数目

18. 对 powders 的描述正确的是(　　)

A. 水不溶性药物迅速增加吸湿量的相对湿度为临界相对湿度

B. 一般药物的 CRH 越大,越不易吸湿

C. 水溶性药物的临界相对湿度具有加和性

D. 水不溶性药物的临界相对湿度具有加和性

E. 作为一种粉末状制剂,散剂较片剂易吸湿

19. 某粉体的粒度分布数据如下表,由该表可知(　　)

粒径(μm)	频率分布		累积分布			
	质量(%)	个数(%)	质量(%)		个数(%)	
			>粒径	<粒径	>粒径	<粒径
<20	6.5	19.5	93.5	6.5	80.5	19.5
20~25	15.8	25.6	93.5	22.3	80.5	45.1
25~30	23.2	24.1	77.7	45.5	54.9	69.2
30~35	23.9	17.2	54.5	69.4	30.8	86.4
35~40	24.3	7.6	30.6	83.7	13.6	94.0
40~45	8.8	3.6	16.3	92.5	6.0	97.6
>45	7.5	2.4	7.5	92.5	2.4	97.6

A. 1 000 个粒子中有 451 个粒子的粒径大于 25μm。1 000g 粒子中有 223g 粒子的粒径小于 25μm。

B. 1 000 个粒子中有 805 个粒子的粒径小于 25μm。1 000g 粒子中有 223g 粒子的粒径小于 25μm。

C. 1 000 个粒子中有 451 个粒子的粒径小于 25μm。1 000g 粒子中有 223g 粒子的粒径小于 25μm。

D. 1 000 个粒子中有 805 个粒子的粒径大于 25μm。1 000g 粒子中有 223g 粒子的粒径大于 25μm。

E. 1 000 个粒子中有 805 个粒子的粒径小于 25μm。1 000g 粒子中有 223g 粒子的粒径小于 25μm。

20. 关于粉体 flowability 的评价与测定方法的说法,下面那个是正确的(　　)

A. 休止角越大,流出速度越大,压缩度越小,流动性越好

B. 休止角越大,流出速度越小,压缩度越小,流动性越好

C. 休止角越小,流出速度越大,压缩度越大,流动性越好

D. 休止角越小,流出速度越小,压缩度越小,流动性越好

E. 休止角越小,流出速度越大,压缩度越小,流动性越好

21. 关于粉体的压缩特性,下列说法正确的是(　　)
   A. 粉体压力传递率越低,成形物内部的压力分布越均匀
   B. 物料为完全塑性物质时压缩过程与解除压力过程都在一条直线上变化
   C. 完成塑性变形所需次数越少,可认为该物质是以塑性变形为主
   D. 粉体压力传递率越低,片剂越不易裂片
   E. 压缩成形可以认为是范德华力、静电力、接触面积增大、表面自由能增加以及机械结合力与“固体桥”共同作用而成

【A2 型题】

22. 下列关于粒子径的说法错误的是(　　)
   A. 三轴径、定方向径、Heywood 径、体积等价径均属于几何学粒子径。
   B. 筛分径的表示方式是($-a+b$),即粒径小于 b,大于 a。
   C. 有效径又称 Stock's 径,粒径相当于在液相中具有相同沉降速度的球形颗粒的直径
   D. 采用透过法、吸附法测得比表面积后计算求得比表面积等价径,这种方法求得的粒径为平均径,不能求粒度分布。
   E. Feret 径(或 Green 径)表示定方向接线径,Martin 径表示定方向等分径,Krummbein 径表示定方向最大径
23. 关于粒子形态下列说法错误的是(　　)
   A. shape index 包括球形度和圆形度,球形度表示粒子接近球体的程度,圆形度表示粒子的投影面接近于圆的程度
   B. ϕ_v 越接近 π/6 形状越接近球体,越接近 1 形状越接近立方体
   C. ϕ_s 越接近 π 形状越接近球体,越接近 6 形状越接近立方体
   D. 粒子的比表面积形状系数越接近于 1,该粒子越接近于球体或立方体
   E. 应用形状指数与形状系数的目的是用数学方式定量地描述粒子的几何形状
24. 关于粒子 specific surface area 的说法错误的是(　　)
   A. 粒子的 specific surface area 的表示方法根据计算基准不同可分为体积比表面积和重量比表面积。
   B. 物料粉碎的越细,specific surface area 越大
   C. specific surface area 是表征粉体中粒子粗细的一种量度,但不反映固体的吸附能力
   D. 直接测定粉体 specific surface area 的常用方法有气体吸附法和气体透过法。
   E. specific surface area 可用于计算无孔粒子和高度分散粉末的平均粒径
25. 关于粉体的密度的说法错误的是(　　)
   A. 颗粒密度多采用水银置换法测定
   B. 若颗粒致密,无细孔和空洞,则 $\rho_t=\rho_g$
   C. 常用于测定真密度与颗粒密度的方法是用液体或气体将粉体置换的方法
   D. 填充粉体时,经一定规律振动或轻敲后测得的密度称振实密度 ρ_{bt}
   E. 几种密度的大小顺序在一般情况下为 $\rho_t>\rho_g>\rho_{bt}\geqslant\rho_b$

26. 下面那种方法不会改善粒子的流动性(　　)

A. 增大粒径　　B. 改善粒子形态　　C. 降低表面粗糙度

D. 增大含湿量　　E. 加入 glidants

27. 下列关于粉体的 lnoisture absorption 的说法错误的是(　　)

A. 只有水溶性药物有 CRH

B. 水不溶性药物的混合物的吸湿性具有加和性

C. 水溶性药物混合物的 CRH 遵循 Elder 假说,即 $CRH_{AB}=\frac{W_A \cdot CRH_A+W_B \cdot CRH_B}{W_A+W_B}$

D. 为了增加 pharmaceutical preparation 的稳定性,一般应选择 CRH 值大的物料作辅料

E. 应将生产及贮藏环境的相对湿度控制在药物的 CRH 值以下,以防止吸湿

28. 下列关于粉体的 wetting 的说法错误的是(　　)

A. 润湿性是固体界面由固-气界面变为液-液界面的现象

B. 接触角越小润湿性越好

C. 由于表面活性剂能显著降低界面张力,所以可以做润湿剂

D. 粉体的润湿性会影响片剂的崩解

E. 液滴在固体表面上所受的力达到平衡时符合 Yong 式:$\gamma_s=\gamma_{SL}+\gamma_L\cos\theta$

【配伍型题】

A. flowability　　B. porosity　　C. 比表面积

D. moisture absorption　　E. wetting

29. 休止角是评价粉体性质(　　)

30. 接触角是评价粉体性质(　　)

31. 临界相对湿度是评价粉体性质(　　)

二、是非题

1. 粉体学的研究对象是粒子集合体中的每一个粒子。(　　)
2. 粉末状制剂需要控制粒子的大小,是因为粒子大小与溶解度有关。(　　)
3. 显微镜法测定的粒子径是几何学径。(　　)
4. 影响物料流动性的因素有物料的表面状态、物料的溶解性能、物料粒子的形状、物料的粒径、物料的化学结构。(　　)
5. 表示物料流动性的方法有皱度系数、流出速度、休止角。(　　)
6. 水溶性药物迅速增加吸湿量时的相对湿度为临界相对湿度。(　　)
7. 水溶性药物混合后的临界相对湿度等于各药物临界相对湿度的乘积。(　　)
8. 分装散剂时,应控制车间的湿度高于分装物料的 CRH。(　　)
9. 在实验中可以选用溶剂法测混悬剂中的粒子的粒径。(　　)
10. 粉体的性质包括粒子大小与分布、空隙率、比表面积、流动性、吸湿性。(　　)
11. 粉体的性质不是指粒子集合体的性质,而是一个个粒子的性质。(　　)
12. 粉体的流动性与颗粒间的摩擦力和黏附力有关而与粒子的形状、大小无关。(　　)

13. 休止角越小,流动性越好。( )
14. 湿度在临界相对湿度 CRH 以上,药物吸湿度急剧增加。( )
15. 接触角越大,润湿性越好。( )
16. 比较同一物质粉体的各种密度,其顺序是:堆密度>粒子密度>真密度。( )

三、填空题

1. ＿(1)＿是研究粉体的基本性质及其应用的科学。
2. 通常将小于 100μm 的粒子叫"＿(2)＿",大于 100μm 的粒子叫"＿(3)＿"。
3. 粉体具有与液体相类似的＿(4)＿性;与气体相类似的＿(5)＿性;具有固体的＿(6)＿能力。
4. 几何学粒子径包括＿(7)＿、＿(8)＿、＿(9)＿、＿(10)＿。
5. Feret 径(或 Green 径)即＿(11)＿径,Martin 径即＿(12)＿径,Krummbein 径即＿(13)＿径;Heywood 径即＿(14)＿径,体积等价径也叫＿(15)＿径。
6. 当粒子通过粗筛网且被截留在细筛网时,粗细筛孔直径的＿(16)＿或＿(17)＿平均值称为筛分径,又称＿(18)＿径。
7. 根据＿(19)＿方程计算得有效径,因此又称＿(20)＿径。
8. 采用＿(21)＿法、＿(22)＿法测得比表面积后计算求得比表面积等价径。这种方法求得的粒径为平均径,不能求＿(23)＿。
9. ＿(24)＿分布与＿(25)＿分布是常用的粒度分布的表示方式。
10. 反映粒子形态的形状指数有＿(26)＿、＿(27)＿。
11. 反映粒子形态的形状系数有＿(28)＿、＿(29)＿、＿(30)＿。
12. 粒子的体积形状系数越接近 π/6,形态越接近＿(31)＿,越接近 1,形态越接近＿(32)＿。
13. 粒子的表面积形状系数越接近 π,形态越接近＿(33)＿,越接近 6,形态越接近＿(34)＿。
14. 某粒子的比表面积形状系数越接近于 6,该粒子越接近于＿(35)＿或＿(36)＿,常见粒子的比表面积形状系数在＿(37)＿范围内。
15. 比表面积是表征粉体中粒子粗细的一种量度,也是表示固体＿(38)＿能力的重要参数,包括＿(39)＿比表面积、＿(40)＿比表面积,直接测定粉体比表面积的常用方法有＿(41)＿法和＿(42)＿法。
16. 粉体的密度根据所指的体积不同分为＿(43)＿密度、＿(44)＿密度、＿(45)＿密度三种。几种密度的大小顺序在一般情况下为＿(46)＿≥＿(47)＿>＿(48)＿。
17. 将粉体装填于测量容器时不施加任何外力所测得密度为＿(49)＿密度,施加外力而使粉体处于最紧充填状态下所测得密度叫＿(50)＿密度。
18. 常用于评价粉体流动性的指标是＿(51)＿、＿(52)＿、＿(53)＿。
19. 休止角常用的测定方法有＿(54)＿法、＿(55)＿法、＿(56)＿法等,休止角越小,流动性越＿(57)＿,一般认为 $\theta \leq$ ＿(58)＿°时流动性好。
20. 压缩度在＿(59)＿%以下时流动性较好,压缩度增大时流动性＿(60)＿,当 C 值达到

＿（61）＿%～＿（62）＿%时粉体很难从容器中自动流出。

21. ＿（63）＿是指固体表面吸附水分的现象。p 表示空气中水蒸气分压，p_w 表示物料表面产生的水蒸气压。当 p 大于 p_w 时发生＿（64）＿；p 小于 p_w 时发生＿（65）＿；p 等于 p_w 时的水分称＿（66）＿水分。
22. CRH 是＿（67）＿药物的固有特征，是药物＿（68）＿大小的衡量指标。物料的 CRH 越小则越易＿（69）＿。
23. 根据 Elder 假说，水溶性药物混合物的 CRH 约等于各成分 CRH 的＿（70）＿，与各成分的量＿（71）＿关。
24. 水不溶性药物的混合物的吸湿性具有＿（72）＿性。
25. 润湿性是固体界面由＿（73）＿界面变为＿（74）＿界面的现象。固体的润湿性用接触角表示，接触角越小润湿性越＿（75）＿。
26. ＿（76）＿系指不同分子间产生的引力，＿（77）＿系指同分子间产生的引力，一般情况下，粒度越＿（78）＿的粉体越易发生黏附与凝聚。
27. 压力传递率是当压缩达到最高点时＿（79）＿力与＿（80）＿力之比。压力传递率越高，成形物内部的压力分布越＿（81）＿，最高是＿（82）＿%。

四、问答题

1. 为什么称粉体为“第四物态”？
2. 粒子径的测定方法有哪些？
3. 简述粉体流动性的影响因素与改善方法。
4. 简述产生黏附性与凝聚性的主要原因。

第十四章　流变学基础

一、选择题

【A1 型题】

1. 根据右图判断以下说法哪个是正确的(　　)
   A. A 曲线表示非牛顿流体
   B. B 曲线表示胀性流体
   C. C 曲线表示塑性流体
   D. D 曲线表示假塑性流体
   E. E 曲线表示触变形流体

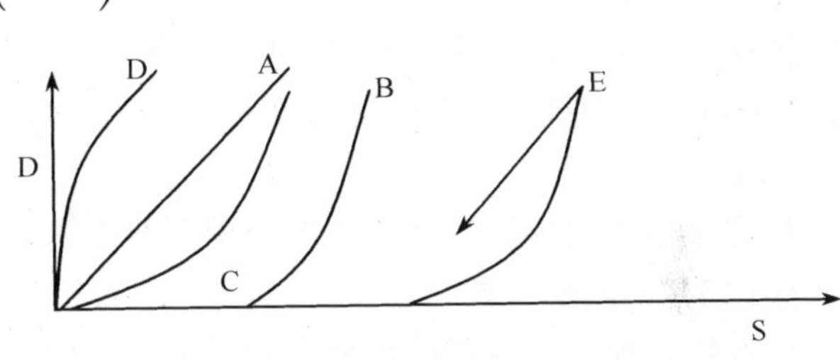

2. 关于流变学性质,下列哪种说法是正确的(　　)
   A. 胀性流体存在屈服值　　B. 假塑性流体具有切变稠化现象

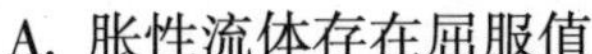

   C. 胀性流体具有切变稀化现象　　D. 一定温度下塑性流体黏度是一常数

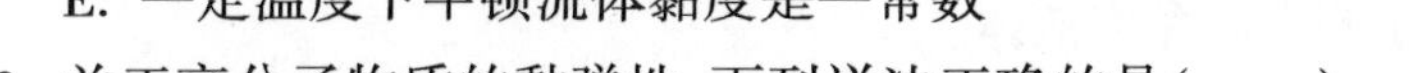

   E. 一定温度下牛顿流体黏度是一常数
3. 关于高分子物质的黏弹性,下列说法正确的是(　　)
   A. 把弹簧(弹性率 G)和缓冲器(黏性率 η)并联的模型称为 Maxwell 模型
   B. 把弹簧(弹性率 G)和缓冲器(黏性率 η)串联的模型称为 Voigitl 模型
   C. Maxwell 模型、Voigitl 模型、双重黏弹性模型都是用来表示物质的黏弹性的
   D. 对物质附加一定重量时,表现为一定的伸展性或形变,而且随时间变化,把这种现象称为黏弹性
   E. 以上说法均错

【A2 型题】

4. 关于流变学的基本概念下列说法错误的是(　　)
   A. 剪切应力与剪切速度是表征体系流变性质的两个基本参数
   B. 使各液层间产生相对运动的外力叫剪切力,在单位液层面积(A)上所需施加的这种力称为剪切应力
   C. 多数物质对外力表现为弹性和黏性双重特性,称为黏弹性物质
   D. 为了便于成型,在选择辅料时希望该辅料的塑性变形能力越强越好
   E. 剪切应力的单位为 $N \cdot m^{-2}$,以 S 表示。剪切速度的单位为 s^{-1},以 D 表示。
5. 在一定温度下下面哪种流体黏度不是常数(　　)
   A. 蓖麻油　　B. 氯仿　　C. 甘油
   D. 单糖浆　　E. 乙醇

6. 下面哪一种流体不遵循 $D=(S-S_0)/\eta$（　　）

A. 高浓度乳剂　　B. 混悬剂　　C. 涂剂

D. 单糖浆　　E. 1%CMC 水溶液

二、填空题

1. 流变学主要是研究物质的　(1)　和　(2)　的一门科学。
2. 对于外部应力而产生的固体的变形，当去除其应力时恢复原状的性质称为　(3)　。把这种可逆性变形称为　(4)　，而非可逆性变形称为　(5)　变形。
3. 使各液层间产生相对运动的外力叫　(6)　，在单位液层面积(A)上所需施加的这种力称为　(7)　，单位为　(8)　，以 S 表示。剪切速度的单位为　(9)　，以 D 表示。
4. 根据流动和变形形式不同，将物质分类为　(10)　流体和　(11)　流体。
5. 牛顿液体的剪切速度 D 与剪切应力 S 呈　(12)　关系，只要温度一定，　(13)　就一定。
6. 根据非牛顿流体的流动曲线的类型把非牛顿流动分为　(14)　流动、　(15)　流动和　(16)　流动三种。
7. 引起塑性流液体流动的最低剪切应力为　(17)　。
8. 随着 S 值的增大而黏度下降的流动称为　(18)　流动。
9. 　(19)　流体随着剪切应力的增大其黏性也随之增大。
10. 旋转黏度计有　(20)　型、　(21)　型和　(22)　型三种，　(23)　型主要用于测定低黏度液体，　(24)　型用于测定高黏度液体。

三、问答题

简述流体的分类。

第十五章　药物制剂的设计(自学)

一、选择题

【A1 型题】

1. 多数药物被设计成口服剂型,这主要是因为(　　)
   A. 工艺简单
   B. 给药虽然方便、安全,易被病患者接受的最常用给药途径之一,适合于各种类型的疾病和人群,尤其适合于慢性疾病患者
   C. 口服给药成本低
   D. 药效迅速、可靠
   E. 由市场因素决定
2. 对 pharmaceutical preparation 设计影响最大的药物理化性质是(　　)
   A. 色泽、熔点　B. 密度、黏度　C. 溶解度和稳定性
   D. 多晶型、流动性　E. 吸湿性、润湿性
3. 属于医药专业检索引擎的是(　　)
   A. yahoo　B. google　C. medical matrix
   D. sohu　E. infoseek
4. 当药物的溶解度小于(　　)时,则需采用此药物的可溶性盐进行制剂研究。
   A. 10mg/ml　B. 5mg/ml　C. 1mg/ml
   D. 0. 5mg/ml　E. 0. 1mg/ml
5. 测定药物油水分配系数时最常用的有机溶剂为(　　)
   A. 氯仿　B. *n*-辛醇　C. 乙酸乙酯
   D. 苯　E. 甲醇
6. (　　)是一种不需要建立数学模型的多因素动态调优的方法,方法易懂,计算简便
   A. 最小二乘法　B. 单纯形优化法　C. 拉式优化法
   D. 效应面优化法　E. 黄金分割法

【A2 型题】

7. 设计口服剂型时一般不要求(　　)
   A. 在胃肠道内吸收良好　B. 避免胃肠道的刺激作用　C. 克服首过效应
   D. 良好的外部特征　E. 起效迅速

8. 下列关于药物配伍研究的叙述中,错误的是( )
   A. 固体制剂处方配伍研究,通常将少量药物和辅料混合,放入小瓶中,密闭(可阻止水气进入)置于室温以及较高温度(如55℃),观察其物理性质的变化
   B. 固体制剂处方配伍研究,一般均应建立 pH-反应速度图,选择其最为稳定的 pH
   C. 对注射剂的配伍,一般是将药物置于含有重金属(同时含有或不含络合剂)或抗氧剂(在含氧或氮的环境中)等附加剂的条件下研究
   D. 对口服 liquid preparations,通常研究药物与乙醇、甘油、糖浆、防腐剂、表面活性剂和缓冲液等的配伍
   E. 对药物溶液和混悬液,应研究其在酸性、碱性、高氧环境以及加入络合剂和稳定剂时,不同温度下的稳定性
9. 不属于处方前研究工作的主要任务的是( )
   A. 获取新药的相关理化参数　　B. 测定其动力学特征
   C. 新药的临床评价　　D. 测定与处方有关的物理性质
   E. 测定新药物与普通辅料间的相互作用

【配伍型题】

A. 口服剂型　　B. 注射剂型　　C. 透皮给药剂型
D. 黏膜给药　　E. 直肠给药

10. 使用方便,可随时中断给药的是( )
11. 经胃肠道吸收,可起全身治疗作用的是( )
12. 一般起效较快,常用于临床急救的是( )

A. 药物的溶解度　　B. 药物的脂溶性　　C. 药物的分子量
D. 药物的颜色　　E. 药物的结构

13. 其值较小时,溶出为吸收的限速过程( )
14. 其值较小时,透过生物膜转运为吸收的限速过程 ( )
15. 油水分配系数主要反映( )

A. 多晶型　　B. 溶解度　　C. *pKa*
D. 油/水分配系数　　E. 药物的颜色

16. 可用于预测同系列化合物的吸收情况的是( )
17. 可采用 X 射线衍射法、红外分析法、热台显微镜法、差示扫描量热法及差热分析等研究的是( )

二、是非题

1. pharmaceutical preparation 设计的目的是便于药物上市后的销售。( )
2. 对注射给药的剂型设计要求有药物应有较好的稳定性、足够的溶解性、较好的安全性,应无菌、无热原不会引起溶血等,同时药物应有良好的味觉( )

3. pharmaceutical preparation 设计的主要内容有在处方前全面掌握药物的理化性质、药理学与 pharmacokinetics 特性,确定最佳的给药途径,选择适当的剂型,进行临床试验,进一步优化制剂的处方和工艺。(　　)
4. pharmaceutical preparation 设计的基本原则包括有效性、安全性、顺应性。(　　)

三、填空题

1. pharmaceutical preparation 的设计目的是根据__(1)__需要及药物的__(2)__,确定合适的__(3)__和__(4)__。
2. 制剂设计的基本原则:__(5)__、__(6)__、__(7)__、__(8)__、顺应性、降低成本、简化制备工艺。
3. 处方前工作的主要任务是:① 获取新药的相关__(9)__;② 测定其__(10)__特征;③ 测定与处方有关的__(11)__;④ 测定新药物与普通辅料间的__(12)__。
4. 溶解度最低限度为__(13)__mg/ml,溶解度小于此限度则需采用可溶性盐的形式。
5. __(14)__是分子亲脂特性的度量。
6. 测定油/水分配系数时,有很多有机溶剂可用,其中__(15)__用得最多。
7. 常用于 pharmaceutical preparation 处方优化的优化法为__(16)__优化法、__(17)__优化法、__(18)__优化法。
8. 常用于 pharmaceutical preparation 处方优化的实验设计为__(19)__设计、__(20)__设计、__(21)__设计、__(22)__设计。

四、问答题

1. 在申报新药的工作中有关的制剂研究主要内容包括哪些?
2. 处方前研究工作的主要内容是什么?有什么要求?
3. 简述制剂设计的基本原则。
4. 如何确定一个新药的给药途径和剂型?
5. 简述 pharmaceutical preparation 设计主要包括的内容。

第十六章　制剂新技术

一、选择题

【A1 型题】

1. 以下属于 solid dispersion 的是(　　)
   A. 散剂　　B. capsules　　C. 微丸
   D. 滴丸　　E. 贴片
2. 以下利用亲水胶体的盐析作用制备 microcapsules 的方法是(　　)
   A. 单凝聚法　　B. 复凝聚法　　C. 溶剂-非溶剂法
   D. 界面缩聚法　　E. spray drying
3. 用 β-环糊精包藏挥发油后制成的固体粉末为(　　)
   A. 固体分散体　　B. 包合物　　C. liposome
   D. microspheres　　E. 物理混合物
4. 包合物制备中,β-环糊精比 α-环糊精或 γ-环糊精更为常用的原因是(　　)
   A. 水中溶解度最大　　B. 水中溶解度最小　　C. 形成的空洞最大
   D. 分子量最小　　E. 包容性最大
5. 下列哪种材料制备的 solid dispersion 具有缓释作用(　　)
   A. PEG　　B. PVP　　C. EC
   D. 胆酸　　E. 泊洛沙姆 188
6. solid dispersion 存在的主要问题是(　　)
   A. 久贮不够稳定　　B. 药物高度分散
   C. 药物的难溶性得不到改善　　D. 不能提高药物的生物利用度
   E. 刺激性增大
7. β-环糊精结构中的葡萄糖分子数是(　　)
   A. 5 个　　B. 6 个　　C. 7 个
   D. 8 个　　E. 9 个
8. 制备固体分散体,若药物溶解于熔融的载体中呈分子状态分散者则为(　　)
   A. eutectic mixture　　B. solid solution　　C. 玻璃溶液
   D. 共沉淀物　　E. 无定形物
9. 单凝聚法制备微囊时,加入硫酸钠水溶液的作用是(　　)
   A. 凝聚剂　　B. 稳定剂　　C. 阻滞剂
   D. 增塑剂　　E. 友联剂

10. 以下有关微囊的叙述,正确的是(　　)
A. 制备胶囊的过程称微型包囊技术
B. 微囊由囊材和凝聚剂构成
C. 囊心物指被囊材包裹的药物和附加剂
D. 囊材是指用于包裹凝聚剂的材料
E. 微囊能制成速释剂型

11. phase separation 制备微囊时,要求(　　)
A. 在液相中进行
B. 在固相中进行
C 在气相中进行
D. 在液相和气相中进行
E. 都可以

12. simple coacervation 制备明胶微囊时,降低温度的目的主要是(　　)
A. 凝聚
B. 囊心物的分散
C. 胶凝
D. 粘连
E. 固化

13. 以明胶为囊材用单凝聚法制备微囊时,常用的固化剂是(　　)
A. formaldehyde
B. 硫酸钠
C. alcohol
D. acetone
E. 氧化钠

14. 固体分散体中药物溶出速度的比较(　　)
A. 微晶态>无定形>分子态
B. 无定形>微晶态>分子态
C. 分子态>微晶态>无定形
D. 微晶态>分子态>无定形
E. 分子态>无定形>微晶态

15. 通常(　　)用于评价微囊制备工艺
A. 载药量
B. 包封率
C. 包封产率
D. 药物含量
E. 释药速率

16. liposome 的结构与 micelles 的区别在于(　　)
A. 所用材料不同
B. 结构大小不同
C. 脂质体为双分子层结构,胶束为单分子层结构
D. 脂质体为球形结构,胶束为板层结构
E. 脂质体为柱结构,胶束为多分子层结构

17. 以下可用于微囊囊材的天然高分子材料主要是(　　)
A. CMC-Na
B. MC
C. 二甲基亚砜
D. 蛋白质类和植物胶类
E. PLA

18. 以下可生物降解的合成高分子材料是(　　)
A. PVA
B. PLA
C. 聚酰胺
D. gelatin
E. MC

19. 单凝聚法制备微囊时,加入丙酮的作用是(　　)
A. 助悬剂
B. 阻滞剂
C. plasticizer
D. 稀释剂
E. 凝聚剂

20. B 型明胶的 isoelectric point 为(　　)
A. 7~9
B. 5~7.4
C. 3.8~6.0
D. 3.8~9
E. 4.7~5.0

21. 包合的方法包括(　　)
   A. 研磨法、冷冻干燥法
   B. 饱和水溶液法
   C. 饱和水溶液法、冷冻干燥法
   D. 饱和水溶液法、研磨法、冷冻干燥法、喷雾干燥法
   E. 喷雾干燥法、冷冻干燥法
22. 环糊精包合物在 pharmaceutics 中常用于(　　)
   A. 制备 targeting drug system　　B. 避免药物在胃肠道的破坏
   C. 提高透皮吸收效率　　D. 提高药物 solubility
   E. 避免药物的首过效应
23. 下列各物质属于天然囊材料的是(　　)
   A. EC　　B. CAP　　C. PLA
   D. HPMC　　E. 海藻酸盐
24. 下列各物质属于生物可降解的合成的囊材料是(　　)
   A. 聚酰铵　　B. 硅橡胶　　C. Eudragit L
   D. 聚碳酯　　E. PVA
25. 下列关于 simple coacervation 的正确表述(　　)
   A. 单凝聚法是相分离法常用的一种方法
   B. 单凝聚法中调节明胶 pH 至等电点以下即可使明胶产生胶凝而成囊。
   C. 在单凝聚法中加入硫酸钠主要降低明胶的溶解度
   D. 在沉降囊中调节 pH 到 8~9,加入 37% 甲醛溶液于 15℃ 以下使囊固化
   E. 影响成囊因素除凝聚系统外还与明胶溶液浓度及温度有关。
26. 下列关于凝聚剂的正确表述(　　)
   A. 在单凝聚法中凝聚剂一定是强电解质
   B. 以电解质作凝聚剂对胶凝起主要作用的是阴离子
   C. NaCl 的促胶凝作用大于 Na_2SO_4
   D. A、B、C 均正确
   E. 只有 C 是正确的
27. 采用熔融法制备固体分散体的关键步骤是(　　)
   A. 药物与敷料的混匀　　B. 加热温度　　C. 冷却速度
   D. 敷料的选择　　E. 干燥
28. 下面关于包合材料说法正确的是(　　)
   A. 胆酸、核酸由于为酸性物质,所以不能作为包合材料
   B. α-CYD 是由 6 个 *D*-甘露糖分子以糖苷键连接的环状低聚糖化合物
   C. CYD 对碱不太稳定,易发生酸解而破坏圆筒型结构
   D. 在 α、β、γ 三种 CYD 中 γ-CYD 在水中的溶解度最小
   E. β-CYD 可作为碳水化合物被人体吸收

29. cholesterol 在脂质体中常用于(　　)
A. 增加膜的稳定性　B. 调节膜的流动性　C. 改变膜的电性
D. 改变脂质体的靶向性　E. 降低成本
30. 下面关于包合作用说法正确的是(　　)
A. 包合过程是一个化学过程,反应快慢取决于材料与药物之间的活化能
B. 包合作用将主分子包在客分子的空穴中形成分子囊
C. 环糊精主分子和药物客分子的立体结构和两者的极性决定包合物能否形成及其是否稳定
D. 只有药物在水中溶解度大于 10g/L,才能进行包合
E. 以上说法均错
31. 关于 nanoemulsions,下列说法正确的是(　　)
A. nanoemulsions 是粒径为 100~500nm 的乳滴分散在另一种液体中形成的分散系统
B. nanoemulsions 虽可热压灭菌,但加热时间太长或数次加热,也会分层
C. nanoemulsions 的处方中必须有助乳化剂
D. 全氟碳乳剂系 O/W 型 nanoemulsions
E. 所需乳化剂的量与普通乳剂所需量相近,只是该乳化剂的乳化能力极强
32. 在环孢菌素纳米乳浓液中加入 1,2-丙二醇的作用是(　　)
A. consolvent　B. humectant　C. solvent
D. 助溶剂　E. 助乳化剂
33. 影响 subnanoemu lsions 形成的因素主要有(　　)
A. 制备方法　B. 制备机械　C. 稳定剂与混合乳化剂
D. 制备温度　E. 搅拌速度
34. 静注亚纳米乳最常用的等张调节剂是(　　)
A. NaCl　B. 葡萄糖　C. glycerin
D. 卵磷脂　E. 普朗尼克
35. 下列微囊制备方法属于物理化学法的是(　　)
A. spray drying　B. in-liquid drying　C. 多孔离心法
D. 界面缩聚法　E. 乳化聚合法
36. 在单凝聚法中常选用甲醛做固化剂,其固化反应的 pH 要求为(　　)
A. 3~5　B. 6~7　C. 7~8
D. 8~9　E. 9~10
37. 在单凝聚法中可用(　　)在中性环境中使明胶固化
A. acetone　B. 甲醛　C. 丙二醛
D. glutaralfehyde　E. 丁酮

【A2 型题】

38. 下列不能作为固体分散体载体的是(　　)
A. PEG 类　B. MCC　C. PVP

D. 甘露醇　　E. 泊洛沙姆

39. 下列不是固体分散体技术方法的是(　　)

A. 凝聚法　　B. 溶剂-熔融法　　C. 溶剂法,溶剂-喷雾法

D. 熔融法　　E. 研磨法

40. 下面关于环糊精衍生物说法错误的是(　　)

A. 常用的水溶性环糊精衍生物是葡萄糖衍生物、羟丙基衍生物及甲基衍生物

B. 葡糖基-β-CYD 可作为注射用的包合材料

C. DM-β-CYD 的刺激性较小 ,能用于注射与黏膜给药

D. 疏水性环糊精衍生物常用做水溶性药物的包合材料,以降低水溶性药物的溶解度,使具有缓释性

E. β-CYD 分子中羟基的 H 被乙基取代的程度愈高,产物在水中的溶解度愈低

41. 下列因素不影响脂质体包封率的因素是(　　)

A. 膜材投料比　　B. 药物的 solubility　　C. 脂质体的电荷

D. 制备温度　　E. 制备容器

42. 用于评价脂质体不稳定的主要指标是(　　)

A. 粒径的分布　　B. 包封率　　C. 磷脂的氧化

D. 渗漏率　　E. 含量

43. 下面关于 niosomes 的说法不正确的是(　　)

A. 用非离子表面活性剂制备的单层泡囊　　B. 稳定性比脂质体高

C. 制法与脂质体相似　　D. 靶向性比脂质体更突出

E. 可以提高药效,降低毒性

44. 下列有关 CYD 的叙述,错误的是(　　)

A. 由环糊精葡萄糖转位酶作用于淀粉后形成的产物

B. 是水溶性、还原性白色结晶性粉末

C. 是由 6~10 个葡萄糖分子结合而成的环状低聚糖化合物

D. 结构为中空圆筒

E. 其中以 β-环糊精溶解度最小

45. 下列关于 microcapsules 的叙述,错误的是(　　)

A. 药物制成微囊可具有肝或肺的靶向性　　B. 通过制备微囊可使液体药物固体化

C. 微囊可减少药物的配伍禁忌　　D. 微囊化后药物结构发生改变

E. 微囊化可提高药物的稳定性

46. 下列关于药物微囊化的特点的叙述,错误的是(　　)

A. 缓释或控释药物　　B. 防止药物在胃内失活或减少对胃的刺激性

C. 使药物浓集于靶区　　D. 掩盖药物的不良气味及味道

E. 提高药物的释放速率

47. 下列关于 inclusion compound 的叙述,错误的是(　　)

A. 一种分子被包嵌于另一种分子的空穴中形成包合物

B. 包合过程属于化学过程

C. 客分子必须与主分子的空穴形状和大小相适应
D. 主分子具有较大的空穴结构
E. 包合物为客分子被包嵌于主分子的空穴中形成的分子囊

48. 以下关于 solid dispersion 的叙述,错误的是(　　)
A. 药物与乙基纤维素为载体形成固体分散体可使药物的溶出加快
B. 乙基纤维素作为载体,可使水溶性药物的溶出减慢
C. 有些载体具有抑晶性,药物在其中以无定形状态分散,形成共沉淀物
D. 使用疏水性载体制备固体分散体可使药物具有缓释作用
E. PEG 类可作为固体分散体的载体

49. 以下有关 solid dispersion 的叙述,错误的是(　　)
A. 固体分散体存在老化的缺点　B. 共沉淀物中药物以稳定型晶型存在
C. 固态溶液中药物以分子状态分散　D. 固体分散体可促进药物的溶出
E. 简单低共熔混合物中药物以微晶型存在

50. 下列关于固体分散体的叙述哪一项是错误的(　　)
A. 药物在固态溶液中是以分子状态分散的
B. 固体分散体可用溶剂法制得
C. 药物在简单低共熔混合物中仅以较细微的晶体形式分散于载体中
D. 固体分散体存在着某些缺点,例如储存过程中老化、溶出速度变慢等
E. 固体分散体只能促进药物溶出

51. 不属于固体脂质纳米球常用制备方法的是(　　)
A. 熔融-匀化法　B. 冷却-匀化法　C. 纳米乳法
D. A、B、C 均可　E. 喷雾干燥法

52. 以下不是药物微囊化后特点的是(　　)
A. sustained release or controued release　B. 使药物浓集于靶区
C. 提高药物的释药速率　D. 掩盖药物的不良气味
E. 防止药物在胃内失活或减少对胃的刺激

53. 对囊材要求错误的是(　　)
A. 有一定的强度及可塑性　B. 有适宜的黏度、渗透性、溶解性
C. 性质稳定、有适宜的释药速度　D. 无毒、无刺激,能与主药配伍
E. 能与主药缩合

54. 以下不是微囊制备方法的是:(　　)
A. 注入法　B. 凝聚法
C. in-liquid drying　D. interface polycondensation
E. 改变温度法

55. 下列关于 complex coacervation 的不正确表述(　　)
A. 利用两种具有相反电荷的明胶与阿拉伯胶作囊材
B. 调节明胶溶液的 pH 至等电点以下,使其带有正电荷
C. 明胶溶液的浓度越高,胶凝效果越好

D. 微囊的交联固化温度应在 10℃以下

E. 难溶性药物成囊过程中应加入润湿剂

56. 从下列叙述中选出不正确的(　　)

A. 熔融法是制备固体分散体的方法之一,即将药物与载体的熔融物在搅拌情况下慢慢冷却

B. 共沉淀物是由固体药物与载体两者以恰当比例而形成的非结晶性无定型物

C. 固体分散体的类型有简单低共融混合物、固态溶液、共沉淀物

D. 常用固体分散技术有熔融法、溶剂法、溶剂一熔融法、研磨法等

E. 固体药物在载体中以分子状态分散时,称为 solid sdution,此种情况药物的溶出最快

57. 以下不是脂质体特点的是(　　)

A. 淋巴定向性　　B. 降低药物毒性　　C. 提高药物稳定性

D. 细胞非亲和性　　E. sustained release

58. 以下不是脂质体的制备方法的是(　　)

A. freezedrying　　B. 注入法　　C. 薄膜分散法

D. 复凝聚法　　E. 逆相蒸发法

59. 下列不属于水溶性固体分散体载体材料的是(　　)

A. PEG　　B. PEO　　C. CP

D. Eudragit E　　E. HPC

60. 下列关于固体分散体类型的说法错误的是(　　)

A. 固体分散体主要有 3 种类型:简单低共熔混合物、固态溶液、共沉淀物

B. 固体分散体的类型由药物自身的理化性质决定

C. 在同一固体分散体中可能存在多种固体分散体类型

D. 通常以水溶性载体制备的固态溶液型固体分散体释药最快

E. 可以采用 X 射线衍射法、热分析法进行固体分散体的物相鉴定

61. 下面不是 solid dispersion 优点的是(　　)

A. 可以调节药物的释药速率　　B. 适合大剂量药物

C. 可以在胃肠道定位释药　　D. 可用于制备缓释或控释制剂

E. 可以明显提高制剂的生物利用度

62. 下面不是包合作用特点的是(　　)

A. 溶解度增大,稳定性增加　　B. 液体药物固体化　　C. 掩盖不良气味

D. 被动靶向　　E. 调节释药速率

63. 下面不属于常用的助乳化剂的是(　　)

A. 正丁醇　　B. ethylent glycol　　C. ethanol

D. SDS　　E. propylene glycol

64. 不属于微囊目的的是(　　)

A. targeting　　B. 包囊活细胞　　C. 增加药物溶解度

D. 增加药物稳定性　　E. 减少药物的配伍变化

65. 下面关于微囊囊材的叙述中错误的是(　　)
   A. 采用海藻酸盐做囊材时可选用氯化钙做固化剂　B. 壳聚糖具有生物降解性
   C. EC 不适合强碱性药物　D. CAP 可做肠溶衣衣材
   E. HPMC 有表面活性
66. 不属于纳米囊与纳米球制备方法的是(　　)
   A. 单凝聚法　B. 乳化聚合法　C. 天然高分子凝聚法
   D. 液中干燥法　E. self-emulsifying method

【配伍型题】

在单凝聚法中
   A. 明胶溶液的浓度　B. 凝聚剂　C. 10%醋酸溶液
   D. 20% NaOH 溶液　E. 37%甲醛溶液
67. 固化剂(　　)
68. 调节 pH 3.5~3.8(　　)
69. 3%~5%(　　)
70. Na_2SO_4 的水溶夜(　　)
71. 调 pH 8~9(　　)

   A. 疏水性药物　B. 包合作用　C. 包合摩尔比
   D. 疏水性环糊精衍生物　E. β-环糊精羟丙基衍生物
72. 容易被包合(　　)
73. 1∶1(　　)
74. 作缓释包合材料(　　)
75. 具有竞争性(　　)
76. 水溶性显著提高(　　)

   A. 提高药物的润湿性　B. 脂质类载体　C. 较强的抑晶作用
   D. 网状骨架结构　E. 可与药物形成固态溶液
77. PVP(　　)
78. 水溶性载体(　　)
79. 缓释载体材料(　　)
80. PEG(　　)
81. 降低药物分子的扩散速度(　　)

   A. 研磨法　B. 聚合法　C. 注入法
   D. complex coacervation　E. 重结晶法
82. 固体分散体制作最适宜的方法是(　　)
83. 微型胶囊制作最适宜的方法是(　　)

84. 脂质体制作最适宜的方法是(　　)
85. 纳米囊制作最适宜的方法是(　　)

A. soft capsules　　B. liposomes　　C. 微丸
D. microspheres　　E. 滴丸

86. 将药物包封于类脂双分子层内形成的微型囊泡的是(　　)
87. 可用固体分散技术制备,具有疗效迅速、生物利用度高等特点的是(　　)
88. 常用包衣材料包衣控制药物的释放速度的是(　　)
89. 用高分子材料制成,粒径在 1~250μm,属被动靶向给药系统的是(　　)

A. 纳米粒　　B. 前体药物　　C. 微球
D. 物理化学靶向制剂　　E. 磷脂和胆固醇

90. 在体内使活性的母体药物再生而发挥其治疗作用的是(　　)
91. 为提高脂质体的靶向性而加以修饰的 pH 敏感脂质体是(　　)
92. 药物溶解或分散在辅料中形成的微小球状实体是(　　)
93. 高分子物质组成的基质骨架型固体胶体粒子是(　　)

A. 熔融法　　B. simple coacervation　　C. 饱和水溶液法
D. 液中干燥法　　E. 逆相蒸发法

94. 环糊精包合物制备可采用(　　)
95. 纳米囊制备可采用(　　)
96. 脂质体制备可采用(　　)
97. 微型胶囊制备可采用(　　)

A. 凝聚法　　B. 滴制法　　C. 共沉淀法
D. 胶束聚合法　　E. 薄膜分散法

98. 固分散体制备等采用的是(　　)
99. 脂质体制备等采用的是(　　)
100. 纳米粒制备等采用的是(　　)

以下制备微囊的方法

A. 单凝聚法　　B. 复凝聚法　　C. 乳化-溶剂挥发法
D. 喷雾干燥法　　E. interface polycodensation

101. 以电解质或强亲水性非电解质为凝聚剂(　　)
102. 利用两种具有相反电荷的高分子做囊材(　　)
103. 属于物理机械法制备微囊(　　)
104. 属于化学法制备微囊(　　)
105. 包括溶剂萃取过程和溶剂蒸发过程的是(　　)

A. gelatin　B. CYP　C. PEG
D. cocoa butter　E. starch

106. 微囊的囊材是(　　)
107. 包合材料是(　　)
108. 固体分散体材料是(　　)

A. 盐析固化法　B. 熔融法　C. simple coacervation
D. 饱和水溶液法　E. reverse-phase evaporation method

109. 制备微囊的方法(　　)
110. 制备固体分散体的方法(　　)
111. 制备环糊精包合物的方法(　　)

A. β-环糊精　B. α-环糊精　C. 5 个以上
D. β-环糊精羟丙基衍生物　E. 疏水性药物

112. 内径最小的包合材料是(　　)
113. 最适宜制备包合物的药物是(　　)
114. 溶解度显著提高的包合材料是(　　)
115. 溶解度最小的包合材料是(　　)

A. 饱和水溶液法　B. 共沉淀法　C. 溶剂-非溶剂法
D. 滴制法　E. reverse-phast evaporation method

116. 制备固体分散体的方法(　　)
117. 制备微型胶囊的方法(　　)

二、是非题

1. 脂质体可增加药物的溶出速率。(　　)
2. 在药剂中,环糊精包合物常用于提高药物溶解度。(　　)
3. 微囊中药物的释放机制是扩散、崩解、降解。(　　)
4. 改善药物的流动性和可压性是药物微囊化的优点之一。(　　)
5. 乙基纤维素类属于水溶性固体分散体载体的。(　　)
6. 复凝聚法属于物理化学法制备微囊的方法。(　　)
7. 药物在固体分散载体中的分散状态有缔合体、胶态微晶、凝胶态。(　　)
8. HPMC 属于天然微囊囊材物质。(　　)
9. 单凝聚法是相分离法常用的一种方法。(　　)
10. 在单凝聚法中加入硫酸钠主要是增加溶液的离子强度。(　　)
11. 成囊的影响因素除凝聚系统外还与明胶溶液浓度及温度有关。(　　)
12. 单凝聚法中调节 pH 至明胶等电点即可成囊。(　　)
13. 在沉降囊中调节 pH 到 8~9,加入 37% 甲醛溶液于 15℃以下使微囊固化。(　　)

14. 微囊的囊心物可包括阻滞剂、稀释剂、药物。( )
15. CMC-Na 属于半合成高分子囊材。( )
16. 复凝聚法常用的囊材有阿拉伯胶和明胶、海藻酸盐与壳聚糖等。( )
17. 囊材要求无毒、无刺激性,不影响药物的含量测定。( )
18. 介质的 pH、制备工艺条件会影响微囊中药物的释放。( )
19. PEG 6000 在 pharmaceutics 中可用作固体分散体载体。( )
20. 改变温度法、多孔离心法属于化学法制备微囊的方法。( )
21. 固体分散体中,载体材料对药物溶出的促进作用包括:载体材料对药物有抑晶性、水溶性载体材料提高药物的可润湿性、保证了药物的高度分散性。( )
22. 制备包合物的方法有饱和水溶液法、喷雾干燥法、冷冻干燥法、研磨法、凝聚法。( )
23. 环糊精包合物在 pharmaceutics 上可增加药物的稳定性。( )
24. 固体分散体的类型包括物理混合物、低共熔混合物、共沉淀物、络合物。( )
25. 微囊的质量评价项目包括载药量和包封率、崩解时限、囊形与粒径、药物含量、药物释放速率。( )
26. 当溶液的 pH 在明胶的等电点以上时,明胶带正电荷数达最高值。( )
27. β-环糊精分子具有环状中空圆筒状结构,圆筒内亲水,圆筒外疏水。( )
28. 熔融法制备固体分散体的关键是骤冷。
29. 薄荷油制成微囊,既可防止挥发损失,又使其从液态变成固态,便于应用。( )
30. 薄荷油 β-环糊精包合物中,薄荷油为主分子。( )

三、填空题

1. 微囊释药的机制为 (1) 、 (2) 、 (3) 。
2. (4) 是将难溶性药物高度分散在另一种固体载体中的新技术。
3. 难溶性药物通常是以 (5) 、 (6) 、 (7) 或 (8) 状态分散在另一种 (9) 溶性或 (10) 溶性或 (11) 溶性材料中呈固体分散体。
4. 作为水溶性载体材料,最常用的聚乙二醇类是 PEG (12) 和 (13) 。
5. 固体分散体主要有 (14) 、 (15) 、 (16) 3 种类型。
6. 药物固体分散体的常用制备方法有 (17) 、 (18) 、溶剂-喷雾(冷冻)干燥法、 (19) 、 (20) 、双螺旋挤压法等 6 种。
7. 熔融法的关键是 (21) ,本法简便、经济,适用于对 (22) 稳定的药物,多用熔点低、不溶于有机溶剂的载体材料,如 (23) 类、 (24) 、 (25) 类等。
8. 溶剂法亦称 (26) 法,适用于对 (27) 不稳定或 (28) 性药物。可选用能溶于水或多种有机溶剂、熔点高、对热不稳定的载体材料,如 (29) 类、 (30) 、甘露糖、胆酸类等。
9. 溶剂-熔融法适用于剂量小于 (31) mg 的 (32) 药物。
10. 储存时固体分散体的硬度变大、析出晶体或结晶粗化,从而降低药物的生物利用度的现象称为 (33) 。
11. 固体分散体的老化与 (34) 、 (35) 及 (36) 的性质有关。

12. ___(37)___系指一种分子被包藏于另一种分子的空穴结构内，形成包合物的技术，这种包合物是由___(38)___和___(39)___两种组分组成。包合过程是一个___(40)___过程。
13. 包合物根据主分子的构成可分为___(41)___分子包合物、___(42)___分子包合物和___(43)___分子包合物；根据主分子形成空穴的几何形状又分为___(44)___包合物、___(45)___包合物和___(46)___包合物。
14. 常见环糊精有___(47)___、___(48)___、___(49)___三种，分别由___(50)___、___(51)___、___(52)___3 个 D-葡萄糖分子以 1,4-糖苷键连接而成的环状低聚糖化合物。三种 CYD 中以___(53)___-CYD 最为常用。
15. 常用的水溶性环糊精衍生物是___(54)___衍生物、___(55)___衍生物及___(56)___衍生物等。其中___(57)___衍生物可作为注射用的包合材料。
16. 疏水性环糊精衍生物常用做___(58)___溶性药物的包合材料，以降低___(59)___溶性药物的___(60)___，使具有缓释性。
17. 包合物的制备方法除___(61)___法、___(62)___法、___(63)___法、喷雾干燥法外，还有超声法等。
18. ___(64)___是粒径为 10~100nm 的乳滴分散在另一种液体中形成的胶体分散系统，通常属___(65)___稳定系统。___(66)___粒径在 100~500nm 之间。
19. 纳米乳的形成条件是：需要大量___(67)___剂；需要加入___(68)___剂。
20. 几乎所有静注的亚纳米乳都应加入___(69)___剂，其中甘油最为常用。
21. 壳聚糖具有优良的___(70)___性和___(71)___性，在体内可溶胀成水凝胶。
22. 生物不降解、且不受 pH 影响的囊材有___(72)___、___(73)___。生物不降解、但在一定 pH 条件下可溶解的囊材有___(74)___、___(75)___等。生物可降解的材料有___(76)___、___(77)___、___(78)___、丙交酯乙交酯共聚物、聚乳酸-聚乙二醇嵌断共聚物、ε-己内酯与丙交酯嵌段共聚物等。
23. 微囊的制备方法可归纳为___(79)___法、___(80)___法和___(81)___法三大类。
24. 物理化学法又称___(82)___法。其微囊化步骤大体可分为___(83)___、囊材的加入、___(84)___和___(85)___4 步。相分离法分为___(86)___法、___(87)___法、溶剂-非溶剂和___(88)___法。
25. 单凝聚法中常用___(89)___作交联剂，通过___(90)___反应使明胶分子互相交联而固化。其反应式为 $R-NH_2+$___(91)___$+NH_2-R' \longrightarrow$___(92)___$+H_2O$ 若药物在碱性环境中不稳定，可改用___(93)___，发生___(94)___反应。
26. 用电解质作凝聚剂时，___(95)___离子对胶凝起主要作用。
27. 单凝聚法中常加入增塑剂，如___(96)___、___(97)___、___(98)___或___(99)___等。
28. 制备微囊的液中干燥法的干燥工艺包括两个基本过程：___(100)___过程和___(101)___过程。按操作可分为___(102)___法、___(103)___法和___(104)___法。
29. 制备微囊的物理机械法包括___(105)___法、___(106)___法、___(107)___法、多孔离心法、___(108)___法。
30. 制备微囊的化学法包括___(109)___法、___(110)___法。
31. 可采用___(111)___法、___(112)___法准备明胶微球。

32. 白蛋白微球可用＿(113)＿法或＿(114)＿法制备。
33. 影响微囊、微球粒径的因素有：＿(115)＿、＿(116)＿、制备温度、＿(117)＿、＿(118)＿、＿(119)＿、囊材相的黏度。
34. 纳米粒可分为＿(120)＿型的纳米球和＿(121)＿型的纳米囊。
35. ＿(122)＿系指以生物相容的高熔点脂质为骨架材料制成的纳米球。既具有聚合物纳米球特点，又兼有＿(123)＿毒性低、易于大规模生产的优点。
36. ＿(124)＿是一种类似生物膜结构的双分子层微小囊泡。
37. 脂质体根据其结构和所包含的双层磷脂膜层数，可分为＿(125)＿脂质体和＿(126)＿脂质体。
38. 脂质体的结构与由表面活性剂构成的胶束不同，后者是由＿(127)＿分子层所组成，而脂质体由＿(128)＿分子层所组成。
39. 脂质体的主要理化性质有＿(129)＿、＿(130)＿。
40. 脂质体的膜材主要由＿(131)＿与＿(132)＿构成，其中＿(133)＿具有调节膜＿(134)＿的作用，故可称为脂质体"流动性缓冲剂"。
41. 脂质体的制备方法有＿(135)＿法、＿(136)＿法、冷冻干燥法、＿(137)＿法、＿(138)＿法。
42. 目前已报道的脂质体的修饰方法除＿(139)＿、＿(140)＿、糖基脂质体、＿(141)＿、＿(142)＿外还有磁性脂质体、声波敏感脂质体等。
43. 磷脂的氧化分3个阶段：＿(143)＿；＿(144)＿；乙醛的形成及键断裂。＿(145)＿是检测双键偶合的指标。
44. ＿(146)＿系指用非离子型表面活性剂为囊材制成的单层囊泡，其特点是＿(147)＿高于脂质体，可克服脂质体因＿(148)＿氧化而带来的毒性。

四、问答题

1. 简述固体分散体的速释与缓释原理。
2. 简述包合作用的影响因素。
3. 简述纳米乳中助乳化剂的作用。
4. 以明胶为例，简述单凝聚法的原理。
5. 以明胶、阿拉伯胶为例，简述复凝聚法的原理。
6. 简述影响药物释放速率的因素。
7. 简述脂质体的特点。
8. 简述影响脂质体中药物包封率的因素。

第十七章　缓释、控释制剂

一、选择题

【A1 型题】

1. 以下可用于制备亲水凝胶骨架片的材料是(　　)
   A. 海藻酸钠　B. 聚氯乙烯　C. 脂肪酸
   D. 硅橡胶　E. bees wax
2. 可作为渗透泵制剂中渗透促进剂的是(　　)
   A. 氢化植物油　B. 脂肪　C. 淀粉浆
   D. 乳糖、果糖等的混合物　E. 邻苯二甲酸醋酸纤维素
3. 可作为溶蚀性骨架片骨架材料的是(　　)
   A. 硬脂酸　B. 聚丙烯　C. 聚硅氧烷
   D. 聚乙烯　E. EC
4. 最适合制备缓(控)释制剂的药物半衰期为(　　)
   A. 15h　B. 24h　C. 48h
   D. <1h　E. 2~8h
5. 可作为不溶性骨架片的骨架材料是(　　)
   A. PVA　B. 壳多糖　C. 果胶
   D. 海藻酸钠　E. 聚氯乙烯
6. 渗透泵型片剂控释的基本原理是(　　)
   A. 减小溶出
   B. 减慢扩散
   C. 片外渗透压大于片内,将片内药物压出
   D. 片剂膜内渗压大于片剂膜外,将药物从细孔压出
   E. 片剂外面包控释膜,使药物恒速释出
7. 若药物在胃、小肠吸收,在大肠也有一定吸收,可考虑制成多少时间服一次的缓控释制剂(　　)
   A. 8h　B. 6h　C. 24h
   D. 48h　E. 36h
8. 测定缓释制剂释放度时,至少应测定几个取样点(　　)
   A. 1 个　B. 2 个　C. 3 个
   D. 4 个　E. 5 个
9. 对缓释、控释制剂叙述正确的是(　　)
   A. 缓释制剂可克服普通制剂给药产生的峰谷现象,提供零级释药

B. 所有药物都可以采用适当的手段制分成缓(控)释制剂
C. 用脂肪、蜡类等物质可制成不溶性骨架片
D. 生物半衰期很短的药物(小于 2h),为了减少给药次数,最好作成缓(控)释制剂
E. 青霉素普鲁卡因的疗效比青霉素钾的疗效显著延长,是由于青霉素普鲁卡因的溶解度比青霉素钾的溶解度小

10. 设计缓(控)释制剂时对药物 solubility 要求一般是( )
A. 无要求 B. 大于 0. 01mg/ml C. 大于 0. 1mg/ml
D. 大于 1. 0mg/ml E. 大于 10mg/ml

11. 控释小丸或膜控释片剂的包衣液中加入 PEG 的目的是( )
A. 致孔剂 B. suspending agent C. plasticizer
D. 成膜剂 E. 乳化剂

12. 靶向制剂应具备的要求是( )
A. 定位、浓集、无毒、可生物降解 B. 浓集、控释、无毒、可生物解降
C. 定位浓集、控释及无毒可生物降解等三个要素 D. 定位、控释、可生物降解
E. 定位、浓集、控释、可生物降解

13. 被动靶向制剂的载药微粒是被( )
A. 血液系统中的白细胞吞噬摄取 B. 血液系统中的淋巴细胞吞噬摄取
C. 血液系统中的嗜酸粒细胞吞噬摄取 D. 血液系统中的血小板吞噬摄取
E. 单核吞噬细胞系统的巨噬细胞吞噬摄取

14. 以下为主动靶向制剂的是( )
A. 前体靶向药物 B. 动脉栓塞 C. 微型胶囊
D. solid dispersion E. 环糊精包合物

15. 以下属于主动靶向给药系统的是( )
A. 磁性微球 B. emul sions C. 药物-单克隆抗体结合物
D. 栓塞微球 E. pH 敏感脂质体

16. 以下关于判断微粒是否为 liposomes 的说法正确的是( )
A. 具有微型囊泡 B. 球状小体
C. 具有类脂质双分子层的结构的微型囊泡 D. 具有磷脂双分子结构的微型囊泡
E. 由表面活性剂构成的胶团

【A2 型题】

17. 以下不是脂质体与细胞作用机制的是( )
A. 融合 B. 降解 C. endocytosis
D. 吸附 E. 脂交换

18. 以下关于脂质体 phase transition temperature 的叙述错误的为( )
A. 在相变温度以上,升高温度脂质体膜的流动性减小
B. 在一定条件下,由不同磷脂组成的脂质体有可能存在不同的相

C. 与磷脂的种类有关

D. 在相变温度以上,升高温度脂质体双分子层中疏水链可从有序排列变为无序排列

E. 在相变温度以上,升高温度脂质体膜的厚度减小

19. 以下不用于制备 nanoparticle 的有(　　)

A. 乳化聚合法　　B. 天然高分子凝聚法　　C. 液中干燥法

D. 自动乳化法　　E. 干膜超声法

20. 以下关于 liposomes 的说法不正确的是(　　)

A. 脂质体在体内与细胞的作用包括吸附、脂交换、内吞、融合

B. 吸附是脂质体在体内与细胞作用的开始,受粒子大小、表面电荷的影响

C. 膜的组成、制备方法,特别是温度和超声波处理,对脂质体的形态有很大影响

D. 设计脂质体作为药物载体最主要的目的是实现药物的缓释性

E. 磷脂是构成细胞膜和脂质体的基础物质

21. 以下对渗透泵片的叙述,错误的是(　　)

A. 释药不受胃肠道 pH 的影响

B. 当片芯中药物浓度低于饱和溶液浓度时,药物以非零级速率释放

C. 当片芯中的药物未被全部溶解时,药物以一级速率释放

D. 药物在胃与肠中的释药速率相等

E. 药物的释放与半渗透性衣膜的厚度有关。

22. 下列数学模型中,不是作为拟合缓(控)释制剂的药物释放曲线的是(　　)

A. 零级速率方程　　B. 一级速率方程　　C. Higuchi 方程

D. 米氏方程　　E. Weibull 分布函数

23. 下列关于骨架型缓释片的叙述,错误的是(　　)

A. 亲水凝胶骨架片中药物的释放比较完全

B. 不溶性骨架片中要求药物的溶解度较小

C. 药物从骨架片中的释放速度比普通片剂慢

D. 骨架型缓释片一般有三种类型

E. 骨架型缓释片应进行释放度检查,不进行崩解时限检查

24. 下列不是缓、控释制剂释药原理的为(　　)

A. 渗透压原理　　B. 离子交换作用　　C. Noyes-whittney law

D. 扩散原理　　E. 毛细管作用

25. 对缓(控)释制剂,叙述不正确的是(　　)

A. 缓(控)释制剂中起缓释作用的辅料包括阻滞剂、骨架材料和增黏剂

B. 缓(控)释制剂的相对生物利用度应为普通制剂的 80%～120%

C. 缓(控)释制剂的生物利用度应高于普通制剂

D. 缓(控)释制剂的峰谷浓度比应小于等于普通制剂

E. 半衰期短、治疗指数窄的药物可 12h 口服服用一次

26. 制备口服 prolonged action preparations,不宜采用(　　)

A. 用 PEG 类作基质制备固体分散体　　B. 用不溶性材料作骨架制备片剂

C. 用EC包衣制成微丸,装入胶囊　　D. 制成微囊

E. 用蜡类为基质作成溶蚀性骨架片

27. 下列对骨架片叙述不正确的(　　)

A. 骨架片一般有三种类型

B. 亲水凝胶骨架片中药物的释放比较完全

C. 不溶性骨架片中要求药物的溶解度较小

D. 药物从骨架片中的释放速度比普通片剂慢

E. 骨架片应进行释放度检查,不进行崩解时限检查

28. 体内外相关性的叙述不正确的是(　　)

A. 体内外相关试验反映整个体外释放曲线与整个血药浓度-时间曲线之间的关系

B. 体内外具有相关性时,可通过体外释放曲线预测体内情况

C. 可应用统计矩分析原理建立体外释放的平均时间与体内平均滞留时间之间的相关

D. 在三种相关情况中,单点相关关系说明体内外相关关系好

E. 点点相关关系是体外释放曲线与体内吸收曲线上对应的各个时间点分别相关

29. 下列不属于减少溶出速度为主要原理的 sustained release preparations 的制备工艺的是(　　)

A. 制成溶解度大的酯和盐　　B. 控制粒子大小

C. 溶剂化　　D. 将药物包藏于溶蚀性骨架中

E. 将药物包藏于亲水性胶体物质中

30. 不属于 controlled release preparations 的特点是(　　)

A. 血药浓度平稳,避免或减少峰谷现象,有利降低毒副作用

B. 不易调整剂量

C. 减少给药次数,提高病人的服药顺从性

D. 血药浓度降低,有利于降低药物的毒副作用

E. 减少用药的总剂量,可用最小剂量达到最大药效

31. 不适宜制成缓(控)释制剂的药物是(　　)

A. antibiotic　　B. 解热镇痛药　　C. 抗精神失常药

D. 抗心事失常药　　E. 降压药

32. 不属于影响口服缓(控)释制剂设计的药物理化因素的是(　　)

A. pKa、解离度和水溶性　　B. 分配系数　　C. 晶型

D. 稳定性　　E. dose

33. 以下不是脂质体特点的是(　　)

A. 淋巴定向性　　B. 降低药物毒性　　C. 提高药物稳定性

D. 非细胞亲和性　　E. sustained release

34. 以下不是脂质体的制备方法的是(　　)

A. freeze drying　　B. 注入法　　C. 薄膜分散法

D. 复凝聚法　　E. 逆相蒸发法

35. 以下不是脂质体修饰方法的是( )
A. 长循环修饰 B. 成盐修饰 C. 免疫修饰
D. 糖基修饰 E. PEG 修饰
36. 不是物理化学靶向制剂的是( )
A. pH 敏感靶向 B. 栓塞制剂 C. 磁性靶向
D. 单克隆偶联制剂 E. 热敏靶向制剂
37. 不属于被动靶向制剂的是( )
A. 微丸 B. 微球 C. 纳米囊
D. 纳米球 E. liposomes
38. 以下不属于靶向制剂的是( )
A. 药物-抗体结合物 B. 纳米囊 C. 微球
D. 环糊精包合物 E. 脂质体
39. 以下不能用于制备固体脂质纳米粒的方法是( )
A. 复凝聚法 B. 熔融-匀化法 C. 冷却-匀化法
D. 纳米乳法 E. B、C、D 均可

【配伍型题】

A. 司盘 B. PLGA C. 硅橡胶
D. PVP E. 无毒聚氯乙烯
40. 制备可降解植入剂的是( )
41. 制备不溶性骨架片需用( )
42. 骨架片的黏合剂的是( )
43. 制备静脉乳剂需用( )
A. 单硬脂酸甘油酯 B. EC C. HPMC
D. 硅橡胶 E. 蓖麻油
44. 可作包衣增塑剂的是( )
45. 可作亲水凝胶骨架材料的是( )
46. 可作不溶性薄膜衣料的是( )

A. 渗透泵片 B. 膜控释小丸 C. 不溶性骨架片
D. 亲水凝胶骨架片 E. 溶蚀性骨架片
47. 挤出滚圆法制得小丸,再在小丸上包衣( )
48. 用渗透压活性物质等为片芯,用醋酸纤维素包衣的片剂,片面上用激光打孔( )
49. 用羟丙甲纤维素为骨架制成的片剂( )

A. carbopol B. 大豆磷脂 C. 醋酸纤维素
D. 邻苯二甲酸二乙酯 E. 巴西棕榈蜡
50. 亲水凝胶骨架材料是( )

51. 可作包衣增塑剂的是(　　)
52. 溶蚀性骨架材料是(　　)
53. 制备脂质体的材料是(　　)

A. M 为 36 万的 PVP　　B. 醋酸纤维素　　C. HPMC
D. 三酰甘油　　E. 聚乙烯

54. 可作为不溶性骨架材料的是(　　)
55. 可作为控释膜材料的是(　　)
56. 可作为渗透泵片推动剂的是(　　)
57. 可作为生物溶蚀性骨架材料的是(　　)
58. 可作为亲水凝胶型骨架材料的是(　　)

A. 甘露糖　　B. 大豆磷脂　　C. 羟丙甲纤维素
D. 离子交换树脂　　E. 水溶性药物

59. 可作为渗透泵片的渗透压促进剂的是(　　)
60. 既可作致孔剂,又可作速释部分的是(　　)
61. 可作为片剂薄膜包衣材料的是(　　)
62. 可作为制备脂质体的材料的是(　　)
63. 可作为制备药物树脂的材料的是(　　)

A. 不溶性骨架片　　B. 渗透泵片　　C. 膜控释小丸
D. 亲水凝胶骨架片　　E. 溶蚀性骨架片

64. 释药速率与 pH 无关的是(　　)
65. 丸心与控释薄膜衣组成(　　)
66. 用脂肪或蜡类物质为骨架制成的片剂(　　)
67. 用无毒聚氯乙烯或硅橡胶为骨架制成的片剂(　　)
68. 用海藻酸钠为骨架制成的片剂(　　)

可用于制备以下微粒的方法是

A. 重结晶法　　B. 研磨法　　C. 乳化聚合法
D. 注入法　　E. 复凝聚法

69. 纳米囊(　　)
70. 脂质体(　　)
71. 明胶微球(　　)

以下各项中对应的是

A. pH 敏感脂质体　　B. 磷脂和胆固醇　　C. nanoparticle
D. 微球　　E. prodrug

72. 高分子物质组成的基质骨架型固体胶体粒子(　　)
73. 在体内转化为活性的母体药物而发挥其治疗作用(　　)
74. 可提高脂质体靶向性的脂质体(　　)
75. 药物溶解或分散在辅料中形成的微小球状实体(　　)

属于以下情况的是

A. 肽类与蛋白质类　　B. 复合乳剂　　C. microspheres
D. TDDS　　E. 磷脂与胆固醇

76. 生物技术药物(　　)
77. 脂质体的膜材(　　)

二、是非题

1. 口服缓释、控释 pharmaceutical preparation 的疗效由药物本身的性质、胃肠道的生理环境、缓释和控释系统的特性三个基本因素决定的。(　　)
2. 根据 Noyes-Whitney 方程原理,制备缓(控)释制剂可采用的方法有:控制药物的粒子大小、将药物制成溶解度小的盐或酯、将药物包藏于不溶性骨架中、包衣、增加制剂的黏度。
3. 口服后吸收不完全或吸收无规律的药物不适于制备缓、控释制剂。(　　)
4. 膜控释小片、微球属于缓释制剂。(　　)
5. 口崩片具有缓释作用。(　　)
6. 缓释制剂可以减小血药浓度的峰谷现象。(　　)
7. 注射剂不能设计为缓释制剂。(　　)
8. 缓释制剂一定能减少用药的总剂量。(　　)
9. 缓释制剂要求药物缓慢恒速地释放。(　　)
10. 缓(控)释制剂的辅料包括:增黏剂、助溶剂、乳化剂、阻滞剂。(　　)
11. 胃内漂浮片属于膜控释制剂。(　　)
12. 渗透泵片与普通包衣片相似,只是在普通包衣片的一端用激光开一细孔,药物由细孔流出。(　　)
13. 渗透泵片半渗透膜的厚度、孔径、空隙率,片芯的处方是制备渗透泵片的关键。(　　)
14. 渗透泵片的释药速率与 pH 无关,在胃内与肠内的释药速率相等。(　　)
15. 渗透泵片片芯的吸水速度取决于膜的渗透性能和片芯的渗透压。(　　)
16. 胃内滞留片由药物和一种或多种亲水胶体及其他辅料制成。(　　)
17. 为提高胃内滞留片的漂浮能力,可在其中加密度较低的脂肪类物质。(　　)
18. 影响口服缓(控)释制剂设计的药物理化因素包括 pKa、解高度和水溶性、分配系数、晶型、稳定性、相对分子质量大小。(　　)
19. 前体药物在体内经化学反应或酶反应转化为活性的母体药物。(　　)
20. 脂质体注射液、纳米球注射液、静脉乳剂都具有靶向性。(　　)
21. 微球属于主动靶向制剂,脂质体属于被动靶向制剂。(　　)
22. 亲脂性药物制成 W/O 乳剂后易浓集于淋巴系统。(　　)

23. 纳米球与纳米囊都是高分子物质组成的固态胶体粒子,前者是药库膜壳型,后者是基质骨架型。(　　)
24. 脂质体、修饰脂质体、免疫脂质体都用于制备被动靶向制剂。(　　)
25. 生物半衰期短的药物一定可以制备成缓释、控释制剂。(　　)
26. 与普通口服制剂相比,口服渗透口服后的吸收受 pH 的影响较小。(　　)
27. 据 Higuchi 方程,通过减小药物的溶解度 Cs 或减小表面积 S,可降低药物的释放速率。(　　)
28. 当膜控缓释制剂的包衣膜中含有水性孔道时,药物释放不能用 Fick 第一定律描述。(　　)
29. 对于骨架型缓释制剂,骨架的孔隙越多,药物释放越快;曲率越大,释药量越小。(　　)
30. 亲水凝胶骨架片中,水溶性药物的释放以扩散为主,难溶性药物则以骨架溶蚀为主。(　　)
31. 口服渗透泵片能始终以恒速释放药物。(　　)
32. 渗透泵片口服后,膜内药物溶液通过释药小孔的流出量与渗透进入膜内的水量相等。(　　)
33. 用离子交换技术制备缓控释制剂,仅适合于可解离药物的控释。(　　)
34. 生物黏附片主要靠固体桥作用起效。(　　)

三、填空题

1. __(1)__系指用药后能在较长时间内持续释放药物以达到长效作用的制剂。其中药物释放主要是__(2)__级速度过程,__(3)__系指药物能在预定的时间内自动以预定速度释放,使血药浓度长时间恒定维持在有效浓度范围的制剂。广义地讲,控释制剂包括控制释药的__(4)__、__(5)__和__(6)__、__(7)__制剂、__(8)__制剂等都属于控释制剂的范畴。狭义的控释制剂则一般是指在预定时间内以__(9)__级或接近__(10)__级速度释放药物的制剂。
2. 缓、控释制剂主要有__(11)__型和__(12)__型两种。两种类型的缓、控释制剂所涉及的释药原理主要有__(13)__、__(14)__、__(15)__、__(16)__或__(17)__作用。
3. 根据 Noyes-Whitney 溶出速度公式,通过减小药物的__(18)__,增大药物的__(19)__,以降低药物的溶出速度,达到长效作用。
4. 渗透泵型片剂片芯的吸水速度决定于膜的__(20)__性能和片芯的__(21)__。若片芯中药物未被完全溶解,则释药速率按__(22)__进行。
5. 设计缓释制剂时,对药物溶解度要求的下限已有文献报道为__(23)__mg/ml。
6. 半衰期小于__(24)__小时或大于__(25)__小时的药物,一般不宜制成缓释、控释制剂。
7. 缓释、控释制剂的相对生物利用度一般应在普通制剂__(26)__%~__(27)__%的范围内。若药物吸收部位主要在胃与小肠,宜设计每__(28)__h 服一次,若药物在结肠也有一定的吸收,则可考虑每__(29)__h 服一次。
8. 一般半衰期短、治疗指数窄的药物,可设计每__(30)__h 服一次,而半衰期长的或治疗指

数宽的药物则可 (31) h服一次。

9. 缓、控释制剂中多以高分子化合物作为 (32) 剂,其作用方式有 (33) 型、包衣膜型和 (34) 作用等。
10. 骨架型阻滞材料有 (35) 骨架材料、(36) 骨架材料、(37) 骨架材料。
11. 包衣膜阻滞材料有 (38) 高分子材料、(39) 高分子材料。
12. 常见的骨架型缓释、控释制剂有骨架片、(40) 片、胃内滞留片、(41) 片、(42) 。其中骨架片包括 (43) 骨架片、(44) 骨架片、(45) 骨架片。
13. 常见的膜控型缓释、控释制剂包括 (46) 、(47) 、肠溶膜控释片、(48) 。
14. 渗透泵片是由药物、(49) 、(50) 和 (51) 等组成。渗透泵片有 (52) 室和 (53) 室渗透泵片。
15. 缓释、控释制剂释药数据可用3种常用数学模型拟合,即 (54) 方程、(55) 方程和 (56) 方程。
16. (57) 是根据人体生物节律变化特点,按照生理和治疗需要而定时定量释药的一种新型给药系统。
17. 按照准备技术的不同,可将口服脉冲制剂分为 (58) 系统、(59) 系统、(60) 系统。
18. 柱塞型定时释药胶囊主要由 (61) 、(62) 、定时塞、(63) 组成,其中定时塞主要有 (64) 型、(65) 型、酶可降解型。
19. 根据药物在胃肠道的释药部位不同,口服定位释药系统可分为 (66) 定位释药系统、(67) 定位释药系统和 (68) 定位释药系统。
20. 根据释药原理可将OCDDS分为 (69) 型OCDDS、(70) 型OCDDS、(71) 型OCDDS。
21. (72) 是指载体将药物通过局部给药或全身血液循环而选择性地浓集定位于靶组织、靶器官、靶细胞或细胞内结构的给药系统。
22. 成功的靶向制剂应具备 (73) 、(74) 以及 (75) 三个要素。
23. 从方法上分类,靶向制剂大体可分为 (76) 靶向制剂、(77) 靶向制剂、(78) 靶向制剂。
24. 制剂靶向性可由 (79) 、(80) 、(81) 三个参数来衡量。
25. 相对摄取率愈大,靶向效果愈 (82) ,等于或小于 (83) 表示无靶向性。靶向效率值愈大,选择性愈 (84) ,峰浓度比值愈大,表明改变药物 (85) 的效果愈明显。
26. 乳剂的靶向性特点在于它对 (86) 的亲和性。乳剂在肠道吸收后经 (87) 转运,避免经 (88) ,可以提高药物的生物利用度。
27. 脂质体在体内细胞水平上的作用机制有 (89) 、(90) 、(91) 、(92) 。
28. 药物制成微球后主要特点是 (93) 和 (94) 。
29. 主动靶向制剂包括 (95) 和 (96) 两大类制剂。
30. 修饰的药物载体有修饰 (97) 、修饰 (98) 、修饰 (99) 、修饰 (100) 、免疫纳米球等。

31. 前体药物包括＿（101）＿前体药物、＿（102）＿前体药物和＿（103）＿前体药物等。
32. ＿（104）＿是活性药物衍生而成的药理惰性物质，能在体内经化学反应或酶反应，使活性的母体药物再生而发挥其治疗作用。
33. 常见的物理化学靶向制剂包括＿（105）＿靶向制剂、＿（106）＿靶向制剂、＿（107）＿靶向制剂、＿（108）＿靶向制剂。
34. 栓塞制剂含有抗肿瘤药物，则具有＿（109）＿和＿（110）＿双重作用。
35. 利用＿（111）＿温度不同可制成热敏脂质体。
36. 热敏免疫脂质体同时具有＿（112）＿靶向与＿（113）＿靶向的双重作用。
37. 利用肿瘤间质液的 pH 比周围正常组织显著低的特点，设计＿（114）＿脂质体。
38. 渗透泵型片剂的释药速率与 pH＿（115）＿关，在胃中与在肠中的释药速率＿（116）＿。

四、简答题

1. 简述缓释、控释制剂的优缺点。
2. 简述利用溶出原理实现缓释作用的具体方法。
3. 简述利用扩散原理实现缓释作用的具体方法。
4. 简述影响口服缓释、控释制剂设计的因素。
5. 哪些药物不适合制成缓释、控释制剂？
6. 简述靶向制剂的优点。
7. 欲使前体药物在特定的靶部位再生为母体药物，其基本条件是什么？

第十八章　经皮吸收制剂

一、选择题

【A1 型题】

1. 药物透皮吸收是指(　　)
   A. 药物通过表皮到达深层组织
   B. 药物主要作用于毛囊和皮脂腺
   C. 药物在皮肤用药部位发挥作用
   D. 药物通过表皮,被毛细血管和淋巴吸收进入体循环的过程
   E. 药物通过破损的皮肤,进入体内的过程
2. 透皮吸收制剂中加入“Azone”的目的是(　　)
   A. 增加贴剂的柔韧性　B. 使皮肤保持润湿　C. 促进药物经皮吸收
   D. 增加药物的稳定性　E. 使药物分散均匀
3. 下列关于 TTS 的叙述,正确的是(　　)
   A. 药物分子量大,有利于透皮吸收
   B. 药物熔点高,有利于透皮吸收
   C. 透皮给药能使药物直接进入血流,避免了首过效应
   D. 剂量大的药物适合透皮给药
   E. 透皮吸收制剂需要频繁给药
4. 药剂中 TTS 或 TDDS 的含义为(　　)
   A. 药物靶向系统　B. 透皮给药系统　C. 多单元给药系统
   D. 主动靶向给药系统　E. 智能给药系统
5. 适于制成 TDDS 的药物是(　　)
   A. 熔点高的药物　B. 每日剂量大于 10mg 的药物
   C. 相对分子质量大于 600 的药物　D. 在水中及油中的溶解度都较好的药物
   E. 离子型药物
6. 药物的经皮吸收过程是(　　)
   A. 药物溶解、释放、穿透、吸收进入血液循环四个阶段
   B. 穿透、释放、吸收进入血液循环三个阶段
   C. 穿透、溶解、释放、吸收进入血液循环四个阶段
   D. 穿透和吸收两个阶段
   E. 释放、穿透、吸收进入血液循环三个阶段
7. 经皮吸收制剂中可作背衬的材料是(　　)
   A. 铝箔　B. 乙烯-醋酸乙烯共聚物　C. 聚乙烯

D. 聚氯乙烯　　E. 聚乙烯醇

8. 贴剂应保持下列四种力的关系是(　　)
A. 无要求　　B. 快黏力>黏着力>内聚力>黏附力
C. 快黏力<黏着力<内聚力<黏附力　　D. 快黏力<内聚力<黏着力<黏附力
E. 快黏力>内聚力>黏着力>黏附力

9. TTS 制剂的缺点是(　　)
A. 有皮肤储库现象　　B. 无肝首过效应
C. 维持恒定的血药浓度,降低毒副作用　　D. 减少给药次数
E. 使用方便,适合于婴儿、老人和不宜口服的病人

10. controlled release preparations 代表(　　)
A. 药物释放系统　　B. 透皮给药系统　　C. 多剂量给药系统
D. 靶向制剂　　E. 控释制剂

【A2 型题】

11. 下列因素中,不影响药物经皮吸收的是(　　)
A. 皮肤因素　　B. 经皮吸收促进剂的浓度　　C. 背衬层的厚度
D. 基质的 pH　　E. 药物相对分子质量

12. 下列有关药物经皮吸收的叙述,错误的为(　　)
A. 皮肤破损时,药物的吸收增加
B. 当药物与组织的结合力强时,可能在皮肤内形成药物的储库
C. 水溶性药物的穿透能力大于脂溶性药物
D. 非解离型药物的穿透能力大于离子型药物
E. 同系药物中相对分子质量小的药物的穿透能力大于相对分子质量大的

13. 以下各项中,不是透皮给药系统组成的是(　　)
A. disintegrants　　B. 背衬层　　C. 黏胶剂层
D. 防黏层　　E. 渗透促进剂

14. 下列物质中,不能作为经皮吸收促进剂的是(　　)
A. 乙醇　　B. 山梨酸　　C. surfactant
D. DMSO　　E. 月桂氮酮

15. 下列各项叙述中,错误的是(　　)
A. 药物经皮肤给药既能起局部作用又能起全身作用
B. 药物制成不同剂型可改变药物的作用性质
C. pharmacopoeia 是一个国家记载药品规格、标准的法典
D. 微囊又称分子囊
E. 用吸附法或透过法可测得粉体的比表面积径

16. 对 TTS 的错误表述是(　　)
A. 释放药物持续平稳
B. 根据治疗要求可随时中断用药

C. 透过皮肤吸收起局部和全身治疗作用
D. 本身对皮肤有刺激性的药物不宜制成透皮吸收制剂
E. 皮肤有通道作用,大多数药物透过该屏障的速度大

17. 对药物经皮吸收错误的叙述是(　　)
A. 相对分子质量小的药物的穿透能力大于相对分子质量大的同系药物
B. 皮肤破损可增加药物的吸收
C. 药物与组织的结合力强,可能在皮肤内形成药物的储库
D. 水溶性药物的穿透能力大于脂溶性药物
E. 非解离性药物的穿透能力大于离子型药物

18. 不作 penetration enhancer 使用的是(　　)
A. 三氯叔丁醇　B. 表面活性剂　C. Azone
D. 尿素　E. DMSO

19. 不增加药物经皮吸收性的是(　　)
A. HPC　B. PEG 400　C. Azone
D. DMSO　E. SLS

20. 对药物经皮吸收无促进作用的是(　　)
A. 乙醇　B. sorbic acid　C. 表面活性剂
D. 二甲基亚砜　E. 尿素

21. 储库型经皮吸收制剂不应包括的是(　　)
A. 微储库型　B. 膜控释型
C. adhesive dispersion type TDDS　D. 复合膜型
E. 微孔骨架型

22. 不属于 TTS 制剂的质量评价有(　　)
A. 崩解度　B. 释放度　C. 面积差异
D. 重量差异　E. 含量均匀度

23. 关于 TTS 制剂的说法错误的是(　　)
A. 由于皮肤的屏障作用,药物仅限于强效类
B. 使用方便
C. 大面积给药,可能会对皮肤产生刺激性和过敏性
D. 增加了给药次数
E. 存在皮肤的代谢与储库作用

24. 错误叙述经皮给药系统的质量控制的是(　　)
A. 经皮吸收制剂的生物利用度应与口服制剂接近
B. 经皮吸收制剂需进行药物含量检查
C. 需进行体外释放度测定
D. 一般情况下,药物的释放速率应小于药物的透皮速率
E. 应进行黏和性能的检查

25. 对 TDDS 叙述错误的是(　　)

A. 药物的分子量越小,越易吸收

B. 药物的油水分配系数是影响吸收的重要因素

C. 皮肤用有机溶剂擦洗后可增加药物的吸收

D. 溶解态药物的穿透能力高于微粉混悬型药物

E. 熔点高的药物穿透能力强

26. 不属于影响药物经皮吸收的皮肤因素包括(　　)

A. 渗透促进剂　　B. 角质层的厚度　　C. 皮肤的温度

D. 皮肤水合作用的程度　　E. 皮肤与药物的结合作用

27. 经皮吸收制剂中黏胶分散型的组成部分不包括(　　)

A. 药物贮库　　B. 控释膜层　　C. 黏胶层

D. 防护层　　E. 背衬层

28. 不能作 penetration enhancer 的是(　　)

A. 薄荷油　　B. 丙二醇　　C. 水杨酸

D. 月桂醇硫酸钠　　E. 液体石蜡　　F. DMSO

G. 吐温　　H. 氮酮　　I. 尿素

【配伍型题】

A. PSA　　B. 塑料膜　　C. 水凝胶

D. 复合铝箔膜　　E. EVA

29. 膜控释型经皮给药系统作为保护膜的是(　　)

30. 膜控释型经皮给药系统作为背衬层的是(　　)

31. 膜控释型经皮给药系统作为药物贮库的是(　　)

32. 膜控释型经皮给药系统作为黏胶层的是(　　)

A. 皮肤附属器　　B. 皮下脂肪　　C. drug

D. 表皮　　E. 真皮

33. 作为大分子和离子型药物的转运途径(　　)

34. 由纤维蛋白形成的疏松结缔组织,含水量约为 30% 的是(　　)

35. 具有类脂膜特性,对化学物质内外移动有屏障作用(　　)

36. 具有皮肤血液循环系统的是(　　)

A. 背衬材料　　B. 防黏层　　C. deic alid

D. 聚丙烯酸类压敏胶　　E. acetic acid

37. 可在经皮给药系统中作为经皮吸收的促进剂的是(　　)

38. 在经皮给药系统中用于支持药库或压敏胶等的薄膜(　　)

39. 主要用于经皮给药系统中作为黏胶层的保护的是(　　)

40. 在经皮给药系统中起到把装置黏附到皮肤上作用的是(　　)

A. EVA　　B. 药物及透皮吸收促进剂等
C. 复合铝箔膜　　D. PSA
E. 塑料薄膜

41. 在透皮给药系统中用作控释膜的材料(　　)
42. 在透皮给药系统中用作黏附层中的材料(　　)
43. 在透皮给药系统中用作背衬层的材料(　　)
44. 在透皮给药系统中药物库的组成(　　)

二、是非题

1. TDDS 的制备方法有骨架黏合工艺、超声分散工艺、逆相蒸发工艺等。(　　)
2. 月桂氮䓬酮可以在经皮给药系统中作为渗透促进剂。(　　)
3. 乙烯酸类为经皮吸收制剂中常用的压敏胶。(　　)
4. 皮肤的水合作用会影响药物经皮吸收。(　　)
5. 经皮吸收制剂的生物利用度应与口服制剂接近。(　　)
6. 一般情况下,经皮吸收制剂中药物的释放速率应小于药物的透皮速率。(　　)
7. 经皮吸收制剂应进行黏合性能的检查。(　　)
8. 凡士林对皮肤具有渗透促进作用。(　　)
9. 经皮吸收制剂中黏胶分散型的组成部分包括控释膜层、黏胶层、防护层、背衬层、药物储库。(　　)
10. 丙二醇可用作透皮吸收促进剂。(　　)
11. 经皮吸收给药后血药浓度没有峰谷现象,平稳持久。(　　)
12. 经皮吸收给药提高安全性,如有副作用,容易将贴剂移去,减少了口服或注射给药的危险性。(　　)

三、填空题

1. 皮肤的结构主要分为四个层次,即___(1)___、___(2)___、___(3)___和皮下脂肪组织。___(4)___和___(5)___合称表皮。
2. 经皮吸收过程除了经___(6)___由___(7)___至___(8)___的透过吸收途径以外,也可以通过皮肤的___(9)___吸收。
3. 对于离子型药物及水溶性大分子来说___(10)___是主要的吸收途径。
4. 经皮吸收制剂大致可分为___(11)___、___(12)___、___(13)___、微贮库型,其中微贮库型兼具___(14)___型和___(15)___型的特点。
5. TDDS 的首选药物一般是___(16)___、___(17)___的药物,日剂量最好在几毫克的范围内,不超过___(18)___~___(19)___mg。
6. 分子量大于___(20)___的物质较难通过角质层;熔点高的水溶性或亲水性的药物,在角质层的透过速率___(21)___。
7. ___(22)___是指那些能够降低药物通过皮肤的阻力,加速药物穿透皮肤的物质。

8. 与__(23)__相互作用和对药物的__(24)__性质是二甲基亚砜吸收促进的主要机理。

9. 月桂氮䓬酮也称__(25)__,对亲__(26)__性药物的吸收促进作用强于对亲__(27)__性药物。

10. __(28)__是利用电流将离子型药物经由电极定位导入皮肤或黏膜,进入局部组织或血液循环的一种生物物理方法。

11. 超声波促进药物经皮吸收的作用机制可分为两种:一种为改变皮肤__(29)__结构,另一种为通过皮肤的附属器产生药物的__(30)__通道。

12. 膜材的常用加工方法有__(31)__法和热熔法两类。热熔法包括__(32)__法和__(33)__法两种。

13. 根据类型与组成,经皮给药系统的制备方法主要分__(34)__工艺、__(35)__工艺及__(36)__工艺。

14. 经皮吸收制剂体外评价包括含量测定、__(37)__检查、__(38)__的测定及__(39)__的检查等。

四、简答题

1. 简述经皮吸收制剂的优缺点。
2. 简述药物通过角质层经皮吸收的全过程。
3. 简述影响药物经皮吸收的因素。
4. 简述氮酮类化合物促进药物透皮吸收的机理。

第十九章　生物技术药物制剂(自学)

一、选择题

【A1 型题】

1. 蛋白质的一级结构为(　　)
   A. 蛋白质多肽链中的氨基酸排列顺序
   B. 蛋白质分子中多肽链骨架的折叠方式
   C. 分子中的三维空间排列或组合方式系一条多肽链中所有原子的空间排布
   D. 两个以上的小亚基聚合而成
   E. 肽链主链有规律的空间排布
2. 蛋白质类 pharmaceutical preparation 的研制关键是解决这类药物的(　　)问题
   A. 溶解度　B. 稳定性　C. 有效性
   D. 产业化　E. 安全性
3. 下列可做冻干保护剂的是(　　)
   A. 甘油　B. 蔗糖　C. 丙二醇
   D. PVP　E. HPMC

【A2 型题】

4. 下列不属于现代生物技术的是(　　)
   A. 基因工程　B. 超临界流体萃取技术　C. 细胞工程与酶工程
   D. 微生物工程　E. 生化工程
5. 下列关于形成稳定的蛋白质分子构象作用力的说法错误的是(　　)
   A. 作用力有氢键、疏水作用力、离子键、范德华力、二硫键与配位键
   B. 作用力都是非共价键
   C. 蛋白质分子内部布满了氢键
   D. 疏水键在维持蛋白质三级结构方面起重要作用
   E. 范德华力对稳定和维持三级、四级结构十分重要

二、填空题

1. 现代生物技术主要包括 <u>(1)</u> 工程、<u>(2)</u> 工程、<u>(3)</u> 工程、<u>(4)</u> 工程、<u>(5)</u> 工程。

2. 目前临床上应用的蛋白质类药物注射剂,一类为__(6)__注射剂,另一类是__(7)__注射剂。
3. 蛋白质类药物冻干过程中常加入某些冻干保护剂来改善产品的外观和稳定性,如__(8)__、__(9)__、蔗糖、__(10)__、右旋糖酐等。
4. 蛋白质和多肽类药物的非注射给药方式包括__(11)__、__(12)__、__(13)__、口腔、__(14)__和__(15)__给药。
5. __(16)__是应用生物体(包括微生物、动物细胞,植物细胞)或其组成部分(细胞器和酶),在最适条件下,生产有价值的产物或进行有益过程的技术。
6. __(17)__是指采用现代生物技术,借助某些微生物、植物或动物来生产所需的药品。

三、简答题

1. 举例说明蛋白类药物的稳定剂的分类。
2. 简述蛋白质类 pharmaceutical preparation 的评价方法。
3. 有些蛋白质药物在冻干过程中反而失去活性,其主要原因是什么?

第三部分　参考答案

第一章 绪 论

一、选择题

1. C 2. D 3. E 4. D 5. C 6. E 7. C 8. D 9. A 10. B
11. C 12. D 13. E 14. B 15. E 16. C 17. B 18. C 19. D 20. C
21. C 22. B 23. B 24. D 25. B 26. D 27. A 28. E 29. C 30. B
31. A

二、填空题

(1) 处方设计 (2) 基本理论 (3) 制备工艺 (4) 质量控制 (5) 合理应用 (6) 适宜 (7) 剂型 (8) 工业药剂学 (9) 物理药剂学 (10) 药用高分子材料学 (11) 生物药剂学 (12) 药物动力学 (13) 临床药剂学 (14) 溶液型 (15) 胶体溶液型 (16) 乳剂型 (17) 混悬型 (18) 气体分散性 (19) 微粒分散性 (20) 固体分散型 (21) 规格 (22) 标准 (23) 药典委员会 (24) 政府 (25) 药效确切 (26) 副作用小 (27) 质量较稳定 (28) 药典 (29) 部颁标准 (30) 药品生产质量管理规范 (31) Good Laboratory Practice (32) 药品安全试验规范 (33)《新修本草》 (34)《太平惠民和剂局方》 (35) 药效 (36) USP (37) BP (38) 日本 (39) 气体

三、问答题

1. 答:不同剂型可以改变药物的作用性质;不同剂型改变药物的作用速度;不同剂型改变药物的毒副作用;有些剂型可产生靶向作用;有些剂型影响药效。
2. 答:按照分散系统分类剂型分为:溶液型、胶体溶液型、乳剂型、混悬型、气体分散型、微粒分散型、固体分散型。
3. 答:处方药:必须凭执业医师或执业助理医师的处方才可以调配、购买、并在医生指导下使用的药品。处方药可以在国务院卫生行政部门和药品监督管理部门共同指定的医学、药学专业刊物上介绍,但不得在大众传播媒介发布广告宣传。非处方药:不需执业医师或执业助理医师的处方,消费者可以自行判断购买和使用的药品。经专家遴选,由国家食品药品监督管理局批准并公布。在非处方药的包装上,必须印有国家指定的非处方药专有标识。
4. 答:在药剂学上使用辅料的目的在于:有利于制剂形态的形成;使制备过程顺利进行;提高药物的稳定性;调节有效成分的作用或改善生理要求。

第二章 液体制剂

一、选择题

1. C 2. A 3. D 4. B 5. D 6. C 7. E 8. B 9. D 10. D

11. D　12. C　13. A　14. D　15. B　16. D　17. C　18. E　19. A　20. C
21. A　22. D　23. C　24. B　25. E　26. D　27. C　28. A　29. E　30. C
31. E　32. D　33. E　34. C　35. E　36. B　37. A　38. D　39. C　40. A
41. B　42. D　43. A　44. B　45. C　46. E　47. D　48. C　49. B　50. D
51. D　52. C　53. A　54. B　55. D　56. D　57. A　58. D　59. A　60. C
61. D　62. A　63. C　64. C　65. C　66. D　67. D　68. A　69. D　70. D
71. D　72. E　73. E　74. E　75. E　76. B　77. D　78. C　79. D　80. C
81. D　82. A　83. A　84. D　85. B　86. B　87. E　88. D　89. A　90. E
91. D　92. D　93. E　94. B　95. C　96. B　97. E　98. E　99. B　100. E
101. B　102. C　103. A　104. A　105. D　106. B　107. A　108. B　109. E　110. E
111. B　112. D　113. E　114. C　115. A　116. B　117. D　118. C　119. E　120. B
121. C　122. A　123. E　124. E　125. F　126. A　127. B　128. D　129. C　130. B
131. B　132. C　133. D　134. C　135. D　136. A　137. D　138. C　139. B　140. A
141. A　142. C　143. D　144. E　145. A　146. A　147. E　148. C　149. B　150. D
151. E　152. D　153. C　154. A　155. B　156. B　157. D　158. A　159. E　160. C
161. B　162. D　163. A　164. D　165. C　166. A　167. D　168. C　169. B　170. A
171. E　172. D　173. B　174. E　175. A　176. C

二、是非题

1. T　2. F　3. T　4. T　5. T　6. T　7. F　8. F　9. T　10. F
11. T　12. T

三、填空题

(1) 液体制剂　(2) 均相液体制剂　(3) 非均相液体制剂　(4) 非均相液体制剂　(5) DMSO　(6) 万能溶剂　(7) 口服药品　(8) 化学药品　(9) 液体制剂　(10) 铜氯假单胞菌　(11) 防止污染　(12) 添加防腐剂　(13) 大肠杆菌　(14) 蔗糖　(15) 单糖浆　(16) 糖精钠　(17) 阿司帕坦　(18) 万分之一　(19) 溶解法　(20) 稀释法　(21) 芳香水剂　(22) 浓芳香水剂　(23) 单糖浆　(24) 85%　(25) 64.7　(26) 含药　(27) 矫味糖浆　(28) 助悬剂　(29) 醑剂　(30) 甘油剂　(31) 涂剂　(32) 酊剂　(33) 10　(34) 20　(35) 亲水性　(36) 非水性　(37) 热力学　(38) 盐析　(39) 有限　(40) 无限　(41) 1~100nm　(42) 热力学　(43) ξ　(44) 混悬剂　(45) 毒剧药　(46) 剂量小　(47) 微粒半径的平方　(48) 微粒与介质的密度差　(49) 黏度　(50) 保护胶体　(51) 助悬剂　(52) 润湿剂　(53) 絮凝剂　(54) 反絮凝剂　(55) 黏度　(56) 亲水性　(57) 沉降溶剂比　(58) 0~1　(59) 大　(60) 增加　(61) 大　(62) 乳剂　(63) 分散相　(64) 非连续相　(65) 分散介质　(66) 外向　(67) 连续相　(68) 水相　(69) 油相　(70) 乳化剂　(71) 普通乳　(72) 亚微乳　(73) 纳米乳　(74) 单分子层　(75) 多分子层　(76) 固体微粒乳化膜　(77) 乳化剂　(78) 牢固性　(79) 相容积比　(80) 分层　(81) 絮凝　(82) 转相　(83) 合并与破裂　(84) 酸败

(85) 新生皂法 (86) 分层 (87) 3750 (88) 5 (89) 稳定常数 (90) 小(91) 乳析 (92) 水 (93) 油 (94) W/O (95) O/W (96) 性质 (97) 胶凝 (98) 天然乳化剂 (99) 甜味剂 (100) 芳香剂 (101) 胶浆剂 (102) 泡腾剂 (103) 饱和或近饱和 (104) 5% ~ 10% (105) 凝胶 (106) 电荷 (107) 酸败 (108) 保留灌肠剂 (109) 陈化

四、问答题

1. 答:按分散系统分类,均相液体制剂(低分子溶液剂、高分子溶液剂)。非均相液体制剂(溶胶剂、乳剂、混悬剂)。
2. 答:由 Stokes 公式可见,微粒沉降速度与微粒半径平方、微粒与分散介质的密度差成正比,与分散介质的黏度成反比。混悬剂微粒沉降速度愈大,动力稳定性就愈小。增加混悬剂的动力稳定性的主要方法是:① 尽量减小微粒半径,以减小沉降速度;② 增加分散介质的黏度,以减小固体微粒与分散介质间的密度差。
3. 答:助悬剂包括低分子助悬剂、高分子助悬剂。低分子助悬剂如甘油、糖浆剂。高分子助悬剂包括天然的高分子助悬剂如阿拉伯胶、合成或半合成高分子助悬剂如甲基纤维素、硅皂土、触变胶。
4. 答:评定混悬剂质量的方法包括微粒大小的测定、沉降容积比的测定、絮凝度的测定、重新分散试验、ζ 电位测定、流变学测定。
5. 答:① 表面活性剂类乳化剂:阴离子型乳化剂如硬脂酸钠,非离子型乳化剂如单甘油脂肪酸酯。② 天然乳化剂,如阿拉伯胶、西黄蓍胶、明胶、杏树胶、卵黄。③ 固体微粒乳化剂,O/W 型乳化剂有氢氧化镁、氢氧化铝、二氧化硅、皂土等。W/O 型乳化剂有氢氧化钙、氢氧化锌等。④ 辅助乳化剂,增加水相黏度的辅助乳化剂如甲基纤维素,增加油相黏度的辅助乳化剂如鲸蜡醇。
6. 答:分层、絮凝、转相、合并与破裂。
7. 答:油中乳化剂法、水中乳化剂法、新生皂法、两相交替加入法、机械法、纳米乳的制备法、复合乳剂的制备法。
8. 答:乳剂粒径大小的测定、分层现象的观察、乳滴合并速度的测定、稳定常数的测定。

第三章 灭菌制剂与无菌制剂

一、选择题

1. E	2. C	3. E	4. A	5. D	6. A	7. D	8. E	9. C	10. A
11. B	12. D	13. E	14. A	15. A	16. A	17. A	18. C	19. E	20. D
21. B	22. C	23. B	24. C	25. A	26. B	27. B	28. C	29. A	30. B
31. D	32. B	33. B	34. B	35. C	36. C	37. A	38. C	39. D	40. C
41. A	42. E	43. B	44. A	45. D	46. E	47. C	48. A	49. C	50. B
51. B	52. A	53. E	54. D	55. B	56. D	57. C	58. A	59. E	60. C

61. D 62. D 63. B 64. A 65. B 66. D 67. E 68. B 69. C 70. B
71. E 72. A 73. D 74. C 75. C 76. B 77. B 78. E 79. D 80. A
81. E 82. E 83. B 84. D 85. B 86. B 87. A 88. A 89. A 90. B
91. B 92. C 93. C 94. D 95. A 96. E 97. B 98. E 99. C 100. C
101. C 102. D 103. A 104. E 105. C 106. D 107. B 108. D 109. D 110. D
111. C 112. E 113. A 114. A 115. B 116. A 117. D 118. A 119. A 120. E
121. B 122. D 123. A 124. B 125. C 126. C 127. E 128. B 129. C 130. B
131. B 132. E 133. D 134. C 135. A 136. C 137. D 138. B 139. E 140. A
141. A 142. E 143. B 144. D 145. C 146. A 147. E 148. D 149. C 150. B
151. D 152. E 153. C 154. B 155. A 156. A 157. C 158. B 159. D 160. E
161. D 162. E 163. A 164. D 165. A 166. C 167. B 168. E 169. C 170. D
171. B 172. C 173. D 174. B 175. C 176. D 177. B 178. A 179. D 180. C
181. C 182. A 183. D 184. B 185. C 186. D 187. B 188. C 189. A 190. E
191. A 192. B 193. E 194. D 195. A 196. C 197. D 198. B 199. C 200. A
201. E 202. D 203. D 204. A 205. C 206. B 207. E 208. D 209. E 210. B
211. C 212. A 213. E 214. C 215. B 216. D 217. D 218. C 219. A 220. B
221. C 222. E 223. C 224. A 225. D 226. B 227. A 228. D 229. E 230. A
231. D 232. C 233. E 234. D 235. C 236. A 237. A 238. A 239. C 240. E
241. C 242. E 243. A 244. D 245. E 246. A

二、是非题

1. T 2. F 3. T 4. F 5. F 6. T 7. F 8. T 9. F

三、填空题

(1) 微生物繁殖体 (2) 芽孢 (3) 安全性 (4) 物理 (5) 化学 (6) 无菌操作法 (7) 火焰 (8) 干热空气 (9) 高压饱和 (10) 芽孢 (11) 微生物的种类和数量 (12) 蒸汽的性质 (13) 30~60min (14) 不耐高热 (15) 芽孢 (16) 0.22 (17) 0.3 (18) 3 (19) 热敏 (20) 表面 (21) 空气 (22) 90 (23) 1/10 (24) 121 (25) 干热 (26) 工业净化 (27) 生物净化 (28) 一般 (29) 中等 (30) 超净净化 (31) 直接接种法 (32) 薄膜过滤法 (33) 初效过滤 (34) 中效过滤 (35) 高效过滤 (36) 升华 (37) 溶液 (38) 乳浊液 (39) 混悬液 (40) 皮内注射 (41) 皮下注射 (42) 肌内注射 (43) 静脉注射 (44) 无菌 (45) 无热原 (46) 澄明度 (47) 安全性 (48) 渗透压 (49) 注射用水 (50) 灭菌注射用水 (51) 纯净水 (52) 麻油 (53) 茶油 (54) 碘值 (55) 皂化值 (56) 等渗 (57) 物理化学 (58) 张力 (59) 生物学 (60) 冰点降低 (61) 氯化钠等渗当量法 (62) 1 (63) 氯化钠 (64) 重蒸馏水 (65) 12 (66) 离子交换 (67) 电渗析 (68) 反渗透法 (69) 蒸发锅 (70) 隔沫装置 (71) 冷凝器 (72) 磷脂 (73) 蛋白质 (74) 脂多糖 (75) 脂多糖 (76) 耐热性 (77) 过滤性 (78) 水溶性 (79) 水溶性 (80) 不挥发性

(81) 颈 (82) 粉末 (83) 20 (84) 曲颈 (85) 曲颈易折 (86) 中性 (87) 含钡 (88) 含锆 (89) 中性 (90) 含钡 (91) 含锆 (92) 稀 (93) 浓 (94) 稀 (95) 150 (96) 1~2 (97) 表面 (98) 深层 (99) 微粒半径的四次方 (100) 压力 (101) 黏度 (102) 滤过层的厚度 (103) 易于脱砂 (104) 吸附性 (105) 难清晰 (106) 拉封 (107) 顶封 (108) 封口不严 (109) 大头 (110) 鲎试剂法 (111) 家兔法 (112) 家兔法 (113) 输液 (114) 电解质输液 (115) 营养输液 (116) 直接水洗 (117) 酸洗 (118) 碱洗 (119) 澄明度 (120) 染菌 (121) 热原 (122) 大豆磷脂 (123) 普朗尼克 F-18 (124) 水 (125) 湿热 (126) 注射用冷冻干燥制品 (127) 注射用无菌分装品 (128) 装量 (129) 澄明度 (130) 无菌度 (131) 预冻 (132) 升华干燥 (133) 再干燥 (134) 含水量偏高 (135) 喷瓶 (136) 5~9 (137) 0.6%~1.5% (138) 绝对无菌 (139) 单 (140) 抑菌剂 (141) 致病

四、问答题

1. 答:原水处理(原水细滤→电渗析法及反渗透法→离子交换法)→蒸馏法制备注射用水(塔式和亭式蒸馏水器、多效蒸馏水器和气压式蒸馏水器)。
2. 答:一般质量要求包括:无菌、无热原、澄明度、安全性、渗透压(血浆的渗透压相等或接近)、pH(在4~9的范围)、稳定性、降压物质。
3. 答:灭菌与无菌制剂主要是指直接注入体内或直接接触创伤面、黏膜等的一类制剂,在使用前必须保证处于无菌状态。限菌制剂是指允许一定限量的微生物存在,但不得有规定控制菌存在的药物制剂。
4. 答:注射剂的特点:药效迅速、作用可靠;可用于不宜口服给药的患者;可用于不宜口服的药物;发挥局部定位作用;注射给药不方便且注射时疼痛;制造过程复杂,生产费用较大,价格较高。

   给药途径:皮内注射、皮下注射、肌内注射、静脉注射、脊椎腔注射、动脉内注射、其他(心内注射、关节内注射、滑膜腔内注射、穴位注射以及鞘内注射等)。
5. 答:影响吸收的因素:药物从眼睑缝隙的损失;药物从外周血管消除;pH 与 pKa 值;刺激性;表面张力;黏度。
6. 答:维生素 C——主药;碳酸氢钠——pH 调节剂;焦亚硫酸钠——抗氧剂;依地酸二钠——络合剂;注射用水——溶剂。

五、计算题

1. 解:设使成等渗溶液需加氯化钠 Xg

   已知:1%氯化钠的冰点下降值为0.58℃,1%盐酸丁卡因的冰点下降值为0.109℃

   据 $$W=\frac{0.52-c\cdot a}{b}\cdot\frac{V}{100}=\frac{0.52-1\cdot 0.109}{0.58}\cdot\frac{200}{100}=1.42(\text{g})$$

   答:配制1%盐酸丁卡因溶液200ml,使成等渗,需加氯化钠1.42g。
2. 解:设使成等渗溶液需加氯化钠 Xg

   已知:1%氯化钠的冰点下降值为0.58℃,1%盐酸丁卡因的冰点下降值为0.109℃

据 $W=\frac{0.52-c\cdot a}{b}\cdot\frac{V}{100}=\frac{0.52-2\cdot 0.109}{0.58}\cdot\frac{200}{100}=1.04(g)$

答：配制 2% 盐酸丁卡因溶液 500ml，使成等渗，需加氯化钠 1.04g。

3. 解：设使 100ml 水成等渗溶液需加盐酸丁卡因 Xg

已知：1% 盐酸丁卡因的冰点下降值为 0.109℃

据 $W=\frac{0.52-c\times a}{b}\cdot\frac{V}{100}=\frac{0.52-0\times 0}{0.109}\cdot\frac{100}{100}=4.77(g)$

使 100ml 水成等渗溶液需加盐酸丁卡因 4.77g，所以盐酸丁卡因的等渗浓度为 4.77%。

答：盐酸丁卡因的等渗浓度为 4.77%。

4. 解：设使成等渗溶液需加葡萄糖 Xg

据 $W=\frac{0.52-c\cdot a}{b}\cdot\frac{V}{100}=\frac{0.52-1\cdot 0.109}{0.091}\cdot\frac{200}{100}=9.03(g)$

答：使成等渗溶液需加葡萄糖 9.03g。

5. 解：设使 100ml 水成等渗溶液需加盐酸丁卡因 Xg

据 $X=(0.9-c\times 0.18)\cdot\frac{V}{100}$

$0=(0.9-X\cdot 0.18)\cdot\frac{100}{100}\Rightarrow x=5(g)$

答：盐酸丁卡因的等渗浓度为 5%。

6. 解：设使成等渗溶液需加氯化钠 Xg

据 $X=(0.9-c\cdot 0.18)\cdot\frac{V}{100}$

$X=(0.9-1\cdot 0.18)\cdot\frac{200}{100}=1.44(g)$

答：配制 1% 盐酸丁卡因溶液 200ml，使成等渗，需加氯化钠 1.44g。

7. 解：已知无水葡萄糖的氯化钠等渗当量为 0.18g，0.9% 氯化钠溶液等渗，

因此 $W=(0.9/0.18)\cdot 1000/100=50(g)$

答：配制 1000ml 葡萄糖等渗溶液需加无水葡萄糖 50g。

8. 解：设配制 2% 盐酸麻黄碱溶液 200ml，欲使其等渗，需加入 X 克氯化钠或 Y g 无水葡萄糖

据 $X=(0.9-c\cdot 0.18)\cdot\frac{V}{100}$

$X=(0.9-2\cdot 0.28)\cdot\frac{200}{100}=0.68(g)$

即配制 2% 盐酸麻黄碱溶液 200ml，欲使其等渗，需加入 0.68 克氯化钠。

已知无水葡萄糖的氯化钠等渗当量为 0.18，即与 1g 葡萄糖等渗的氯化钠的量为 0.18g。

$1:0.18=Y:0.68$，得 $Y=3.78(g)$

答：配制 2% 盐酸麻黄碱溶液 200ml，欲使其等渗，需加入 0.68 克氯化钠或 3.78g 葡萄糖。

第四章 固体制剂-1（散剂、颗粒剂、片剂、片剂的包衣）

一、选择题

1. C　2. C　3. B　4. C　5. C　6. E　7. D　8. C　9. E　10. D
11. A　12. D　13. B　14. C　15. E　16. C　17. C　18. C　19. A　20. C
21. E　22. B　23. A　24. D　25. D　26. D　27. C　28. C　29. A　30. A
31. D　32. C　33. B　34. D　35. A　36. A　37. C　38. C　39. A　40. C
41. A　42. A　43. E　44. B　45. E　46. B　47. D　48. A　49. A　50. D
51. A　52. C　53. B　54. A　55. B　56. C　57. A　58. A　59. A　60. A
61. D　62. E　63. B　64. B　65. B　66. C　67. A　68. C　69. A　70. C
71. A　72. E　73. D　74. B　75. D　76. C　77. B　78. D　79. B　80. D
81. B　82. A　83. B　84. B　85. B　86. B　87. C　88. B　89. A　90. E
91. C　92. E　93. C　94. B　95. C　96. E　97. A　98. C　99. C　100. E
101. E　102. E　103. C　104. B　105. E　106. C　107. B　108. B　109. C　110. C
111. D　112. D　113. E　114. C　115. D　116. D　117. C　118. C　119. B　120. B
121. E　122. D　123. E　124. A　125. C　126. A　127. A　128. C　129. E　130. B
131. E　132. E　133. D　134. A　135. E　136. D　137. E　138. A　139. D　140. A
141. E　142. C　143. B　144. C　145. B　146. D　147. A　148. E　149. E　150. C
151. D　152. B　153. A　154. B　155. D　156. A　157. E　158. C　159. C　160. E
161. A　162. E　163. B　164. D　165. B　166. C　167. E　168. A　169. A　170. B
171. C　172. E　173. D　174. C　175. E　176. B　177. C　178. A　179. C　180. E
181. A　182. D　183. B　184. C　185. D　186. E　187. B　188. A　189. C　190. D
191. D　192. A　193. B　194. D　195. C　196. C　197. C　198. D　199. E　200. C
201. A　202. D　203. E　204. B　205. A　206. D　207. D　208. B　209. E　210. A
211. C　212. A　213. D　214. B　215. C　216. A　217. D　218. B　219. E　220. C
221. B　222. B　223. A　224. D　225. E　226. D　227. E　228. E　229. D　230. C

二、是非题

1. F　2. T　3. T　4. T　5. F　6. F　7. T　8. F　9. F　10. F
11. F　12. F

三、填空题

(1) 溶出　(2) 溶液剂　(3) 乳剂　(4) 片剂　(5) 药物粒子表面积　(6) 药物的溶解度
(7) 6　(8) 7　(9) 9　(10) 粉碎　(11) 过筛　(12) 分剂量　(13) 粉碎度　(14) 50
(15) 60　(16) 热敏性　(17) 低　(18) 冲眼　(19) 编织　(20) 中国药典
(21) 工业标准　(22) 对流混合　(23) 剪切混合　(24) 扩散混合

(25) 标准偏差或方差　(26) 混合度　(27) 等量递加　(28) 密度大的放在上面　(29) 0.1　(30) 0.01　(31) 0.01　(32) 0.001　(33) 0.001　(34) 搅拌　(35) 研磨　(36) 过筛　(37) 目测法　(38) 重量法　(39) 容量法　(40) 颗粒剂　(41) 可溶性　(42) 混悬性　(43) 泡腾性　(44) 口服　(45) 口腔　(46) 皮下用　(47) 小儿　(48) 崩解困难　(49) 21　(50) 16　(51) 180　(52) 舌下　(53) 颊额　(54) 口含片　(55) 稀释剂　(56) 润湿剂　(57) 黏合剂　(58) 乳糖　(59) 预胶化淀粉　(60) 维晶纤维素　(61) 流动性　(62) 可压性　(63) 干黏合性　(64) 干黏合剂　(65) 蒸馏水　(66) 乙醇　(67) 8　(68) 15　(69) 煮浆法　(70) 冲浆法　(71) 维晶纤维素　(72) 甲基纤维素　(73) 羟丙基纤维素　(74) 羟丙基甲基纤维素　(75) 羧甲基纤维素钠　(76) 乙基纤维素　(77) 聚维酮　(78) 聚乙二醇　(79) 羧甲基淀粉钠　(80) 低取代羟丙基纤维素　(81) 交联羧甲基纤维素钠　(82) 交联聚维酮　(83) 聚乙烯醇　(84) 维晶纤维素　(85) 可压性淀粉　(86) 缓释片　(87) 口含片　(88) 咀嚼片　(89) 舌下片　(90) 水不溶性　(91) 微溶性　(92) 易溶性　(93) 内加法　(94) 外加法　(95) 内外加法　(96) 助流剂　(97) 抗黏剂　(98) 润滑剂　(99) 崩解　(100) 溶出　(101) 微粉硅胶　(102) 轻质液蜡　(103) 己烷　(104) 流动　(105) 压缩成型　(106) 润滑　(107) 湿法制粒　(108) 干法制粒　(109) 直接粉末压片　(110) 压片法　(111) 滚压　(112) 湿热敏感　(113) 压缩成型性　(114) 螺旋挤压　(115) 旋转　(116) 摇摆　(117) 制软材　(118) 起模　(119) 泛制　(120) 压实　(121) 混合　(122) 捏合　(123) 制粒　(124) 操作简单　(125) 混合　(126) 制粒　(127) 干燥　(128) 流化床制粒　(129) 干燥　(130) 热能　(131) 质量　(132) 被干燥物　(133) 干燥介质　(134) 空气湿度　(135) 相对湿度　(136) 平衡水　(137) 自由水　(138) 结合水　(139) 非结合水　(140) 湿基　(141) 干基　(142) 干基　(143) 湿基　(144) 干燥速度　(145) 干燥失重　(146) 费休法　(147) 甲苯　(148) 上下冲　(149) 模圈　(150) 压力　(151) 片重　(152) 推片　(153) 压力　(154) 片重　(155) 16　(156) 19　(157) 27　(158) 55　(159) 75　(160) 单　(161) 双　(162) 抗张强度　(163) 脆碎度　(164) 压缩成型性　(165) 熔点　(166) 结晶形态　(167) 润滑剂　(168) 水分　(169) 压力　(170) 混合不均匀　(171) 可溶性成分迁移　(172) 溶出度或释放度　(173) 口含片　(174) 咀嚼片　(175) 15　(176) 60　(177) 60　(178) 60　(179) 2　(180) 60　(181) 多　(182) 泡罩　(183) 窄条　(184) 糖　(185) 薄膜　(186) 压制　(187) 片芯　(188) 隔离层　(189) 粉衣层　(190) 打光　(191) 30　(192) 50

四、问答题

1. 答：挤压制粒方法、转动制粒方法、高速搅拌制粒方法、流化床制粒方法、复合型制粒方法、喷雾制粒方法、液相中晶析制粒。
2. 答：包衣的目的有以下几方面：① 避光、防潮，以提高药物的稳定性；② 遮盖药物的不良气味，增加患者的顺应性；③ 隔离配伍禁忌成分；④ 采用不同颜色包衣，增加药物的识别能力,增加用药的安全性;⑤包衣后表面光洁,提高流动性;⑥提高美观度;⑦改变药物释放的位置及速度。

3. 答:(1) 口服用片剂:普通片、包衣片、泡腾片、咀嚼片、分散片、缓释片或控释片、多层片。
   (2) 口腔用片剂:舌下片、口含片、颊额片。
   (3) 皮下给药片剂:植入片、皮下注射用片。
   (4) 外用片剂:溶液片、阴道片。
4. 答:各组分的混合比例、各组分的密度、各组分的黏附性与带电性、含液体或易吸湿成分、形成低共熔混合物。
5. 答:

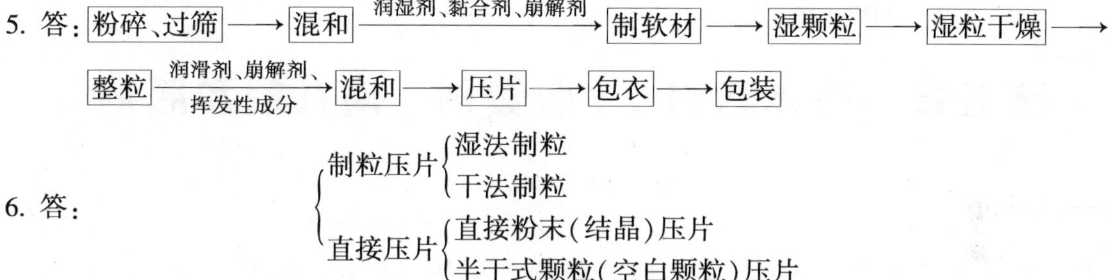

7. 答:可压性、熔点、结晶态与结晶水、黏合剂、润滑剂、水分、压力。
8. 答:
   (1) 裂片:片剂从腰间裂开或从顶部、底部裂开的现象。原因:片剂的弹性复原及压力不均匀,黏合剂选择不当或用量不足,细粉过多,压力过大。
   (2) 松片:片剂受振动易松散破碎。原因:硬度不够,调节压力、黏合剂。
   (3) 黏冲 :冲头或冲模上粘着细粉,片面粗糙不平或有凹痕。原因:含水量过多,润滑剂使用不当,冲头粗糙,湿度大。
   (4) 片重差异超限,原因:颗粒流动性不好、颗粒大小不匀、细粉太多、加料斗内颗粒时多时少、冲头与膜孔吻合性不好。
   (5) 崩解迟缓:水分的透入是片剂崩解的首要条件,水分透入的快慢与片剂内部的孔隙有关。原因:压缩力、可溶性成分与润滑剂、物料的压缩成形与黏合剂、崩解剂。
   (6) 溶出超限:片剂在规定的时间内未能溶解出规定量的药物,即为溶出超限或称为溶出度不合格,这将使片剂难以发挥其应有的疗效,因为片剂口服后,必须经过崩解、溶出、吸收等几个过程,其中任何一个环节发生问题都将影响药物的实际疗效。
   (7) 片剂中的药物含量不均匀:小剂量的药物易出现,原因:混合不均匀、可溶性成分的迁移。

五、处方分析

1. 【处方】

TMP	1 000g	[抗菌增效药]
SMZ	5 000g	[抗菌药]
10%淀粉糊	适量	[黏合剂]
硬脂酸镁	1%	[润滑剂]
淀粉	3%	[填充剂、崩解剂]
制成	10 000 片	

2. 【处方】

乙酰水杨酸(阿司匹林)	268g	解热镇痛药
对乙酰氨基酚(扑热息痛)	136g	解热镇痛药
咖啡因	33.4g	协同治疗
淀粉	266g	填充剂、崩解剂
淀粉浆(15%~17%)	85g	黏合剂
滑石粉	25g(5%)	润滑剂
轻质液体石蜡	2.5g	使滑石粉更易黏附在颗粒表面
酒石酸	2.7g	有效减少乙酰水杨酸水解

制成1 000片。

第五章　固体制剂-2(胶囊剂、滴丸剂和膜剂)

一、选择题

1. A　2. C　3. D　4. A　5. C　6. D　7. D　8. B　9. D　10. E
11. B　12. C　13. B　14. D　15. B　16. B　17. C　18. D　19. B　20. C
21. B　22. C　23. D　24. E　25. C　26. A　27. C　28. D　29. B　30. E
31. A　32. E　33. A　34. C　35. A　36. E　37. C　38. B　39. D　40. B
41. C　42. E　43. A　44. D　45. B　46. B　47. D　48. A

二、是非题

1. F　2. T　3. F

三、填空题

(1) 胶囊剂　(2) 硬　(3) 软　(4) 酸　(5) 7　(6) 9　(7) 碱　(8) 4.7　(9) 5.2　(10) 溶胶　(11) 蘸胶　(12) 干燥　(13) 拔壳　(14) 切割　(15) 整理　(16) 1000　(17) 10　(18) 25　(19) 35　(20) 45　(21) 8　(22) 0　(23) 5　(24) 小　(25) 大　(26) 大　(27) 小　(28) 0.4　(29) 0.6　(30) 滴制　(31) 压制　(32) 载药　(33) 小　(34) 重量差异　(35) 聚合度　(36) 醇解度　(37) 匀浆制膜法　(38) 热塑制膜法　(39) 复合制膜法

四、问答题

1. 答:胶囊剂具有如下一些特点:① 能掩盖药物的不良嗅味、提高药物稳定性;② 药物在体内的起效快;③ 液态药物固体剂型化;④ 可延缓药物的释放和定位释药。
2. 答:根据其聚合度和醇解度不同,有不同的规格和性质。
3. 答:肠溶胶囊的制备有两种方法,一种是明胶与甲醛作用生成甲醛明胶,使明胶无游离氨基存在,失去与酸结合能力,只能在肠液中溶解。但此法制得的肠溶胶囊肠溶性极不稳定。另一类方法是在明胶壳表面包被肠溶衣料。

第六章　半固体制剂

一、选择题

1. C　2. B　3. D　4. C　5. B　6. D　7. D　8. C　9. A　10. E
11. B　12. C　13. C　14. E　15. A　16. E　17. B　18. B　19. B　20. D
21. C　22. E　23. B　24. A　25. E　26. B　27. E　28. E　29. A　30. E
31. C　32. C　33. A　34. D　35. C　36. E　37. A　38. C　39. E　40. D
41. E　42. A　43. B　44. E　45. D　46. B　47. C　48. B　49. E　50. C
51. E　52. E　53. E　54. D　55. E　56. D　57. D　58. D　59. C　60. A
61. B　62. B　63. E　64. D　65. E　66. E　67. E　68. E　69. E　70. A
71. C　72. B　73. C　74. E　75. D　76. E　77. A　78. C　79. A　80. B
81. E　82. D　83. E　84. D　85. C　86. A　87. A　88. E　89. C　90. B
91. A　92. C　93. E　94. D　95. A　96. E　97. E　98. A　99. B　100. E
101. B　102. C　103. A　104. A　105. C　106. E　107. B　108. D　109. C　110. E
111. A　112. C　113. B　114. E　115. B　116. A　117. A　118. C　119. D

二、是非题

1. F　2. T　3. F　4. T　5. F　6. T　7. F　8. T　9. T　10. T
11. F　12. F　13. T　14. F　15. F　16. F　17. F　18. T　19. T　20. T
21. F　22. T　23. F　24. F　25. T　26. T　27. T　28. F　29. F

三、填空题

(1) 溶液　(2) 混悬　(3) 乳剂　(4) 油　(5) 乳剂　(6) 水　(7) 水合　(8) 水不溶性　(9) 固体石蜡　(10) 液体石蜡　(11) 羊毛脂　(12) 100　(13) O/W　(14) W/O　(15) 防腐　(16) 甘油　(17) 山梨醇　(18) 研磨　(19) 熔融　(20) 乳化　(21) 离体皮肤　(22) 凝胶扩散　(23) 半透膜扩散　(24) 凡士林　(25) 水一份　(26) 液体石蜡一份　(27) 150　(28) 1　(29) 2　(30) 灭菌　(31) 无菌　(32) 抑菌　(33) 抗菌　(34) 单　(35) 双　(36) 双　(37) 肛门　(38) 阴道　(39) 6　(40) α　(41) β　(42) γ　(43) β^1　(44) β　(45) 2/3　(46) 甘油　(47) 水　(48) 甘油　(49) 吸水　(50) 冷压　(51) 热熔　(52) 软肥皂　(53) 甘油　(54) 95% 乙醇　(55) 油　(56) 液体石蜡　(57) 植物油　(58) 可可豆汁　(59) PEG　(60) 置换价　(61) 水　(62) 油　(63) 2　(64) 4　(65) 8.5　(66) 水

四、问答题

1. 答:常用的基质主要有:油脂性基质,乳剂型基质及亲水或水溶性基质。油脂性基质包括凡士林、羊毛脂、蜂蜡与鲸蜡、二甲基硅油。乳剂型基质常用的乳化剂有皂类、脂肪醇硫酸(酯)钠类、高级脂肪酸及多元醇酯类、聚氧乙烯醚的衍生物类。水或水溶性基质包括CM C-Na、聚乙二醇。

2. 答:释放度检查法如表玻片法;体外试验法有离体皮肤法、凝胶扩散法、半透膜扩散法和微生物法;体内试验法。

五、处方分析

1. 【处方】

组分	用量	作用
水杨酸	50g	[主药]
甘油	120g	[保湿剂]
硬脂酸甘油酯	70g	[W/O 乳化剂,辅助乳化剂]
十二烷基硫酸钠	10g	[O/W 乳化剂]
硬脂酸	100g	[油相,可增加基质的稠度]
羟苯乙酯	1g	[防腐剂]
白凡士林	120g	[油相]
液体石蜡	100g	[油相,可调节稠度]
蒸馏水	480ml	[水相]

该软膏为 O/W 类型软膏

2. 【处方】

组分	用量	作用
水杨酸	1g	[主药]
单硬脂酸甘油酯	4g	[W/O 乳化剂,辅助乳化剂]
硬脂酸	1g	[乳化剂(与三乙醇胺形成新生皂)]
羊毛脂	1g	[油相,吸水便于成乳剂型基质]
液体石蜡	2g	[油相,调节稠度]
甘油	1g	[水相,保湿剂]
十二烷基硫酸钠	0.1g	[O/W 乳化剂]
三乙醇胺	0.3g	[与三乙醇胺形成新生皂]
尼泊金 A	0.01g	[防腐剂]
蒸馏水	10g	[水相]

该软膏为 O/W 类型软膏

3. 【处方】

组分	用量	作用
单硬脂酸甘油酯	120g	[W/O 乳化剂,增加稠度]
蜂蜡	50g	[油相,增加稠度]
石蜡	50g	[油相,增加稠度]
白凡士林	50g	[油相]
液体石蜡	250g	[油相,调节稠度]
油酸山梨坦	20g	[W/O 乳化剂]
聚山梨酯 80	10g	[O/W 乳化剂,辅助乳化剂]
羟苯乙酯	1g	[防腐剂]
蒸馏水加至	1 000g	[水相]

该软膏为 W/O 类型软膏

六、计算题

解:设需用可可豆油 Xg

据 $DV = \dfrac{W}{G - (M - W)}$

已知:$W = 1.5$ g, $G = 3$ g, $M = 3.7$g,则 $DV = \dfrac{1.5}{3 - (3.7 - 1.5)} = 1.875$

又知:欲制备阴道栓 8 枚(n),每枚内含主药 1.0g(y)

$X = \left(G - \dfrac{y}{DV}\right) \cdot n = \left(3 - \dfrac{1}{1.875}\right) \times 8 = 19.73(\text{g})$

答:若制备阴道栓 8 枚,每枚内含主药 1.0g,需用可可豆油 19.73g。

第七章　气雾剂、喷雾剂与粉雾剂

一、选择题

1. D　2. C　3. C　4. C　5. D　6. E　7. E　8. A　9. A　10. C
11. C　12. E　13. A　14. A　15. C　16. D　17. E　18. A　19. A　20. E
21. A　22. B　23. B　24. D　25. E　26. C　27. D　28. B　29. D　30. B
31. E　32. A　33. D　34. B　35. E　36. C　37. A　38. D　39. C　40. E
41. B　42. C　43. D　44. A　45. B　46. E　47. C　48. A　49. E　50. A
51. A　52. D　53. C　54. E　55. A　56. C　57. B　58. E　59. A　60. D
61. A　62. C　63. B

二、是非题

1. T　2. F　3. T　4. F　5. F　6. F　7. T　8. T　9. F　10. T
11. F

三、填空题

(1) 速效　(2) 定位　(3) 稳定　(4) 成本　(5) 致冷　(6) 心脏　(7) 溶液　(8) 混悬　(9) 乳剂　(10) 溶液　(11) 混悬　(12) 乳剂　(13) 呼吸的气流　(14) 微粒大小　(15) 药物的性质　(16) 0.5　(17) 5　(18) 药物　(19) 抛射剂　(20) 附加剂　(21) 阀门系统　(22) 耐压容器　(23) 氟氯烷烃　(24) 碳氢化合物　(25) 压缩气体　(26) 脂　(27) 大气臭氧层　(28) 丙烷　(29) 正丁烷　(30) 异丁烷　(31) 氟氯烷烃　(32) 二氧化碳　(33) 氮气　(34) 一氧化氮　(35) 潜溶　(36) 助悬　(37) 润湿　(38) 分散　(39) 0.03　(40) 0.005　(41) 5　(42) 10　(43) 小　(44) 抛射剂　(45) 容器、阀门系统　(46) 药物的配制　(47) 抛射剂的填充　(48) 压　(49) 冷　(50) 抛射剂　(51) 机械或手动泵　(52) 单　(55) 多　(54) 溶液　(55) 混悬　(56) 舌下　(57) 鼻黏膜　(58) 胶囊　(59) 泡囊　(60) 多剂量贮库　(61) 干粉吸入

(62) 10 (63) 5

四、问答题

1. 答:气雾剂的主要优点有:① 具有速效和定位作用,如治疗哮喘的气雾剂可使药物粒子直接进入肺部,吸入两分钟即能显效;② 药物密闭于容器内能保持药物清洁无菌,且由于容器不透明,避光且不与空气中的氧或水分直接接触,增加了药物的稳定性;③ 使用方便,药物可避免胃肠道的破坏和肝脏首过作用;④ 可以用定量阀门准确控制剂量。

但气雾剂具有以下缺点:需要耐压容器、阀门系统和特殊的生产设备,所以生产成本高;抛射剂有高度挥发性因而具有致冷效应,多次使用于受伤皮肤上可引起不适与刺激;氟氯烷烃类抛射剂在动物或人体内达一定浓度都可致敏心脏,造成心律失常,故治疗用的气雾剂对心脏病患者不适宜。

2. 答:影响药物在呼吸系统分布的因素:① 呼吸的气流:气流状态、呼吸量、呼吸频率有关。② 微粒的大小。③ 药物的性质:分子量及脂溶性。

3. 答:按分散系统分类气雾剂可分为溶剂型、混悬型和乳剂型气雾剂。

4. 答:① 水分含量要极低,应在 0.03% 以下;② 药物的粒度极小,应在 5μm 以下,不得超过 10μm;③ 在不影响生理活性的前提下,选用在抛射剂中溶解度最小的药物衍生物,以免在储存过程中药物微晶粒变粗;④ 调节抛射剂和(或)混悬固体的密度,尽量使两者密度相等;⑤ 添加适当的助悬剂。

5. 答:射剂一般可分为氟氯烷烃、碳氢化合物及压缩气体三类。抛射剂的填充有压灌法和冷灌法两种。

第八章 浸出技术与中药制剂

一、选择题

1. A 2. E 3. C 4. D 5. A 6. D 7. A 8. D 9. B 10. B
11. B 12. C 13. E 14. C 15. D 16. D 17. C 18. C 19. E 20. C
21. A 22. B 23. C 24. E 25. A 26. E 27. D 28. E 29. C 30. E
31. A 32. B 33. D 34. D 35. B 36. A 37. B 38. E 39. B 40. A
41. B 42. E 43. A

二、是非题

1. T 2. T 3. F 4. T 5. F 6. T 7. F 8. F 9. T 10. F
11. T 12. F 13. T

三、填空题

(1) 溶剂 (2) 方法 (3) 有效成分 (4) 水 (5) 醇 (6) 含糖 (7) 精制 (8) 综合 (9) 缓和持久 (10) 毒副作用 (11) 有效成分 (12) 剂量 (13) 药材品质检查

(14) 药材的粉碎 (15) 药材来源于品种 (16) 有效成分 (17) 含水量 (18) 单独 (19) 药材固相 (20) 液相 (21) 浸润与渗透 (22) 解吸与溶解 (23) 扩散 (24) 置换 (25) 煎煮 (26) 渗漉 (27) 浸渍 (28) 超临界萃取 (29) 大孔树脂吸附 (30) 有效成分 (31) 热 (32) 湿 (33) 黏 (34) 无组织结构 (35) 破坏 (36) 挥发 (37) 高 (38) 低 (39) 新鲜 (40) 易膨胀 (41) 自然 (42) 沸腾 (43) 热 (44) 置换 (45) 蒸汽 (46) 白酒 (47) 乙醇 (48) 溶解 (49) 浸膏 (50) 10 (51) 20 (52) 渗漉 (53) 浸渍 (54) 稀释 (55) 溶解 (56) 部分 (57) 1 (58) 不同浓度乙醇 (59) 水 (60) 全部 (61) 2~5 (62) 膏滋 (63) 滋补 (64) 治疗 (65) 水醇法 (66) 蒸馏法 (67) 有效成分 (68) 有效部位 (69) 原药材

四、问答题

1. 答:常用浸出制剂的分类:水浸出剂型、含醇浸出剂型、含糖浸出剂型、精制浸出剂型。
浸出制剂的特点:具有药材各浸出成分的综合作用,有利于发挥某些成分的多效性;作用缓和持久,毒性较低;提高有效成分的浓度,减少剂量,便于服用。
2. 答:药材的预处理包括:
(1) 药材品质检查:药材的来源与品种的鉴定、有效成分或总浸出物的测定、含水量测定。
(2) 药材的粉碎:药材的性质不同,粉碎的要求不同,可采用不同的粉碎方法。
3. 答:影响浸出的因素包括:浸出溶剂(水、乙醇);药材的粉碎粒度;浸出温度;浓度梯度;浸出压力;药材与溶剂相对运动速度;新技术的应用。
4. 答:
(1) 控制药材的质量。
(2) 严格控制提取过程。
(3) 控制浸出制剂的理化指标:鉴别、含量控制(药材比量法、化学测定法、生物测定法、鉴别及检查)。
5. 答:① 浸出效率高;② 浸出液浓度亦较高,单位重量浸出液浓缩时消耗的热能少;③ 浸出速度快。

第九章 药物溶液的形成理论

一、选择题

1. D 2. C 3. B 4. A 5. E 6. B 7. C 8. A 9. C 10. B
11. C 12. C 13. E 14. C 15. B 16. D 17. D 18. C 19. D 20. C
21. D 22. C 23. B 24. E 25. E 26. C

二、填空题

(1) 介电常数 (2) 溶解度参数 (3) 大 (4) 小 (5) 溶解度参数 (6) δ

(7) 正辛醇 (8) 特性溶解度 (9) 无水物 (10) 有机化物 (11) 2000 (12) 0.1 (13) 100 (14) 潜溶 (15) 助溶 (16) 有机酸及其钠盐 (17) 酰胺类 (18) 增溶 (19) 15~18 (20) 增溶剂种类 (21) 药物性质 (22) 加入顺序 (23) Noyes-Whitney (24) 固体的表面积 (25) 扩散层厚度 (26) 渗量 (27) Osm (28) 冰点降低法 (29) 0.9%氯化钠 (30) 等 (31) 高 (32) 低

三、问答题

1. 答:影响药物溶解度的因素及增加药物溶解度的方法

(1) 药物溶解度与分子结构:"相似相溶"。有机弱酸弱碱药物制成可溶性盐可增加其溶解度,难溶性药物分子中引入亲水基团也可增加在水中的溶解度。

(2) 溶剂化作用与水合作用。

(3) 多晶型的影响:在多数情况下,溶解度和溶解速度按水合物<无水物<有机化物的顺序排列。

(4) 粒子大小的影响:对于可溶性药物,粒子大小对溶解度影响不大,而对于难溶性药物,粒子大小在 0.1~100nm 时溶解度随粒径减小而增加。

(5) 温度的影响:温度对溶解度影响取决于溶解过程是吸热 $\Delta Hs>0$,还是放热 $\Delta Hs<0$。当 $\Delta Hs>0$ 时,溶解度随温度升高而升高;如果 $\Delta Hs<0$ 时,溶解度随温度升高而降低。

(6) pH 与同离子效应:多数药物为有机弱酸、弱碱及其盐类,这些药物在水中溶解度受 pH 影响很大。若药物的解离型或盐型是限制溶解的组分,则其在溶液中的相关离子的浓度是影响该药物溶解度大小的决定因素。

(7) 混合溶剂的影响:潜溶剂可以提高药物溶解度。

(8) 添加物:加入助溶剂、加入增溶剂。

2. 答:固体的表面积;温度;溶出介质的体积;扩散系数;扩散层的厚度。

第十章 表面活性剂

一、选择题

1. A 2. D 3. B 4. D 5. B 6. A 7. D 8. A 9. C 10. C
11. D 12. C 13. C 14. E 15. B 16. B 17. C 18. A 19. C 20. D
21. B 22. E 23. A 24. B 25. D 26. D 27. E 28. C 29. B 30. D
31. C 32. B 33. E 34. B 35. E 36. E 37. D 38. B 39. B 40. C
41. C 42. E 43. B 44. C 45. C 46. C 47. B 48. C 49. C 50. B
51. C 52. A 53. E 54. D 55. E 56. B 57. D 58. E 59. C 60. D
61. E 62. D 63. C 64. A 65. B 66. C 67. A 68. D 69. B 70. E
71. C 72. D 73. E 74. B 75. B 76. A 77. D 78. B 79. B 80. E
81. A 82. C

二、是非题

1. T　2. F　3. T　4. F　5. F　6. F　7. F　8. F　9. T　10. T
11. F　12. F

三、填空题

(1) 表面活性　(2) 显著　(3) 非极性烃链　(4) 极性基团　(5) 正吸附　(6) 离子型
(7) 非离子型　(8) 阳　(9) 阴　(10) 两性　(11) 阴离子　(12) 乳化　(13) 分散油
(14) 酸　(15) 5 价氮原子　(16) 杀菌　(17) W/O　(18) 增溶　(19) 乳化　(20) 润湿
(21) 泊洛沙姆 188　(22) CMC　(23) HLB　(24) 3～6　(25) 8～18　(26) 增溶剂
(27) 润湿剂　(28) 增溶　(29) MAC　(30) 离子　(31) 下限　(32) 非离子
(33) 上限　(34) 增溶质　(35) 增溶剂　(36) 溶剂　(37) 乳化　(38) 润湿
(39) 助悬　(40) 去污剂　(41) 杀菌　(42) 阳离子　(43) 阴离子　(44) 非离子

四、问答题

1. 答:当表面活性剂的正吸附到达饱和后继续加入表面活性剂,其分子则转入溶液中,形成亲油基团向内,亲水基团向外、在水中稳定分散、大小在胶体粒子范围的胶束。非极性物质可以完全进入胶束内烃核非极性环境被增溶;两亲分子则以其非极性基插入胶束烃核,极性基则伸入胶束栅状层和亲水基中;极性较强的分子可完全被胶束的亲水基团所增溶。
2. 答:表面活性剂在溶液表面层聚集、产生定向排列,形成正吸附。正吸附改变了溶液表面的性质,最外层呈现出碳氢链性质,从而表现出较低的表面张力。
3. 答:(1) 离子表面活性剂
   1) 阴离子表面活性剂:高级脂肪酸盐,如一价皂;硫酸化物,如硫酸化蓖麻油;磺酸化物,如二辛基琥珀酸磺酸钠。
   2) 阳离子表面活性剂:苯扎氯铵和苯扎溴铵。
   3) 两性离子表面活性剂:卵磷脂;氨基酸型和甜菜碱型。
   (2) 非离子表面活性剂
   1) 脂肪酸甘油酯:脂肪酸单甘油酯。
   2) 多元醇型:蔗糖脂肪酸酯;脂肪酸山梨坦(如司盘 65);聚山梨酯(如吐温 80)。
   3) 聚氧乙烯型:聚氧乙烯脂肪酸酯(如卖泽);聚氧乙烯脂肪醇醚(如苄泽)。
   4) 聚氧乙烯-聚氧丙烯共聚物:泊洛沙姆。
4. 答:解:设需 span60 Xg;tween80 Yg

   已知:混合表面活性剂 150g,$HLB_{混合} = 10.31$

   据　$X + Y = 150$

   $$\frac{X \times HLB_{span60} + Y \times HLB_{tween80}}{X + Y} = 10.31$$

   $X = 67.5g$;$Y = 82.5g$

   答:配制 HLB 值为 10.31 的混合表面活性剂 150g,需分别用 67.5g span60 和 82.5g tween80 进行配制。

第十一章 药物微粒分散系的基础理论

一、选择题

1. D 2. B 3. C 4. C 5. A 6. B 7. C 8. D 9. D 10. D
11. C 12. E 13. E 14. D 15. D 16. D 17. C 18. C

二、填空题

(1) 分散体系 (2) 分散相 (3) 分散介质 (4) 多 (5) 热力学 (6) 布朗运动
(7) 电泳 (8) 电子显微镜 (9) 激光散射 (10) 50 (11) 0.1~3 (12) 7~12
(13) 微观 (14) 宏观 (15) 散射 (16) 透射 (17) 反 (18) 快 (19) 动电位
(20) ζ (21) 大 (22) 絮凝 (23) 絮凝 (24) 强 (25) ζ (26) 反絮凝
(27) 反絮凝 (28) 吸引 (29) 吸引 (30) 弱 (31) 临界聚沉 (32) 聚沉值
(33) 微粒 (34) 溶剂 (35) 厚 (36) 好 (37) 电解质 (38) 水 (39) 非水
(40) 大小 (41) 浓度

三、问答题

1. 答:微粒分散体系是典型的多相分散体系,存在大量的相界面。随着微粒粒径的变小,表面积 A 不断增加,此时表面自由能的增加,因而会出现热力学不稳定现象。
2. 答:在微粒分散体系中加入一定量的某种电解质,可能中和微粒表面的电荷,降低双电层的厚度,降低表面所负的电量,使微粒间的斥力下降,从而使微粒的物理稳定性下降,出现絮凝状态。如果在微粒体系中加入某种电解质使微粒表面的 ζ 电位升高,静电排斥力阻碍了微粒之间的碰撞聚集,这个过程称为反絮凝。

第十二章 药物制剂的稳定性

一、选择题

1. A 2. B 3. C 4. D 5. A 6. A 7. B 8. C 9. C 10. B
11. E 12. B 13. E 14. A 15. D 16. E 17. C 18. A 19. C 20. D
21. A 22. A 23. E 24. E 25. A 26. B 27. C 28. D 29. D 30. A
31. D 32. B 33. D 34. C 35. E 36. E 37. C 38. E 39. E 40. D
41. E 42. E 43. E 44. A 45. D 46. B 47. E 48. A 49. C 50. B
51. E 52. E 53. B 54. A 55. C 56. E 57. E 58. E 59. C 60. D
61. B 62. E 63. A 64. B 65. A 66. E 67. C 68. B 69. A 70. A
71. A 72. C 73. D 74. D 75. E 76. A 77. B 78. C 79. E 80. D
81. B 82. B 83. C 84. E 85. A 86. C 87. E 88. D 89. A 90. E

91. C 92. B 93. D

二、是非题

1. F 2. F 3. T 4. F 5. F 6. F 7. F 8. T 9. F 10. F
11. F 12. F 13. F 14. T 15. T

三、填空题

(1) 化学 (2) 物理 (3) 生物学 (4) $C = C_0 - k_0 t$ (5) C (6) t (7) $\ln C = -kt + \ln C_0$ (8) $\ln C$ (9) t (10) $t_{1/2}$ (11) $t_{0.9}$ (12) 水解 (13) 氧化 (14) 异构化 (15) 聚合 (16) pH (17) 广义酸碱 (18) 溶剂 (19) 离子强度 (20) 最稳 pH (21) pHm (22) 稳定性 (23) 溶解度 (24) 药效 (25) 温度 (26) 光线 (27) 空气 (28) 湿度和水分 (29) 2～4 (30) 光化降解 (31) 温度 (32) 光敏感物质 (33) 除去氧气 (34) 弱酸性 (35) 偏碱 (36) 碱 (37) 纯度较高 (38) 金属 (39) 螯合剂 (40) 透气 (41) 透湿 (42) 吸附 (43) 慢 (44) 不均匀 (45) 成核作用 (46) 液层 (47) 局部化学反应 (48) 影响因素 (49) 加速 (50) 长期 (51) 原料药 (52) 一 (53) 原料药 (54) 药物制剂 (55) 三

四、问答题

1. 答:(1) 处方因素:pH、广义酸碱催化的影响、溶剂的影响、离子强度的影响、表面活性剂的影响、处方中基质或赋形剂的影响。

   (2) 外界因素包括温度、光线、空气(氧)、金属离子、湿度和水分、包装材料等。

   (3) 药物制剂稳定化的其他方法:改进药物制剂或生产工艺(制成固体制剂、制成微囊或包合物、采用粉末直接压片或包衣工艺);制成难溶性盐。

2. 答:一些抗氧剂本身为强还原剂,它首先被氧化而保护主药免遭氧化,在此过程中抗氧剂逐渐被消耗(如亚硫酸盐类)。另一些抗氧剂是链反应的阻化剂,能与游离基结合,中断链反应的进行,在此过程中其本身不被消耗。抗氧剂可分为水溶性抗氧剂与油溶性抗氧剂两大类。有一些药物能显著增强抗氧剂的效果,通常称为协同剂。

3. 答:稳定性试验的目的是考察原料药或药物制剂在温度、湿度、光线的影响下随时间变化的规律,为药品的生产、包装、储存、运输条件提供科学依据,同时通过试验建立药品的有效期。

   稳定性试验的基本要求是:① 稳定性试验包括影响因素试验、加速试验与长期试验;② 供试品应是一定规模生产的,其合成工艺路线、方法、步骤应与大生产一致;③ 供试品的质量标准应与各项基础研究及临床验证所使用的供试品质量标准一致;④ 加速试验与长期试验所用供试品的容器和包装材料及包装应与上市产品一致;⑤研究药物稳定性,要采用专属性强、准确、精密、灵敏的药物分析方法与分解产物检查方法,并对方法进行验证,以保证药物稳定性结果的可靠性。

4. 答:(1) 将样品放入不同温度条件下,求出各温度下不同时间药物浓度的变化。

   (2) 以药物浓度或浓度的其他函数对时间作图,判断反应级数。

(3) 求出各温度下速度常数 k。

(4) log 对 $1/T$ 作图,外推至室温,求出 K_{25} 和 $t_{0.9}$。

5. 解:设第 40 天时含量为 X 单位/ml

据题意 $\ln C=-kt+\ln C_0$

$\ln 600=-k\cdot 30+\ln 800$,得 $k=9.59\cdot 10^{-3}$(天$^{-1}$)

$\ln X=-9.59\cdot 10^{-3}\cdot 40+\ln 800$,得 $X=545.1$(单位/ml)

$$t_{\frac{1}{2}}=\frac{0.693}{k}=\frac{0.693}{9.59\cdot 10^{-3}}=72.3(\text{天})$$

$$t_{0.9}=\frac{0.1054}{k}=\frac{0.1054}{9.59\cdot 10^{-3}}=10.99(\text{天})$$

答:第 40 天时含量为 545.1 单位/ml,半衰期是 72.3 天,有效期是 10.99 天。

第十三章 粉体学基础

一、选择题

1. D 2. A 3. A 4. A 5. E 6. D 7. C 8. C 9. A 10. A
11. E 12. A 13. D 14. D 15. A 16. A 17. C 18. D 19. C 20. E
21. E 22. B 23. D 24. C 25. C 26. D 27. C 28. A 29. A 30. E
31. D

二、是非题

1. F 2. T 3. T 4. F 5. F 6. T 7. T 8. F 9. F 10. F
11. F 12. F 13. T 14. T 15. F 16. F

三、填空题

(1) 粉体学 (2) 粉 (3) 粒 (4) 流动性 (5) 压缩性 (6) 抗变形 (7) 三轴径 (8) 定方向径 (9) Heywood 径 (10) 体积等价径 (11) 定方向接线径 (12) 定方向等分径 (13) 定方向最大径 (14) 投影面积圆相当径 (15) 球相当径 (16) 算术 (17) 几何 (18) 细孔通过相当径 (19) Stocks (20) Stocks (21) 透过法 (22) 吸附法 (23) 粒度分布 (24) 频率 (25) 累积 (26) 球形度 (27) 圆形度 (28) 体积形状系数 (29) 表面积形状系数 (30) 比表面积形状系数 (31) 球体 (32) 立方体 (33) 球体 (34) 立方体 (35) 球体 (36) 立方体 (37) 6~8 (38) 吸附能力 (39) 体积 (40) 重量 (41) 气体吸附法 (42) 气体透过法 (43) 真 (44) 颗粒 (45) 松 (46) ρ_t (47) ρ_g (48) ρ_b (49) 松 (50) 颗粒 (51) 休止角 (52) 流出速度 (53) 压缩度 (54) 注入 (55) 排出 (56) 倾斜角 (57) 好 (58) 30 (59) 20 (60) 下降 (61) 40 (62) 50 (63) 吸湿性 (64) 吸湿 (65) 干燥 (66) 平衡 (67) 水溶性 (68) 吸湿性 (69) 吸湿 (70) 乘积 (71) 无 (72) 加和 (73) 固-气 (74) 固-液 (75) 好 (76) 黏附性 (77) 凝聚性 (78) 小

(79) 下冲 (80) 上冲 (81) 均匀 (82) 100

四、问答题

1. 答:将大块儿固体粉碎成粒子群之后则:① 具有与液体相类似的流动性;② 具有与气体相类似的压缩性;③ 具有固体的抗变形能力。因此常把“粉体”视为第四种物态来处理。
2. 答:显微镜法、库尔特计数法、沉降法、比表面积法、筛分法。
3. 答:增大粒子大小;粒子形态及表面粗糙度;含湿量;加入助流剂。
4. 答:产生黏附性与凝聚性的主要原因是:① 在干燥状态下主要由范德华力与静电力发挥作用;② 在润湿状态下主要由粒子表面存在的水分形成液体桥或由于水分的减少而产生的固体桥发挥作用。

第十四章 流变学基础

一、选择题

1. E 2. E 3. A 4. D 5. D 6. E

二、填空题

(1) 变形 (2) 流动 (3) 弹性 (4) 弹性变形 (5) 塑性 (6) 剪切力 (7) 剪切应力 (8) $N \cdot m^{-2}$ (9) s^{-1} (10) 牛顿 (11) 非牛顿 (12) 直线 (13) 黏度 (14) 塑性 (15) 假塑性 (16) 胀性 (17) 屈服值 (18) 假塑性 (19) 胀性 (20) 双重圆筒 (21) 圆锥圆板 (22) 平行圆板 (23) 双重圆筒 (24) 平行圆板

三、问答题

答:根据流动和变形形式不同,将物质分类为牛顿流体和非牛顿流体。非牛顿流体包括塑性流体、假塑性流体、胀性流体、触变流体。

第十五章 药物制剂的设计(自学)

一、选择题

1. B 2. C 3. C 4. C 5. B 6. B 7. E 8. B 9. C 10. C 11. A 12. B 13. A 14. B 15. B 16. D 17. A

二、是非题

1. F 2. F 3. F 4. T

三、填空题

(1) 临床应用 (2) 理化性质 (3) 给药途径 (4) 药物剂型 (5) 安全性 (6) 有效性

(7) 可控性 (8) 稳定性 (9) 理化参数 (10) 动力学 (11) 物理性质 (12) 相互作用 (13) 1 (14) 油水分配系数 (15) n-辛醇 (16) 单纯形 (17) 拉氏 (18) 效应面 (19) 析因 (20) 正交 (21) 均匀 (22) 星点

四、问答题

1. 答:处方、制备工艺、辅料等;稳定性试验;溶出度或释放度试验;生物利用度。
2. 答:处方前工作的主要任务是:① 获取新药的相关理化参数;② 测定其动力学特征;③ 测定与处方有关的物理性质;④ 测定新药物与普通辅料间的相互作用。由于处方前工作将为该药物制剂的开发提供决定性的参考价值,这就要求要尽可能多地获取处方前信息,要求准确且及时。
3. 答:安全性;有效性;可控性;稳定性;顺应性;还应考虑降低成本,简化制备工艺。
4. 答:(1) 根据临床用药目的确定给药途径和剂型的;(2) 根据药物的理化性质确定给药途径和剂型:溶解度、稳定性。
5. 答:① 处方前工作:理化性质、药理学、药动学;② 确定给药的最佳途径、选择合适的剂型;③ 选择辅料,优化处方、制备工艺。

第十六章 制剂新技术

一、选择题

1. D 2. A 3. B 4. B 5. C 6. A 7. C 8. B 9. A 10. C
11. A 12. C 13. A 14. E 15. C 16. C 17. D 18. B 19. E 20. E
21. D 22. D 23. E 24. D 25. B 26. C 27. C 28. E 29. B 30. C
31. C 32. E 33. C 34. C 35. B 36. D 37. D 38. B 39. A 40. C
41. D 42. C 43. D 44. B 45. D 46. E 47. B 48. A 49. B 50. E
51. E 52. C 53. E 54. A 55. C 56. A 57. D 58. D 59. D 60. B
61. B 62. D 63. D 64. C 65. C 66. E 67. E 68. C 69. A 70. B
71. D 72. A 73. C 74. D 75. B 76. E 77. C 78. A 79. B 80. E
81. D 82. A 83. D 84. C 85. B 86. B 87. E 88. C 89. D 90. B
91. D 92. C 93. A 94. C 95. D 96. E 97. B 98. C 99. E 100. A
101. A 102. B 103. D 104. E 105. C 106. A 107. B 108. C 109. C 110. B
111. D 112. B 113. E 114. A 115. A 116. B 117. C

二、是非题

1. F 2. T 3. F 4. F 5. T 6. T 7. F 8. F 9. T 10. F
11. T 12. F 13. T 14. T 15. T 16. T 17. T 18. T 19. T 20. F
21. T 22. T 23. T 24. T 25. T 26. T 27. F 28. T 29. T 30. F

三、填空题

(1) 扩散 (2) 囊壁的溶解 (3) 囊壁的消化与降解 (4) 固体分散体技术 (5) 分子 (6) 胶态 (7) 微晶 (8) 无定形 (9) 水 (10) 难 (11) 肠 (12) 4000 (13) 6000 (14) 简单低共熔物 (15) 固态溶液 (16) 共沉淀物 (17) 熔融法 (18) 溶剂法 (19) 溶剂-熔融法 (20) 研磨法 (21) 由高温迅速冷却 (22) 热 (23) PEG (24) 枸橼酸 (25) 糖 (26) 共沉淀 (27) 热 (28) 挥发性 (29) PVP (30) 半乳糖(31) 50 (32) 液态 (33) 老化 (34) 药物浓度 (35) 贮藏条件 (36) 载体材料 (37) 包合技术 (38) 主分子 (39) 客分子 (40) 物理 (41) 多 (42) 单 (43) 大 (44) 管形 (45) 笼形 (46) 层形 (47) α (48) β (49) γ (50) 6 (51) 7 (52) 8 (53) β (54) 葡萄糖 (55) 羟丙基 (56) 甲基 (57) 葡萄糖 (58) 水 (59) 水 (60) 溶解度 (61) 饱和水溶液 (62) 研磨 (63) 冷冻干燥法 (64) 纳米乳 (65) 热力学 (66) 亚纳米乳 (67) 乳化 (68) 助乳化 (69) 等张调节 (70) 生物降解 (71) 成膜 (72) 聚酰氨 (73) 硅橡胶 (74) 聚丙烯酸树脂 (75) 聚乙烯醇 (76) 聚炭酯 (77) 聚氨基酸 (78) 聚乳酸 (79) 物理化学 (80) 物理机械 (81) 化学 (82) 相分离 (83) 囊心物的分散 (84) 囊材的沉积 (85) 囊材的固化 (86) 单凝聚 (87) 复凝聚 (88) 液中干燥 (89) 甲醛 (90) 胺醛缩合 (91) HCHO (92) R—NH— CH_2—NH—R′ (93) 戊二醛 (94) 席夫氏 (95) 阴 (96) 山梨醇 (97) 聚乙二醇 (98) 丙二醇 (99) 甘油 (100) 溶剂萃取 (101) 溶剂蒸发 (102) 连续干燥 (103) 间歇干燥 (104) 复乳 (105) 喷雾干燥 (106) 喷雾凝结 (107) 空气悬浮 (108) 锅包衣 (109) 界面缩聚 (110) 辐射交联 (111) 乳化交联 (112) 两步 (113) 液中干燥 (114) 喷雾干燥 (115) 囊心物的大小 (116) 囊材的用量 (117) 制备方法 (118) 制备时的搅拌速率 (119) 附加剂的浓度 (120) 骨架实体 (121) 膜壳药库 (122) 固体脂质纳米球 (123) 脂质体 (124) 脂质体 (125) 单室 (126) 多室 (127) 单 (128) 双 (129) 相变温度 (130) 电性 (131) 磷脂 (132) 胆固醇 (133) 胆固醇 (134) 流动性 (135) 薄膜分散 (136) 逆相蒸发 (137) 注入 (138) 超声波分散 (139) 长循环脂质体 (140) 免疫脂质体 (141) 温度敏感脂质体 (142) pH 敏感脂质体 (143) 单个双键的偶合 (144) 氧化产物的形成 (145) 氧化指数 (146) 类脂质体 (147) 稳定性 (148) 磷脂

四、问答题

1. 答:(1) 速释原理:药物的高度分散状态(分子状态、胶体、无定形和微晶等状态);载体材料对药物溶出的促进作用(可提高药物的可润湿性、保证药物的高度分散性、对药物有抑晶作用)。

(2) 缓释原理:药物采用疏水或脂质类载体材料制成的固体分散体均具有缓释作用。其缓释原理是载体材料形成网状骨架结构,药物以分子或微晶状态分散于骨架内,药物的溶出必须首先通过载体材料的网状骨架扩散,故释放缓慢。

2. 答:① 药物的极性或缔合作用的影响:疏水性或非离解型药物易进入而被包合,形成的包合物溶解度较小;极性药物可嵌在空穴口的亲水区,形成的包合物溶解度大。自身可缔合的药物,往往先发生解缔合,然后再进入 CYD 空穴内。② 包合作用竞争性的影响。
3. 答:助乳化剂可插入到乳化剂界面膜中,形成复合凝聚膜,提高膜的牢固性和柔顺性,又可增大乳化剂的溶解度,进一步降低界面张力,有利于纳米乳的稳定。
4. 答:将药物分散在明胶材料溶液中,然后加入凝聚剂(可以是强亲水性电解质硫酸钠水溶液,或强亲水性的非电解质如乙醇),由于明胶分子水合膜的水分子与凝聚剂结合,使明胶的溶解度降低,分子间形成氢键,最后从溶液中析出而凝聚形成凝聚囊。
5. 答:将溶液 pH 调至明胶的等电点以下使之带正电(pH 4.0~4.5 时明胶带的正电荷多),而阿拉伯胶仍带负电,由于电荷互相吸引交联形成正、负离子的络合物,溶解度降低而凝聚成囊,加水稀释,加入甲醛交联固化,洗去甲醛,即得。
6. 答:影响药物释放速率的因素:微囊与微球的粒径、微囊囊壁的厚度、载体材料的物理化学性质、药物的性质、工艺条件与剂型、介质的 pH、介质的离子强度。
7. 答:脂质体的特点有靶向性、缓释性、降低药物毒性、提高药物稳定性、细胞亲和性与组织相容性。
8. 答:影响脂质体中药物包封率的因素有:① 类脂质膜材料的投料比;② 脂质体电荷的影响;③ 脂质体粒径大小的影响;④ 药物溶解度的影响;⑤制备容器的影响。

第十七章 缓释、控释制剂

一、选择题

1. A 2. D 3. A 4. E 5. E 6. D 7. C 8. C 9. E 10. C
11. A 12. C 13. E 14. A 15. C 16. C 17. B 18. A 19. E 20. D
21. B 22. D 23. B 24. E 25. C 26. A 27. C 28. D 29. C 30. D
31. A 32. C 33. D 34. D 35. B 36. D 37. A 38. D 39. A 40. C
41. E 42. D 43. B 44. E 45. C 46. B 47. B 48. A 49. D 50. A
51. D 52. E 53. B 54. E 55. B 56. A 57. D 58. C 59. A 60. E
61. C 62. B 63. D 64. B 65. C 66. E 67. A 68. D 69. C 70. D
71. C 72. C 73. E 74. A 75. D 76. A 77. E

二、是非题

1. T 2. F 3. T 4. F 5. F 6. T 7. F 8. F 9. F 10. F
11. F 12. F 13. T 14. T 15. T 16. T 17. T 18. F 19. T 20. T
21. F 22. F 23. F 24. F 25. F 26. T 27. F 28. T 29. T 30. T
31. F 32. T 33. T 34. F

三、填空题

(1) 缓释制剂 (2) 一 (3) 控释制剂 (4) 速度 (5) 时间 (6) 方向 (7) 靶向制剂

(8) 透皮吸收制剂 (9) 零级 (10) 零级 (11) 骨架 (12) 贮库 (13) 溶出 (14) 扩散 (15) 溶蚀 (16) 渗透压 (17) 离子交换 (18) 溶解度 (19) 粒径 (20) 渗透 (21) 渗透压 (22) 零级 (23) 0.1 (24) 1 (25) 24 (26) 80 (27) 120 (28) 12 (29) 24 (30) 12 (31) 24 (32) 阻滞 (33) 骨架 (34) 增黏 (35) 不溶性 (36) 溶蚀性 (37) 亲水凝胶 (38) 不溶性 (39) 肠溶性 (40) 缓控释颗粒压制片 (41) 生物黏附片 (42) 骨架型小丸 (43) 亲水凝胶 (44) 溶蚀型 (45) 不溶性 (46) 微孔膜包衣片 (47) 膜控释小片 (48) 膜控释小丸 (49) 半透膜材料 (50) 渗透压活性物质 (51) 推动剂 (52) 单 (53) 双 β (54) 零级 (55) 一级 (56) Higuchi (57) 口服定时释药系统 (58) 渗透泵 (59) 包衣脉冲 (60) 柱塞 (61) 水不溶性胶囊壳体 (62) 药物贮库 (63) 水溶性胶囊帽 (64) 膨胀型 (65) 溶蚀型 (66) 胃 (67) 小肠 (68) 结肠 (69) 时控型 (70) pH 敏感型 (71) 生物降解 (72) 靶向制剂 (73) 定位浓集 (74) 控释 (75) 无毒可生物降解 (76) 被动 (77) 主动 (78) 物理化学 (79) 相对摄取率 (80) 靶向效率 (81) 峰浓度比 (82) 好 (83) 1 (84) 大 (85) 分布 (86) 淋巴 (87) 淋巴 (88) 肝首过效应 (89) 吸附 (90) 脂交换 (91) 内吞 (92) 融合 (93) 缓释长效 (94) 靶向 (95) 修饰的药物载体 (96) 前体药物 (97) 脂质体 (98) 纳米乳 (99) 微球 (100) 纳米球 (101) 抗癌 (102) 脑部靶向 (103) 结肠靶向 (104) 前体药物 (105) 磁性 (106) 栓塞 (107) 热敏 (108) pH 敏感 (109) 栓塞 (110) 靶向性化疗 (111) 相变 (112) 物理化学 (113) 主动 (114) pH 敏感 (115) 无 (116) 相等

四、问答题

1. 答:缓释、控释制剂的主要优点:① 对半衰期短的或需要频繁给药的药物,可以减少服药次数,提高病人服药的顺应性。② 使血药浓度平稳,避免峰谷现象,有利于降低药物的毒副作用。③ 可减少用药的总剂量,因此可用最小剂量达到最大药效。

   缓释、控释制剂的主要缺点:① 在临床应用中对剂量调节的灵活性降低;② 当药物在疾病状态的体内动力学特性有所改变时,不能灵活调节给药方案;③ 制备缓释、控释制剂所涉及的设备和工艺费用较常规制剂昂贵。
2. 答:具体方法有:制成溶解度小的盐或酯;与高分子化合物生成难溶性盐;控制粒子大小;将药物制成亲水性胶体骨架片。
3. 答:利用扩散原理达到缓、控释作用的方法有:包衣、制成微囊、制成不溶性骨架片剂、增加黏度以减少扩散速度、制成植入剂、制成乳剂。
4. 答:① 理化因素:剂量大小;pKa、解离度和水溶性:分配系数;稳定性。② 生物因素:生物半衰期;吸收;代谢。
5. 答: 剂量很大(>1g)、半衰期很短、半衰期很长、不能在小肠下端有效吸收的药物;有特定吸收部位的药物;对于溶解度极差的药物。
6. 答:靶向制剂可以提高药效,降低毒副作用,提高药品的安全性、有效性、可靠性和患者的顺应性。此外,靶向制剂还可以解决药物在其他制剂给药时可能遇到的以下问题:① 药剂学方面的稳定性低或溶解度小;② 生物药剂学方面的吸收小或生物不稳定性(酶、pH

等);③ 药物动力学方面的半衰期短和分布面广而缺乏特异性;④ 临床方面的治疗指数(中毒剂量和治疗剂量之比)低和解剖屏障或细胞屏障等。

7. 欲使前体药物在特定的靶部位再生为母体药物,基本条件是:① 使前体药物转化的反应物或酶均应仅在靶部位才存在或表现出活性;② 前体药物能同药物的受体充分接近;③ 酶须有足够的量以产生足够量的活性药物;④ 产生的活性药物应能在靶部位滞留,而不漏入循环系统产生毒副作用。

第十八章 经皮吸收制剂

一、选择题

1. D 2. C 3. C 4. B 5. D 6. E 7. A 8. C 9. A 10. E
11. C 12. C 13. A 14. B 15. D 16. E 17. D 18. A 19. A 20. B
21. D 22. A 23. D 24. A 25. E 26. A 27. B 28. E 29. B 30. D
31. C 32. A 33. A 34. B 35. D 36. E 37. C 38. A 39. B 40. D
41. A 42. D 43. C 44. B

二、是非题

1. F 2. T 3. F 4. T 5. F 6. T 7. T 8. F 9. F 10. T
11. T 12. T

三、填空题

(1) 角质层 (2) 生长表皮 (3) 真皮 (4) 角质层 (5) 生长表皮 (6) 角质层 (7) 表皮 (8) 真皮 (9) 附属器官 (10) 皮肤附属器 (11) 膜控释型 (12) 黏胶分散型 (13) 骨架扩散型 (14) 膜控型 (15) 骨架型 (16) 剂量小 (17) 作用强 (18) 10 (19) 15 (20) 600 (21) 小 (22) 经皮吸收促进剂 (23) 角质层脂质 (24) 增溶 (25) Azone (26) 水 (27) 脂 (28) 离子导入技术 (29) 角质层结构 (30) 传递透过 (31) 涂膜 (32) 压延法 (33) 挤压 (34) 涂膜复合 (35) 充填热合 (36) 骨架黏合 (37) 体外释放度 (38) 体外经皮透过性 (39) 黏着性能

四、问答题

1. 答:优点:① 可避免口服给药可能发生的肝首过效应及胃肠灭活;② 可维持恒定的最佳血药浓度或生理效应,减少胃肠给药的副作用;③ 延长有效作用时间,减少用药次数;④ 通过改变给药面积调节给药剂量,减少个体间差异,且患者可以自主用药,也可以随时停止用药。

   缺点:大多数药物透过该屏障的速度都很小,且多数药物不能达到有效治疗浓度。一些本身对皮肤有刺激性和过敏性的药物不宜设计成 TDDS。

2. 答:药物通过角质层经皮吸收的全过程有:① 制剂中的药物向角质层转移;② 药物在角质层扩散;③ 由角质层向下层组织转移;④ 在生长表皮和真皮中扩散;⑤被真皮上部的毛细血管吸收;⑥向体循环转移。
3. 答:① 生理因素:皮肤的水合作用、角质层的厚度、皮肤条件、皮肤的结合作用与代谢作用;② 剂型因素与药物的性质:药物剂量和药物的浓度、分子大小及脂溶性、pH 与 pKa、TDDS 中药物的浓度、熔点与热力学活度。
4. 答: Azone 主要作用在角质层部分,能够扩大角质层中的细胞间孔隙,提高通过细胞间孔隙的水溶性药物的透过量,促进溶解在低级醇当中的脂溶性药物的透过。同时, Azone 透过角质层后可以对原有的脂质结构进行重新排列,降低脂质的黏性,提高其流动性。

第十九章　生物技术药物制剂(自学)

一、选择题

1. A　2. B　3. B　4. B　5. B

二、填空题

(1) 基因　(2) 细胞　(3) 酶　(4) 发酵　(5) 生化　(6) 溶液型　(7) 冻干粉　(8) 甘露醇　(9) 山梨醇　(10) 葡萄糖　(11) 鼻腔　(12) 口服　(13) 直肠　(14) 透皮　(15) 肺部　(16) 生物技术　(17) 生物技术药物

三、问答题

1. 答:蛋白类药物的稳定剂有以下几类:
   (1) 缓冲液:例如红细胞生成素采用枸橼酸钠-枸橼酸缓冲剂。
   (2) 表面活性剂:如 α-2 b 干扰素、G- CSF、组织溶纤酶原激活素等制剂中均加入少量非离子表面活性剂。
   (3) 糖和多元醇:糖和多元醇属于非特异性蛋白质稳定剂。蔗糖、海藻糖、甘油、甘露醇、山梨醇(浓度 1% ~ 10%)最常用。
   (4) 盐类:盐可以起到稳定蛋白质的作用,有时也可以破坏蛋白质的稳定性,这主要取决于盐的种类、浓度、离子相互作用的性质及蛋白质的电荷。
   (5) 聚乙二醇类:高浓度的聚乙二醇类常作为蛋白质的低温保护剂和沉淀结晶剂。
   (6) 大分子化合物:研究表明很多大分子化合物具有稳定蛋白质的作用,如用 2-羟丙基-β-环糊精是较有前途的稳定剂,可用来稳定白介素-2 和牛胰岛素等。
   (7) 组氨酸、甘氨酸、谷氨酸和赖氨酸的盐酸盐等。
   (8) 金属离子:一些金属离子,如钙、镁、锌与蛋白质结合,使整个蛋白质结构更加紧密、结实、稳定。

2. 答:制剂中药物的含量测定;制剂中药物的活性测定;制剂中药物的体外释药速率测定;制剂的稳定性研究;体内药动学研究;刺激性及生物相容性研究。

3. 答:主要原因是:① 从液态到固态的相变过程中,包括在蛋白质周围的水分子被除去而失活;② 高浓度的盐和缓冲组分的结晶或缓冲液 pKa 对温度敏感而导致 pH 变化、浓缩时蛋白质有限的溶解度等均能导致蛋白质药物失活。在选择冻干制剂的缓冲体系时,要考虑到温度对 pH 和溶解度的影响。